IMAGEM CORPORAL

NA PRÁTICA CLÍNICA

IMAGEM CORPORAL
NA PRÁTICA CLÍNICA

EDITORAS
Adriana Trejger Kachani
Patricia Gipsztejn Jacobsohn

manole
editora

Produção editorial: Paris Serviços Editoriais e Educacionais
Projeto gráfico: Departamento de Arte da Editora Manole
Diagramação e imagens: Formato Editoração
Capa: Ricardo Yoshiaki Rodrigues
Imagens de capa: freepik.com

CIP-BRASIL. CATALOGAÇÃO NA PUBLICAÇÃO
SINDICATO NACIONAL DOS EDITORES DE LIVROS, RJ

I29

Imagem corporal na prática clínica / editoras Adriana Trejger Kachani, Patricia Gipsztejn Jacobsohn. – 1. ed. – Barueri [SP] : Manole, 2025.

Inclui bibliografia e índice
ISBN 9788520467954

1. Imagem corporal. 2. Distúrbios de imagem. 3. Distúrbios alimentares. I. Kachani, Adriana Trejger. II. Jacobsohn, Patricia Gipsztejn.

25-97660.0 CDD: 306.4613
CDU: 316.346.2-055.2:616-007.71

Gabriela Faray Ferreira Lopes – Bibliotecária – CRB-7/6643

Edição – 2025

Editora Manole Ltda.
Alameda Rio Negro, 967 – CJ 717
Barueri – SP – Brasil
CEP: 06454-000
Fone: (11) 4196-6000
www.manole.com.br | https://atendimento.manole.com.br/
Impreso en Brasil | *Printed in Brazil*

Sobre as editoras

Adriana Trejger Kachani

Nutricionista pelo Centro Universitário São Camilo. Mestre e doutora pela Faculdade de Medicina da Universidade de São Paulo (FMUSP). Especialista em Nutrição Funcional pela Faculdade de Medicina da Santa Casa de São Paulo/Faculdade Valéria Pascoal (FVP) e em Vegetarianismo pela FVP. Coordenadora da Equipe de Nutrição do Programa da Mulher Dependente Química (Promud) do Instituto de Psiquiatria do Hospital das Clínicas da FMUSP (IPq-HCFMUSP). Formada em Relações Públicas pela Escola de Comunicações e Artes da USP (ECA-USP). Autora e organizadora de livros e capítulos.

Patricia Gipsztejn Jacobsohn

Psicóloga pela Universidade Presbiteriana Mackenzie. Psicanalista pelo Departamento de Formação em Psicanálise do Instituto Sedes Sapientiae. Mestre em Psicologia Clínica pela Pontifícia Universidade Católica de São Paulo (PUC-SP). Especialista em Psicoterapia Psicodinâmica da Pré-Adolescência e Adolescência pelo Instituto Sedes Sapientiae. Coordenadora da Ceppan (Clínica Cybelle Weinberg de Estudos e Pesquisas em Psicanálise da Anorexia e Bulimia). Autora e organizadora de livros e capítulos.

Sobre os autores

Adriana Trejger Kachani

Nutricionista pelo Centro Universitário São Camilo. Mestre e doutora pela Faculdade de Medicina da Universidade de São Paulo (FMUSP). Especialista em Nutrição Funcional pela Faculdade de Medicina da Santa Casa de São Paulo/Faculdade Valéria Pascoal (FVP) e em Vegetarianismo pela FVP. Coordenadora da Equipe de Nutrição do Programa da Mulher Dependente Química (Promud) do Instituto de Psiquiatria do Hospital das Clínicas da FMUSP (IPq-HCFMUSP). Formada em Relações Públicas pela Escola de Comunicações e Artes da USP (ECA-USP). Autora e organizadora de livros e capítulos.

Andrea Hercowitz

Pediatra e hebiatra. Coordenadora da Pós-graduação em Medicina do Adolescente do Hospital Israelita Albert Einstein. Hebiatra da Casa Viva de Tratamento de Transtornos Alimentares. Coordenadora de Saúde da ONG Mães pela Diversidade – São Paulo. Editora e autora do livro *Saúde LGBTQIA+: práticas de cuidado transdisciplinar*. Cofundadora e diretora do Espaço Transcender do Centro de Saúde Escola Samuel Barnsley Pessoa (CSEB) da Faculdade de Medicina da Universidade de São Paulo (FMUSP) para acompanhamento de crianças e adolescentes trans.

Andreza Miranda

Psicóloga clínica pela Universidade Presbiteriana Mackenzie. Bacharel em Letras Português-Francês pela Faculdade de Filosofia, Letras e Ciências Humanas (FFLCH) da Universidade de São Paulo (USP) e licenciada pela Faculdade de Educação (FEUSP). Pós-graduada em Gestão Pública pela Fundação Escola de Sociologia e Política de São Paulo (FESPSP). Especialista em Transtornos Mentais Relacionados ao Trabalho pelo Grupo de Saúde Mental e Psiquiatria do Trabalho (Sampo) do Instituto de Psiquiatria do Hospital das Clínicas da Faculdade de Medicina da USP (IPq-HC-FMUSP) e instrutora de Mindfulness pelo IPq-HCFMUSP.

Ariel El Kobbi

Nutricionista pela Faculdade Estadual de Campinas (Unicamp). Pós-graduado em Doenças Crônicas Não Transmissíveis pelo Hospital Israelita Albert Einstein e aprimorado em Transtornos Alimentares pelo Ambulatório de Bulimia e Transtornos Alimentares (Ambulim) do Instituto de Psiquiatria do Hospital das Clínicas da Faculdade de Medicina da Universidade de São Paulo (IPq-HCFMUSP). Trabalha no atendimento nutricional do Ambulatório de Atenção à Mulher Dependente Química (Promud) do HCFMUSP. Faz parte da equipe do Ambulatório de Bulimia Nervosa do HCFMUSP e do núcleo de pesquisa do Ambulatório do Protad – Ensino e Pesquisa em Transtornos Alimentares na Infância e Adolescência do HCFMUSP.

Bianca Elisabeth Thurm

Fisioterapeuta. Pós-doutora em Psiquiatria pelo Instituto de Psiquiatria do Hospital das Clínicas da Faculdade de Medicina da Universidade de São Paulo (IPq-HC-FMUSP). Doutora e mestre em Educação Física na área de Atividade Física e Disfunções Orgânicas pela Universidade São Judas. Aprimorada em Transtornos Alimentares pelo Ambulatório de Bulimia e Transtornos Alimentares (Ambulim) do IPq-HCFMUSP. Colaboradora do Ambulim e da Enfermaria do Comportamento Alimentar (Ecal) do IPq-HCFMUSP e do Programa de Transtorno Alimentar da Infância e Adolescência (Protad) do IPq-HCFMUSP. Professora e palestrante.

Bruna Eimy Metorima Albuquerque

Psicóloga clínica e hospitalar. Especialista em Saúde da Família pela Universidade Federal de São Paulo (Unifesp) e em Gestalt – Terapia pela Universidade Cruzeiro do Sul. Atua como psicóloga hospitalar no Hospital Santa Marcelina e com atendimentos ambulatoriais em oncopediatria na Associação para Crianças e Adolescentes com Câncer (Tucca) em parceria com o Santa Marcelina Saúde. Experiência na área de Atenção Primária à Saúde.

Bruna Kreutz Ames

Psicóloga, psicanalista, mestranda em Psicologia Clínica pela Universidade de São Paulo (USP). Membro do Colegiado do Corpo Freudiano Escola de Psicanálise Núcleo de Brasília. Colaboradora voluntária do Núcleo de Pesquisa e Ensino (Nupe) do Ambulatório de Bulimia e Transtornos Alimentares (Ambulim) do Instituto de Psiquiatria do Hospital das Clínicas da Faculdade de Medicina da Universidade de São Paulo (IPq-HCFMUSP) e membro da Clínica Cybelle Weinberg de Estudos e Pesquisas em Psicanálise da Anorexia e Bulimia (Ceppan).

Clara Igel

Nutricionista pelo Centro Universitário São Camilo. Aprimorada em Transtornos Alimentares pelo Programa de Transtornos Alimentares (Ambulim) do Instituto de Psi-

quiatria do Hospital das Clínicas da Faculdade de Medicina da Universidade de São Paulo (IPq-HCFMUSP). Foi nutricionista no ambulatório de Anorexia Nervosa. Capacitada em Nutrição Materno-Infantil pelo Grupo Gerar. Pós-graduada em Alimentação Materno-Infantil pela Fapes. Formação em Terapia Cognitiva Comportamental em Saúde Mental pelo Programa Ansiedade (Amban) do IPq-HCFMUSP. Nutricionista da equipe multiprofissional Casa Viva Clínica. Nutricionista do Programa de Ansiedade em Crianças e Adolescentes (Protaia) do IPq-HCFMUSP.

Claudia de O. G. Mendonça

Nutricionista. Especialista em Saúde, Nutrição e Alimentação Infantil pela Universidade Federal de São Paulo (Unifesp). Mestre em Nutrição pela Unifesp. Membro da Associação Brasileira para o Estudo da Obesidade e Síndrome Metabólica (Abeso) e membro da Sociedade Brasileira de Alimentação e Nutrição (Sban). Aprimorada em Transtornos Alimentares pelo Programa de Transtornos Alimentares (Ambulim) do Instituto de Psiquiatria do Hospital das Clínicas da Faculdade de Medicina da Universidade de São Paulo (IPq-HCFMUSP). Capacitada em Nutrição Comportamental pelo Instituto Nutrição Comportamental.

Dorli Kamkhagi

Psicóloga pela Pontifícia Universidade Católica de São Paulo (PUC-SP). Mestre em Gerontologia pela PUC-SP. Doutora pela PUC-SP. Coordenadora de grupos; supervisora e colaboradora do Lim 27 – Laboratório de Neurociências da Faculdade de Medicina da Universidade de São Paulo (FMUSP). Psicoterapeuta e psicanalista. Especialista em casais e grupos. Autora de livros sobre envelhecimento.

Elisa Kijner Gutt

Médica psiquiatra pelo Instituto de Psiquiatria da Faculdade de Medicina da Universidade de São Paulo (IPq-FMUSP). Mestre e doutora pelo Departamento de Psiquiatria da FMUSP. Psiquiatra da Equipe Casa Viva: equipe multidisciplinar especializada em transtornos alimentares.

Erika Ferreira de Sousa Oliveira

Nutricionista com foco no atendimento a mulheres com lipedema. Aprimorada em Psiquiatria Nutricional pelo Food & Mood Academy (Austrália). Coordenadora do Núcleo de Ensino e Pesquisa em Lipedema (Nepel), onde orienta alunos e desenvolve pesquisas sobre nutrição e lipedema. Docente na pós-graduação em Nutrição Estética e Saúde da Mulher (Plenitude Educação). Autora do capítulo sobre comportamento alimentar no livro *Gerenciamento do lipedema*.

Estella Andrade Laner

Graduação em Medicina pela Universidade Federal do Rio Grande do Sul (UFRGS). Residência médica em Ginecologia e Obstetrícia no Hospital Nossa Senhora da Conceição.

Fabiana Gama Pereira

Mestre e doutora em Antropologia pela Universidade Federal de Pernambuco (UFPE) e Universidade de Salamanca. Pós-doutora

pela UFPE. Membro da Clínica Cybelle Weinberg de Estudos e Pesquisas em Psicanálise da Anorexia e Bulimia (Ceppan) e psicóloga colaboradora do Núcleo de Atendimento aos Transtornos Alimentares (Proata).

Fernanda Naomi Sakurai Pieracciani

Formada pela Universidade de São Paulo (USP). Aprimorada em Nutrição Hospitalar em Cardiologia pelo Instituto do Coração no Hospital das Clínicas da Faculdade de Medicina da Universidade de São Paulo (HCFMUSP). Nutricionista no Programa da Mulher Dependente Química (Promud) do Instituto de Psiquiatria do HCFMUSP.

Fernanda Papa de Campos

Psicóloga. Pós-graduada em Terapia Cognitivo-Comportamental e Dependência Química. Especialista em Relacionamento Interpessoal. CEO do Instituto Mariposa. Enfermeira obstetriz. Possui MBA em Metodologia do Ensino Superior. Docente em programas de pós-graduação, palestrante e pesquisadora na área de psicopatologia.

Gabriela Malzyner

Psicóloga e psicanalista. Mestre em Psicologia Clínica pela Pontifícia Universidade Católica de São Paulo (PUC-SP). Doutoranda em Psicologia Clínica com bolsa CNPq pela mesma instituição. Coordenadora do núcleo de Infância e Adolescência do Centro de Estudos Psicanalíticos. Autora de artigos e do livro *Atendimento de pacientes com transtornos alimentares: revisitando a técnica psicanalítica*.

Heloisa Spadoni

Psicóloga pela Pontifícia Universidade Católica de São Paulo (PUC-SP). Psicanalista pelo Instituto Sedes Sapientiae, aspirante a membro do departamento de psicanálise do Instituto Sedes Sapientiae, membro da Clínica Cybelle Weinberg de Estudos e Pesquisas em Psicanálise da Anorexia e Bulimia (Ceppan), colaboradora do Núcleo de Atendimento aos Transtornos Alimentares (Proata) da Universidade Federal de São Paulo (Unifesp) e membro da equipe desde 2020, membro da Academy of Eating Disorders e já foi membro do Grupo de Trabalho e Pesquisa em Problemáticas Alimentares do Instituto Sedes Sapientiae.

Ilana Tawil Schwartzman

Psicóloga pela Universidade Presbiteriana Mackenzie e psicanalista pelo Instituto Sedes Sapientiae. Membro da Clínica Cybelle Weinberg de Estudos e Pesquisas em Psicanálise da Anorexia e Bulimia (Ceppan). Possui Master em Estudos Psicanalíticos pela Birkbeck University of London. Aprimoramento em Psicopatologia Psicanalítica e Clínica Contemporânea pelo Instituto Sedes Sapientae. Fez parte da equipe do ambulatório Soma (Transtornos de Somatização) do Instituto de Psiquiatria do Hospital das Clínicas da Faculdade de Medicina da Universidade de São Paulo (IPq-HCFMUSP).

Jessica de Araujo Martani

Médica psiquiatra. Especialista em Transtorno de Déficit de Atenção e Hiperatividade (TDAH). Coordenadora de Pós-Graduação Médica na Universidade Cidade de São Paulo. Residência médica em Psiquiatria

pela Secretaria Municipal de Saúde. *Observership* na Columbia University, Nova York. Pós-graduação *lato sensu* em Psiquiatria pelo Instituto Superior de Medicina, em Endocrinologia e em Nutrição e Hormoniologia pelo Centro Brasileiro de Pós-Graduações. Coordenadora da Pós-Graduação em TDAH para médicos na Universidade Anhanguera. Presidente do Instituto TDAH. Colunista da revista *Bons Fluidos*.

Joana Rodrigues Marczyk

Psiquiatra pelo Hospital das Clínicas de Porto Alegre (HCPA). Psiquiatra assistente do Instituto de Psiquiatria do Hospital das Clínicas da Faculdade de Medicina da Universidade de São Paulo (IPq-HCFMUSP), com atuação no Programa da Mulher Dependente Química (Promud) e na Enfermaria de Comportamento Impulsivo (Ecim).

João Motarelli

Mestre em Ciências da Saúde pela Universidade Federal de São Paulo (Unifesp). Fundador do Instituto Consciência Alimentar. Pesquisador do Núcleo de Pesquisa e Extensão em Obesidade e Comportamento Alimentar (Nepoca) da Faculdade de Medicina de Ribeirão Preto (FMRP-USP). Coautor da Diretriz da Associação Brasileira para Estudos da Obesidade e Síndrome Metabólica (Abeso, 2022).

Laura Leonetti Leite

Médica pela Universidade de Caxias do Sul e atual médica residente de ginecologia e obstetrícia do Hospital Nossa Senhora da Conceição.

Liliane Kijner Kern

Médica psiquiatra e mestre em Ciências da Saúde pela Universidade Federal de São Paulo (Unifesp). Terapeuta de casal e família pela Nova Sautheastern University, Flórida. Psicanalista pelo Instituto Sedes Sapiente (1992 até 1996). Psiquiatra colaboradora da Equipe Casa Viva, programa multidisciplinar focado no atendimento a pacientes com transtornos alimentares e seus familiares.

Luiza Schvartzman

Médica pela Faculdade de Medicina da Universidade Federal do Rio Grande do Sul (UFRGS). Residência médica em Ginecologia e Obstetrícia no Hospital de Clínicas de Porto Alegre. Especialista em Ginecologia e Obstetrícia pela Federação Brasileira das Associações de Ginecologia e Obstetrícia (Febrasgo). Mestre em Medicina – Ciências Médicas pela UFRGS. Membro da Sociedade Brasileira de Climatério, atualmente, delegada regional (RS). Membro da International Menopause Society e da North American Menopause Society. Doutoranda em Ginecologia pela Faculdade de Medicina da UFRGS.

Lyvia Salem

Dermatologista pela Santa Casa de São Paulo. Especialista pela Sociedade Brasileira de Dermatologia e Associação Médica Brasileira. Aperfeiçoamento em Medicina Interna/Dermatologia Hospitalar pela Santa Casa de São Paulo. Especialista em Clínica Médica pela Santa Casa de São Paulo.

Malka Birkman Toledano

Fonoaudióloga pela Pontifícia Universidade Católica de São Paulo (PUC-SP). Mestre em Fonoaudiologia pelo Núcleo: linguagem, corpo e psiquismo da PUC-SP. Especialista em Linguagem pela PUC-SP. Organizadora do livro *Fonoaudiologia no início da vida: abordagens clínicas e terapêuticas na primeira infância.*

Manoela Figueiredo

Nutricionista pela Universidade Anhembi Morumbi e jornalista pela Pontifícia Universidade Católica de São Paulo (PUC-SP). Aprimorada em Transtornos Alimentares pelo Programa Transtornos Alimentares do Instituto de Psiquiatria do Hospital das Clínicas da Faculdade de Medicina da Universidade de São Paulo (Ambulim-IPq-HCFMUSP). Certificada em *Intuitive Eating* pelo Intuitive Eating Pro Skills Training Teleseminar, com Evelyn Tribole. Formação em *Wellness Coaching* pela Carevolution e Wellcoaches com Margaret Moore e Ericka Jakson. Instrutora qualificada em *Mindfulness-Based Eating Awareness Training* (MB-EAT). Idealizadora do Instituto Nutrição Comportamental.

Marcela Kotait

Nutricionista pelo Centro Universitário São Camilo. Coordenadora da Equipe de nutrição da Anorexia Nervosa do Ambulatório de Bulimia e Transtornos Alimentares (Ambulim) do Instituto de Psiquiatria do Hospital das Clínicas da Faculdade de Medicina da Universidade de São Paulo (IPq-HCFMUSP). Membro do Grupo Especializado em Nutrição e Transtornos Alimentares (Genta).

Marcela Nunes Paulino de Carvalho

Psicóloga e psicanalista. Mestre em Ciências pelo Programa de Neurociência e Comportamento do Instituto de Psicologia da Universidade de São Paulo (IP-USP). Pós-graduada em Teoria Psicanalítica pela Pontifícia Universidade Católica de São Paulo (PUC-SP). Aprimorada em Transtornos Alimentares pelo curso Interdisciplinar em Transtornos Alimentares (Ambulim) do Hospital das Clínicas da Faculdade de Medicina (HCFMUSP). Especialista em Psicologia Hospitalar pelo HCFMUSP. Atuou como psicóloga voluntária/colaboradora no grupo de Imagem Corporal e Percepções do Corpo no Ambulim-HCFMUSP. Participou como psicóloga voluntária/colaboradora do Programa de Atendimento, Ensino e Pesquisa em Transtornos Alimentares na Infância e Adolescência (Protad-HCFMUSP).

Maria Aparecida Conti

Psicóloga clínica e gestalt-terapeuta. Mestre e doutora pela Faculdade de Saúde Pública da Universidade de São Paulo (FSP-USP). Docente de graduação na Universidade São Judas e coordenadora de pós-graduação *lato sensu* da Universidade Cruzeiro do Sul.

Maria Lucia de Souza Campos Paiva

Psicóloga e psicanalista. Mestre e doutora em Psicologia Clínica pelo Instituto de Psicologia da Universidade de São Paulo

(IP-USP). Membro do Departamento de Psicanálise do Instituto Sedes Sapientiae. Ex-presidente da Associação Brasileira de Psicanálise de Casal e Família (ABPCF – 2021-2023). Membro do Conselho da ABPCF (desde 2023), membro efetivo da Associação Internacional de Psicanálise de Casal e Família (AIPCF). Autora de diversos capítulos e artigos científicos sobre o tema casal e família. É terapeuta familiar no Promud (Programa de Mulheres Dependente Química), no Instituto de Psiquiatria da Faculdade de Medicina da Universidade de São Paulo (Promud-IPq/FMUSP).

Mariana Campello de Oliveira

Psiquiatra. Doutoranda em psiquiatra na Faculdade de Medicina da Universidade de São Paulo (FMUSP). Especialista em Transtornos Compulsivos e por uso de substâncias (IPq-HCFMUSP). Professora de Psiquiatria na Faculdade Santa Marcelina e psiquiatra assistente no Iper-HCFMUSP.

Marina Gléria Vasco Mariani

Psicóloga. Pós-graduada em Sexualidade Humana pela Sbrash (Sociedade Brasileira de Estudos em Sexualidade Humana), com MBA em Gestão de Pessoas pela FGV (Fundação Getulio Vargas). Atuou no ProSex (Programa de Estudos em Sexualidade) do Instituto de Psiquiatria da Faculdade de Medicina da Universidade de São Paulo (IPq-FMUSP).

Marle Alvarenga

Nutricionista pela Faculdade de Saúde Pública da Universidade de São Paulo (FSP-USP). Mestre e doutora em Nutrição Humana Aplicada (Interunidades FEA/FSP/FCF-USP). Realizou pós-doutoramento pela FSP-USP – onde é orientadora externa do Programa de Pós-Graduação em Nutrição em Saúde Pública. Certificada em *Intuitive Eating* pelo Intuitive Eating Pro Skills Training Teleseminar, com Evelyn Tribole. Instrutora qualificada em *Mindfulness-Based Eating Awareness Training* (MB-EAT). Idealizadora da Nutrição Comportamental. Autora dos livros *Nutrição comportamental*; *Transtornos alimentares e nutrição: da prevenção ao tratamento*; *Ciência do comportamento alimentar* (todos pela Editora Manole) – e de artigos científicos.

Maurício Lopes da Silva

Psicólogo e psicanalista. Mestre em Psicologia pela Universidade Federal de Santa Catarina (UFSC). Especialista em Transtornos Alimentares, Psicanálise e Cultura pelo Instituto Espe. Membro da Clínica Cybelle Weinberg de Estudos e Pesquisas em Psicanálise da Anorexia e Bulimia (Ceppan). Docente do curso de Psicologia da Universidade do Sul de Santa Catarina (Unisul).

Mauro Fisberg

Pediatra e nutrólogo. Coordenador do Centro de Excelência em Nutrição e Dificuldades Alimentares (Cenda), do Instituto Pensi – Sabará Hospital Infantil. Professor Associado doutor aposentado do Setor de Medicina do Adolescente – Departamento de Pediatria da Escola Paulista de Medicina da Universidade Federal de São Paulo (EPM-Unifesp). Membro do Corpo de Orientadores da Pós-Graduação em

Pediatria e Ciências Aplicadas a Pediatria da Unifesp. Investigador Principal (*Chair*) do Estudio Latinoamericano de Nutrición y Salud (Elans) e do Estudo Brasileiro de Nutrição e Saúde (Ebans). Diretor da Nutrociência Assessoria em Nutrologia.

Mireille Coelho Almeida

Médica psiquiatra especialista em Transtornos Alimentares. Mestre e doutora em Ciências pelo Departamento de Psiquiatria e Psicologia Médica da Universidade Federal de São Paulo (Unifesp). Coordenadora do Ambulatório de Transtornos Alimentares da Santa Casa de Misericórdia de São Paulo. Professora do Departamento de Saúde Mental da Faculdade Santa Casa de São Paulo. Diretora executiva da Associação Brasileira de Transtornos Alimentares (Astralbr). Membro da Comissão de Transtornos Alimentares da Associação Brasileira de Psiquiatria (ABP).

Muriel Hamilton Depin

Nutricionista formado pela Universidade Federal de Santa Catarina (UFSC). Diretor de Comunicação da Associação Brasileira de Transtornos Alimentares (Astralbr). Aprimorado em Transtornos Alimentares pelo Ambulatório de Bulimia e Transtornos Alimentares (Ambulim) do Instituto de Psiquiatria do Hospital das Clínicas da Faculdade de Medicina da Universidade de São Paulo (IPq-HCFMUSP).

Oswaldo M. Rodrigues Jr.

Psicólogo, psicoterapeuta sexual e de casais do Instituto Paulista de Sexualidade (InPaSex). Vice-presidente da Associação Latino-Americana de Análise e Modificação do Comportamento e Terapia Cognitivo-Comportamental (Alamoc), gestão 2024-2028.

Patrícia B. Hochgraf

Médica pela Faculdade de Medicina da Universidade de São Paulo (FMUSP). Residência em Psiquiatria pelo Departamento do Instituto de Psiquiatria do Hospital das Clínicas da FMUSP (IPq-HCFMUSP). Médica assistente do IPq-HCFMUSP. Coordenadora do Programa da Mulher Dependente Química (Promud) do IPq-HCFMUSP. Doutora em Medicina na área de Psiquiatria pela FMUSP. Professora colaboradora da FMUSP. Sócia fundadora da Associação Brasileira Multidisciplinar de Estudos sobre Drogas (Abramd). Autora de diversos artigos e capítulos de livros; coautora de livro.

Patricia Gipsztejn Jacobsohn

Psicóloga pela Universidade Presbiteriana Mackenzie. Psicanalista pelo Departamento de Formação em Psicanálise do Instituto Sedes Sapientiae. Mestre em Psicologia Clínica pela Pontifícia Universidade Católica de São Paulo (PUC-SP). Especialista em Psicoterapia Psicodinâmica da Pré-Adolescência e Adolescência pelo Instituto Sedes Sapientiae. Coordenadora da Ceppan (Clínica Cybelle Weinberg de Estudos e Pesquisas em Psicanálise da Anorexia e Bulimia). Autora e organizadora de livros e capítulos.

Patrícia Vieira da Cunha Xavier

Psicóloga pela Pontifícia Universidade Católica do Rio Grande do Sul (PUC-RS).

MBA em Marketing pela Fundação Getulio Vargas (FGV). *Fellow* no Distinguished Career Institute (DCI) da Universidade de Stanford. Especialista em Psicologia Positiva pela PUC-RS. Aprimorada em Transtornos Alimentares pelo Ambulatório de Bulimia e Transtornos Alimentares (Ambulim) do Instituto de Psiquiatria do Hospital das Clínicas da Faculdade de Medicina da Universidade de São Paulo (IPq-HCFMUSP). Atende como psicóloga voluntária na Santa Casa de Misericórdia de São Paulo, na Clínica particular Unitrata e faz parte da Equipe Técnica da Astralbr.

Paula Costa Teixeira

Profissional de Educação Física. Doutora e Professora Associada pelo Programa de Neurociências e Comportamento do Instituto de Psicologia da Universidade de São Paulo (IP-USP). Pós-graduada em Cuidados Integrativos pela Universidade Federal de São Paulo (Unifesp), com certificação em meditação por vários institutos. Aprimorada em Transtornos Alimentares pelo Ambulatório de Bulimia e Transtornos Alimentares (Ambulim) do Instituto de Psiquiatria do Hospital das Clínicas da Faculdade de Medicina da Universidade de São Paulo (IPq-HCFMUSP).

Paula Pires

Especialista em Clínica Médica pela Universidade Estadual de Campinas (Unicamp). Endocrinologista pela Universidade de São Paulo (USP). Membro do American College of Lifestyle Medicine e da Endocrine Society. Escritora do livro digital *A dieta das canetas*. Palestrante. Colunista fixa da revista *Crescer* com a coluna "Saúde no Prato".

Pedro Henrique Berbert de Carvalho

Doutor em Psicologia pela Universidade Federal de Juiz de Fora (UFJF). Líder do Núcleo Interprofissional de Estudos e Pesquisas em Imagem Corporal e Transtornos Alimentares (Nicta). É membro da Academy for Eating Disorders e pesquisador colaborador do Núcleo de Pesquisa e Ensino do Ambulatório de Bulimia e Transtornos Alimentares (Ambulim) do Instituto de Psiquiatria do Hospital das Clínicas da Faculdade de Medicina da Universidade de São Paulo (IPq-HCFMUSP).

Renata Furlan Viebig

Mestre em Saúde Pública pela Faculdade de Saúde Pública da Universidade de São Paulo (FSP-USP) e doutora em Ciências pelo Departamento de Medicina Preventiva da Faculdade de Medicina da Universidade de São Paulo (FMUSP). Fez especialização em Nutrição Clínica e Dietoterapia e em Teorias e Técnicas para Cuidados Integrativos pela Universidade Federal de São Paulo (Unifesp). Docente do curso de Nutrição da Universidade Presbiteriana Mackenzie e do curso de especialização em Nutrição Hospitalar da Faculdade Sírio-Libanês.

Renata Rennó

Formada em Relações Públicas pela Fundação Armando Alvares Penteado (Faap). Mestre em Antropologia pela Universidade Federal de Sergipe (UFSE). Pós-graduada em Teorias e Técnicas para Cuidados Integrativos pela Universidade Federal de São Paulo (Unfesp) e aprimorada em Transtornos Alimentares pelo Ambulatório de Bulimia e Transtornos Alimentares (Ambulim) do Instituto de Psiquiatria do Hospital das Clínicas da Faculdade de Medicina da Universidade de São Paulo (IPq-HCFMUSP).

Silvia Brasiliano

Psicóloga e psicanalista. Doutora em Ciências pela Faculdade de Medicina da Universidade de São Paulo (FMUSP). Coordenadora do Programa da Mulher Dependente Química (Promud) do Hospital das Clínicas da FMUSP. Sócia-fundadora e membro da diretoria nos biênios 2015-2017 e 2017-2019 da Associação Brasileira Multidisciplinar de Estudos sobre Drogas (Abramd). Autora de diversos artigos e capítulos de livros.

Talita Di Santi

Médica pela Faculdade de Ciências Médicas da Santa Casa de São Paulo. Psiquiatra pelo Instituto de Psiquiatria do Hospital das Clínicas da Faculdade de Medicina da Universidade de São Paulo (IPq-HCFMUSP). Supervisora do Programa da Mulher Dependente Química do IPq-HCFMUSP (2023-2025). Preceptora da graduação em Medicina da FMUSP no ano de 2023 e assistente de ensino da graduação em Medicina da FMUSP nos anos de 2024-2025.

Sumário

PARTE VII
Tratamento dos distúrbios de imagem corporal

Prefácio

Existe um sofrimento calado entre muitas mulheres. É a dor de acreditar que a imagem corporal é defeituosa. A dor de sentir que o corpo é errado. A dor de desejar ter outro corpo. Uma dor, muitas vezes, difícil de nomear. Faltam as palavras para quem sofre.

A dor de sentir que você não tem valor por causa da sua imagem corporal defeituosa dilacera a vida de muitas pessoas, em sua maioria mulheres, adolescentes e meninas.

Eu vivi esta dor por muitos anos.

Lembro bem das minhas mãozinhas pequenas apertando as dobrinhas de gordura da minha barriga e as lágrimas escorrendo pelo meu rosto porque eu queria uma cintura fina. Eu tinha 8 anos.

Minha mãe conta que aos 5 anos eu já chorava porque tinha vergonha do meu corpo e não quis mais ir à aula de balé. Eu me sentia grande, muito grande. Me sentia errada.

Eu desejava ser como as colegas bailarinas, tão magrinhas.

O que parecia ser apenas uma preocupação boba de uma criança se intensificou, me atravessou e tomou conta da minha vida até os meus 34 anos.

Nesse tempo todo, várias vezes eu pensei que viver não valia a pena dentro deste corpo.

Hoje eu me pergunto: por que uma criança de 5 anos se sente errada no próprio corpinho?

Por que meninas, jovens e mulheres adultas odeiam o próprio corpo e têm uma visão extremamente negativa da própria aparência, levando-as a sentimentos constantes de insatisfação e autocrítica excessiva?

Por que a necessidade compulsiva de verificar a própria aparência repetidamente, por meio de espelhos, fotografias ou mesmo comparações constantes com outras pessoas?

Por que a busca incessante por melhorias estéticas por meio de produtos de beleza, procedimentos e cirurgias plásticas, muitas vezes de forma compulsiva e desconsiderando riscos à saúde?

Este livro traz muitas explicações e respostas.

No Brasil, estudos indicam uma alta prevalência de insatisfação com a imagem corporal. Um estudo revelou que 67,4% da população apresentou insatisfação corporal, com 64,8% desejando ser mais magro, incluindo indivíduos com peso considerado normal. As mulheres com peso médio apresentaram uma probabilidade maior de insatisfação em comparação aos homens. Em geral, as mulheres percebem seus corpos como mais pesados e maiores do que realmente são, possivelmente devido à idealização de um corpo magro.

A imagem corporal pode ser entendida como a representação que cada indivíduo constrói de seu próprio corpo ao longo da vida. É uma percepção subjetiva que as pessoas têm de seu próprio corpo, independentemente de sua aparência real. Trata-se de um conceito multidimensional influenciado por fatores internos e externos, incluindo experiências sensoriais, vivências emocionais, relações sociais impactadas por acontecimentos como crescimento, envelhecimento, experiências traumáticas e mudanças corporais. Assim, a imagem que vemos no espelho é uma projeção dessa construção interna, que pode não corresponder à realidade objetiva, mas àquilo que sentimos ao longo deste processo de aprendizado.

A autoestima, cuja formação tem início na infância, é profundamente influenciada pelos vieses de nossa percepção corporal. Ela abrange o autojulgamento, que envolve tanto a maneira como pensamos sobre nós mesmos quanto o grau de aceitação e apreciação que temos em relação ao próprio corpo.

Os distúrbios da imagem corporal representam um conjunto de sintomas que envolvem uma percepção distorcida ou insatisfatória do próprio corpo, gerando muito sofrimento e impacto negativo na autoestima e saúde mental do indivíduo. Os sintomas de distúrbios de imagem corporal incluem: depreciação corporal, checagem corporal obsessiva, evitação corporal, preocupação extrema com mudanças corporais, medo mórbido de engordar, investimento extremo no corpo.

Na minha experiência pessoal, quando a pessoa adoece com algum distúrbio da imagem corporal, o desejo de ser suficiente/amada/aceita/reconhecida fica resumido a uma forma corporal idealizada. Por causa de alguma (ou várias) situação que viveu, a pessoa não existe sem aquele corpo sonhado, desejado, idealizado. A insatisfação moral com o próprio eu – ou seja, a vergonha de ser quem é – é toda depositada no corpo, e a pessoa não percebe que faz isso. É como se ela vivesse em um recipiente vazio, como se não habitasse o próprio corpo. O corpo se torna uma tela, um molde, uma foto, um depositário de sofrimento, uma via para expressar as dores que a pessoa não sabe identificar, e, numa tentativa de acabar com essa dor, passa a atacar o corpo de todas as formas possíveis: remédios para emagrecer, diuréticos, laxantes, cirurgias plásticas, dietas restritivas e, nesse contexto, também surgem os transtornos alimentares e outros transtornos mentais.

Em um trabalho impecável das editoras Adriana Trejger Kachani e Patricia Gipsztejn Jacobsohn e a colaboração dos mais respeitados especialistas da área dos distúrbios da imagem corporal, esta obra apresenta um compilado inédito de explicações e orientações para profissionais, cuidadores e interessados que desejam estudar de maneira profunda esse sofrimento.

Daiana Garbin
Jornalista, escritora e palestrante

Apresentação

Vivemos uma era marcada por paradoxos corporais. Nunca se falou tanto sobre aceitação, diversidade, empoderamento. E, no entanto, nunca se viu tamanha insatisfação com o corpo. A imagem corporal, esse território íntimo e relacional, tornou-se um campo de disputas intensas – pessoais, sociais, culturais e clínicas.

O corpo hoje não é apenas o que se sente ou se vê. Ele é o que se mede, se compara, se edita. Está exposto, performado, adjetivado. Vivemos em um tempo em que a imagem não apenas representa, mas define. E nesse cenário, uma pergunta ecoa com força: como cada sujeito habita o próprio corpo?

A imagem corporal é um construto complexo, que atravessa o psíquico, o biológico e o sociocultural. É uma experiência subjetiva em constante mutação, que se entrelaça com a história pessoal, com os vínculos primários, com os imperativos sociais e com as marcas da existência.

É justamente por essa complexidade que a imagem corporal pode ser gatilho para diversos sofrimentos, patologias e conflitivas. Pode ser também fator de manutenção de diversas patologias, muitas vezes resistentes às intervenções e presentes mesmo em fases de remissão clínica. Por isso, seu entendimento exige uma abordagem plural, sensível e aprofundada.

Este livro nasce dessa necessidade. Da escuta clínica e da inquietação ética de duas profissionais que, vindas da nutrição e da psicologia, encontraram no corpo um ponto de convergência – e também de interrogação. A partir dessa aliança nutritiva e da constatação da escassez de obras que abordem a imagem corporal de forma ampla, rigorosa e contemporânea, organizamos este volume.

Reunimos aqui mais de 40 especialistas de diferentes áreas do saber. Nutricionistas, psicólogos, psicanalistas, médicos de diversas especialidades, educadores físicos, fisioterapeutas, fonoaudiólogas e pesquisadores das ciências humanas. Todos movidos por uma escuta qualificada do sofrimento contemporâneo, e pelo desejo de ampliar a compreensão sobre como o corpo é vivido, percebido, recusado, transformado, celebrado – ou silenciado.

Optamos por dividir esta obra em sete partes:

1. **Entendendo a imagem corporal**, com fundamentos, conceitos-chave e escalas de avaliação e os impactos das mídias sociais e inteligência artificial.
2. **Imagem corporal ao longo da vida**, da infância à velhice, passando pela gestação, climatério e menopausa.
3. **Imagem corporal e condições clínicas**, como obesidade, transtornos alimentares, lipedema, doenças dermatológicas, dependência de substâncias e disfunções sexuais.
4. **Imagem corporal e interseccionalidade**, com capítulos dedicados a questões de diferenças culturais (como a imagem corporal em orientais), sexo, raça (como a imagem corporal em negros), orientação sexual e atletas.
5. **Intervenções corporais**, abordando cirurgias plásticas, atividade física, tatuagens e marcas corporais;
6. **Imagem corporal e atualidades**, com temas como *fat talk*, checagem corporal, feminismo, gordofobia, *body positivity* e *body neutrality*.
7. **Tratamento dos distúrbios de imagem corporal**, com contribuições da nutrição, da psiquiatria e da psicanálise.

Nosso desejo é que este livro seja uma ferramenta clínica, formadora e ética. Que sirva como apoio aos profissionais de saúde e educação, estudantes, pesquisadores e interessados no tema. Mas, acima de tudo, que ele toque quem cuida de pessoas. Que provoque, informe, desestabilize e inspire.

Porque tratar da imagem corporal não é apenas tratar de espelhos – é cuidar do espaço onde o sujeito se encontra com o mundo. Onde se reconhece, se estranha, se inventa. E é nesse lugar, tão frágil e tão potente, que este livro se propõe a estar.

Nosso mais profundo agradecimento a cada autor e autora que aceitou esse convite. Este livro é, também, o reflexo do que construímos juntos – com muito conhecimento, escuta, afeto e compromisso.

Boa leitura!

Adriana Trejger Kachani e *Patricia Gipsztejn Jacobsohn*

PARTE I

Entendendo a imagem corporal

1

Distúrbios de imagem corporal

Adriana Trejger Kachani
Mariana Campello de Oliveira

"... el cuerpo, el cuerpo,
lo único de lo que somos propietarios;
la inteligencia, el alma,
es el producto de la mirada de los otros."
Juan José Millás

PONTOS-CHAVE

- Os distúrbios da imagem corporal representam um conjunto de sintomas que envolvem uma percepção distorcida ou insatisfatória do próprio corpo, gerando desconforto significativo e impacto negativo na autoestima e na saúde mental do indivíduo.
- Os distúrbios de imagem corporal podem se manifestar de diversas maneiras e com intensidades variadas, impactando negativamente a qualidade de vida e a saúde mental, um fator de risco importante para transtornos alimentares.
- Os distúrbios de imagem corporal são classificados em: distorção de imagem corporal, insatisfação corporal, transtorno dismórfico corporal e dismorfia muscular.
- Os sintomas de distúrbios de imagem corporal incluem: depreciação corporal, checagem corporal obsessiva, evitação corporal, preocupação extrema com mudanças corporais, medo mórbido de engordar e investimento extremo no corpo.

INTRODUÇÃO

A imagem corporal é uma percepção subjetiva que os indivíduos têm de seu próprio corpo, independentemente de sua aparência real. Trata-se de um conceito multidimensional que abrange pensamentos, percepções, sentimentos e comportamentos relacionados à própria imagem corporal.[1] Sua construção resulta da interação de diversos fatores biológicos, cognitivos e socioculturais, os quais desempenham papel central na formação de uma percepção individualizada. A percepção da imagem corporal não é estática, mas dinâmica e mutável ao longo do tempo. Sofre influência do meio externo, das construções sociais ou padrões estéticos e de nossas próprias emoções, percepções e afetos. Modifica-se nas diversas fases da vida, como infância, puberdade e envelhecimento.[2]

A imagem corporal reflete a maneira como o sujeito se coloca no mundo, tanto em relação a sua realidade externa como interna. Dessa forma, está ligada a uma realidade subjetiva do corpo – não se refere única e exclusivamente à aparência corporal – e engloba também a atitude e o comportamento que o indivíduo tem na percepção de sua aparência. É influenciada pelo desejo de estar no mundo, de ser visto e reconhecido, e pelo medo de receber avaliações desfavoráveis.[3]

Nesse contexto, a autoestima, cuja formação tem início na infância, é profundamente influenciada pelos vieses de nossa percepção corporal. Ela abrange o autojulgamento, que envolve tanto a maneira como pensamos sobre nós mesmos quanto nosso grau de aceitação e apreciação em relação ao próprio corpo. Indivíduos com níveis elevados de autoestima tendem a ser mais resilientes e menos suscetíveis às flutuações dos padrões de beleza, tornando-se mais protegidos em relação à necessidade de modificações estéticas, dietas, críticas e cobranças acerca de si mesmos.[4] Por outro lado, a baixa autoestima pode gerar intenso sofrimento e angústia, estando mais associada a uma autoimagem negativa e, consequentemente, a maior risco de desenvolvimento de transtornos psiquiátricos, como os distúrbios da imagem corporal e transtornos alimentares, por exemplo, anorexia nervosa, bulimia nervosa ou compulsões.[2]

Portanto, é essencial identificar e abordar a imagem corporal de maneira assertiva e sensível, desencorajando práticas não saudáveis na busca por padrões estéticos inatingíveis. Ao longo deste capítulo serão discutidos os distúrbios de imagem corporal e suas implicações na prática clínica.

DISTÚRBIOS DA IMAGEM CORPORAL

Os distúrbios da imagem corporal representam um conjunto de sintomas que envolvem uma percepção distorcida ou insatisfatória do próprio corpo, gerando desconforto significativo e impacto negativo na autoestima e na saúde mental do indivíduo. A maioria desses distúrbios não está propriamente classificada como condição clínica específica na 5ª edição do Manual Diagnóstico e Estatístico de Transtornos Mentais (DSM-5),[5] com exceção do transtorno dismórfico corporal (TDC), categorizado entre os transtornos obsessivo-compulsivos (TOC) e relacionados.[5] Entretanto, compreendê-los é essencial para a identificação precoce, a intervenção adequada e a promoção do bem-estar físico e psicológico.

A insatisfação com a imagem corporal tem sido amplamente associada a fatores de risco para o desenvolvimento de transtornos alimentares, como anorexia nervosa e bulimia nervosa, além de contribuir para o surgimento de sintomas depressivos, ansiosos e intensos prejuízos sociais. A sintomatologia dos distúrbios de imagem corporal pode se manifestar de diversas formas e com intensidades variadas, impactando negativamente a qualidade de vida e a saúde mental dos indivíduos.[2] Entre os principais sintomas associados aos distúrbios da imagem corporal estão os apresentados no Quadro 1.

QUADRO 1 Principais sintomas associados aos distúrbios da imagem corporal

Depreciação corporal	Visão extremamente negativa da própria aparência, levando a sentimentos constantes de insatisfação e autocrítica excessiva.
Checagem corporal obsessiva	Necessidade compulsiva de verificar a própria aparência repetidamente, por meio de espelhos, fotografias ou mesmo comparações constantes com outras pessoas.
Evitação corporal	Evitação do olhar para o próprio corpo ou exposição em situações sociais. Por exemplo, evitar espelhos, roupas justas ou locais como academias e praias.
Preocupação extrema com mudanças corporais	Foco exacerbado em alterações naturais do corpo, como envelhecimento, ganho de peso ou mudanças hormonais, gerando ansiedade e desconforto significativos.
Medo mórbido de engordar	Preocupação intensa e persistente com o ganho de peso, frequentemente associada a comportamentos restritivos, exercícios excessivos e comportamentos compensatórios.
Investimento extremo no corpo	Busca incessante por melhorias estéticas por meio de produtos de beleza, procedimentos cosméticos e cirurgias plásticas, muitas vezes de maneira compulsiva e desconsiderando riscos à saúde.

Fonte: adaptação de Kachani et al.[3]

Esses sintomas, quando presentes de modo recorrente e intenso, podem indicar a necessidade de intervenção profissional multidisciplinar, visto que impactam negativamente a autoestima e são causas de intenso sofrimento psíquico. A seguir serão apresentados os principais distúrbios de imagem corporal e suas características mais relevantes.

Distorção de imagem corporal

A distorção de imagem corporal compreende alterações em aspectos cognitivos, emocionais e comportamentais que afetam a percepção que o indivíduo tem da própria imagem corporal, levando-o a ter preocupações irracionais sobre seu corpo. Esse quadro pode se manifestar por meio de pensamentos ou avaliações equivocados, emoções negativas associadas à aparência, falhas na interpretação de estímulos corporais e comportamentos específicos, como checagens constantes ou a tendência a evitar situações que envolvam exposição do corpo.[2] Não obstante, a distorção de imagem corporal pode desencadear graves consequências físicas e psicológicas, como baixa autoestima, e prejuízos no funcionamento social e ocupacional, além de impactar negativamente as interações sociais.[1] É também um componente central em transtornos alimentares como anorexia nervosa, bulimia nervosa e transtorno dismórfico corporal (TDC).[2]

A distorção de imagem corporal varia em grupos específicos, demonstrando-se particularmente alta nos grupos femininos. Em estudo com amostra significativa de mulheres (n = 676), Crawford e Campbell[6] observaram que 95% delas estavam acima do peso que consideravam ideal, apesar de somente 45% estarem objetivamente com sobrepeso com índice de massa corporal (IMC) > 25 kg/m^2. Outro trabalho avaliando estudantes e profissionais de saúde apontou distorção de imagem em 76,89% dos participantes, com prevalência de 78,63% entre as mulheres.[7]

Dadas as altas taxas de distorção corporal mesmo em corpos "magros", como abordagem inicial para discutir a imagem corporal, é importante fazer perguntas simples e abertas sobre sua visão de mundo, por exemplo, se o paciente se considera otimista, atraente ou inseguro.[8]

Importante observar que uma percepção positiva da imagem corporal está associada a maiores níveis de satisfação com a vida, enquanto a insatisfação pode levar a distúrbios alimentares e outros problemas de saúde mental. Uma percepção mais "segura" sobre si mesmo pode se expressar como distorção "positiva" da imagem corporal, embora seja menos prevalente e não considerada propriamente um distúrbio formal, sendo observada clinicamente em alguns indivíduos.[3] Esse conceito se refere à percepção equivocada de que o próprio corpo é menor ou mais magro do que realmente é, o que é uma ocorrência incomum. Estudos sugerem que essa ilusão pode atuar como um fator de proteção contra a baixa autoestima em indivíduos saudáveis.[9] Essa hipótese é conhecida como teoria da ilusão de Taylor e Brown, que propõe que as pessoas tendem a apresentar ilusões positivas em três áreas principais, sendo uma delas a maneira como percebem seu próprio corpo. De acordo com essa teoria, essas ilusões contribuem para o bem-estar pessoal e desempenham um papel protetor na saúde mental, influenciando diretamente a autoimagem e a autoestima.

Insatisfação corporal

Pode ser descrita como a discrepância entre o corpo ideal e o corpo percebido.[4] Observa-se que a insatisfação corporal transcende uma avaliação objetiva do corpo, envolvendo a construção simbólica da imagem corporal no psiquismo. Nesse processo, o corpo real frequentemente se torna sobrecarregado por projeções inconscientes e idealizações, refletindo conflitos internos e demandas subjetivas que vão além de aspectos físicos concretos. Além disso, a insatisfação corporal também é circunscrita pelos padrões de beleza e estética vigentes, que são constantemente influenciados e ressignificados. Isso pode gerar inconstantes dificuldades na autoaceitação, com impactos na autoestima.[2]

Um estudo brasileiro avaliou a insatisfação com o peso entre adolescentes e observou prevalência de 45%, maior no grupo feminino.[8] Outros estudos avaliaram participantes com IMC inferior a 20 kg/m^2 e reportaram que 20 a 30% delas expressavam o desejo de perder peso.[3] Isso caracteriza, então, não somente distorção de imagem corporal como também a insatisfação corporal, que está presente mesmo entre mulheres com peso dentro dos parâmetros considerados saudáveis, evidenciando a influência de fatores socioculturais e psicológicos na percepção da imagem corporal.

Há ainda, principalmente na população feminina, algo conhecido como **insatisfação normativa**, ou seja, a incidência da insatisfação corporal e consequentes dietas de maneira difundida e aceita como normal pela sociedade.[3] Muitas vezes um baixo IMC aliado a uma grande insatisfação corporal tem um impacto importante no início e na manutenção de dietas, o que, conforme explicado anteriormente, pode ser um motivo desencadeador dos transtornos alimentares.[10]

Transtorno dismórfico corporal

O TDC é caracterizado por preocupações irracionais sobre defeitos percebidos na aparência (seja ela do corpo como um todo ou em detalhes sutis da aparência). Como mencionado, é incluído no capítulo dos TOC no DSM-5[5] devido à sua importante característica obsessiva e ruminante dos sintomas. Essas "falhas" percebidas geralmente não são visíveis para outras pessoas ou são consideradas mínimas ou inexistentes, e apesar disso provocam intenso sofrimento psíquico e reações exageradas.[2] Podem englobar sentimentos de inadequação e insuficiência e afetar qualquer área do corpo, até mesmo regiões pequenas como nariz, cicatrizes ou pequenas imperfeições na pele. Há ainda a manifestação de sintomas e comportamentos repetitivos ou compulsivos como verificação no espelho, arrumar-se em demasia, comparações, camuflagem, vergonha. Isso pode impactar o funcionamento pessoal, familiar, social e profissional, gerar isolamento e traumas. O TDC é associado a altas taxas de depressão, ideação suicida e hospitalizações, com prevalência entre 0,7 e 3,2% na população geral.[5]

A exploração dos sintomas deve ser feita de maneira cuidadosa e detalhada sobre quais regiões do corpo geram maior preocupação para o paciente, evitando suposições e julgamento acerca das inseguranças apresentadas. Sugerir a existência de imperfeições pode comprometer a confiança e o vínculo na relação terapêutica.[2]

Dismorfia muscular

A dismorfia muscular (DM) é uma variação específica do TDC que afeta majoritariamente homens, caracterizando-se por uma preocupação exagerada e persistente com a ideia de que o corpo é menor, menos magro ou menos musculoso do que o desejado. Mesmo quando têm uma aparência considerada normal ou até acima da média em termos de musculatura, esses indivíduos frequentemente se sentem insatisfeitos com sua imagem corporal.[5] Além disso, é comum que também apresentem preocupações com outros aspectos da aparência, como características da pele ou do cabelo. Muitos desses indivíduos seguem rotinas rigorosas de dieta, exercícios e levantamento de peso de maneira exagerada, o que pode levar a consequências físicas negativas. Em alguns casos, recorrem ao uso de esteroides anabolizantes ou outras substâncias potencialmente prejudiciais na busca de alcançar um corpo que consideram ideal.[10]

HISTÓRICO E EVOLUÇÃO DO CONCEITO

A história do conceito da imagem corporal iniciou-se no século XVI, na França, com o médico cirurgião Ambroise Pare, que percebeu a existência do membro fantasma (alucinação de que o membro ausente está presente). Outra importante contribuição de autores franceses é a de Bonnier, em 1905, que descreveu um distúrbio da imagem corporal que chamou de "esquematia", ou seja, distorção do tamanho das áreas corpóreas.[11]

Entretanto, foi na escola britânica que os estudos de imagem corporal se aprofundaram, tanto nos aspectos neurológicos como nos fisiológicos e psicológicos. O neurologista Henry Head, do London Hospital, foi o primeiro a usar o termo "esquema corporal" e também o primeiro a elaborar uma teoria na qual "cada indivíduo constrói um modelo ou figura de si mesmo que constitui um padrão contra os julgamentos da postura e dos movimentos corporais".[11]

Talvez a maior contribuição ao conceito de imagem corporal tenha vindo do escritor alemão Paul Schilder, em 1935. Schilder desenvolveu sua experiência na neurologia, psiquiatria e psicologia, considerando a imagem corporal um fenômeno multifacetado. Ele analisou a imagem corporal não somente no contexto orgânico, mas também na psicanálise e na sociologia, definindo imagem corporal como "a imagem do nosso corpo que formamos em nossa mente".[11] Em 1988, o britânico Peter David Slade expandiu esse conceito, definindo-o como a imagem que temos em nossas mentes do tamanho, contorno e forma de nossos corpos, bem como nossos sentimentos com relação a essas características e às partes constituintes de nosso corpo. Dessa forma, a imagem corporal teria um componente de percepção e outro de atitude.[11]

Por percepção podemos entender o conjunto de processos pelos quais reconhecemos, organizamos e entendemos sensações recebidas dos estímulos ambientais. Por atitude entendemos o modo de agir, a postura em relação ao mundo.[8] Essas alterações na percepção do corpo e atitude são justamente os distúrbios de imagem corporal.

No começo dos anos 1960, Hilde Bruch fez observações pioneiras sobre imagem corporal em pacientes com transtornos alimentares. Na época, a pesquisadora percebeu a inflexível superavaliação corporal de mulheres com anorexia nervosa e percebeu ser essa uma questão central e diagnóstica na psicopatologia da doença.[12] Foi então que Bruch desenvolveu a primeira teoria sistemática a respeito dos problemas de imagem corporal nos transtornos alimentares. Segundo a pesquisadora,[12] a distorção de imagem corporal encontrada em alguns pacientes pode ser até mais preocupante do que a desnutrição, visto que leva a uma ausência da preocupação com a magreza mesmo quando já está em estágio muito avançado.[11] No fim da década de 1980 novas evidências apontaram que os distúrbios de imagem corporal não estavam confinados a indivíduos com transtornos alimentares, podendo acometer também pessoas saudáveis.[11]

ETIOLOGIA

Os distúrbios da imagem corporal decorrem de uma combinação de fatores que envolvem a internalização de normas socioculturais sobre o corpo ideal, a autoavaliação negativa da própria aparência e percepções distorcidas da imagem corporal. A internalização dos padrões socioculturais leva os indivíduos a adotarem ideais de beleza muitas vezes irreais, resultando em uma comparação constante com esses padrões e no desenvolvimento de insatisfação corporal.[2]

Outras teorias da percepção construtivista podem explicar a distorção de imagem corporal e o TDC, elucidados anteriormente. Essas teorias se baseiam no fato de que o indivíduo constrói uma compreensão cognitiva e perceptiva de um estímulo, usando principalmente a informação sensorial como fundamento para a estrutura, mas utilizando também outras fontes de informação para construir essa percepção. De acordo com a teoria, durante a percepção fazemos e testamos rapidamente várias hipóteses relativas a perceptos, com base no que sentimos (os dados sensoriais), no que sabemos (conhecimento armazenado na memória) e no que podemos inferir (utilizando processos cognitivos de alto nível). Assim, consideramos expectativas anteriores, o que sabemos sobre o contexto e o que podemos inferir com base nos dados. Conhecida como percepção inteligente, a teoria estabelece que um pensamento superior desempenha um importante papel na percepção.[8] Um exemplo seria a constância da cor: sabemos que um objeto permanece com a mesma cor, apesar das variações na iluminação; percebemos uma banana como amarela mesmo no escuro.

Indivíduos com distúrbios de imagem corporal podem superestimar as dimensões corporais, o que implica o componente perceptivo. Já a insatisfação corporal, ou seja, a diferença entre o tamanho atual do corpo e o do corpo idealizado, estaria relacionada ao componente atitudinal do conceito.[8]

Outro conceito adquirido há alguns anos foi o da "elasticidade" da imagem corporal.[7] Haimovitz et al.[13] dedicaram-se a discutir a instabilidade e a sensibilidade da imagem corporal de acordo com determinadas situações. Em suas pesquisas, 140 universitárias vivenciaram situações como passear na praia com indivíduos atraentes usando biquíni, almoçando com amigos na lanchonete da universidade, se preparando para ir à universidade, em suas próprias casas e, finalmente, experimentando roupas de banho no provador de uma loja de departamentos. Ao final do experimento, puderam observar que a imagem corporal flutuava de acordo com a situação.[13] Mais recentemente, outros autores observaram que a fase do ciclo menstrual, o consumo alcoólico e até mesmo a percepção de ingestão alimentar inadequada poderiam fazer a imagem corporal flutuar.[2]

O impacto do consumo alimentar na imagem corporal está relacionado à teoria "*thought-shape*", ou seja, a certeza de que certos pensamentos envolvidos com alimentos poderiam engordar. O *thought-shape* inclui três componentes:

1. Pensar em comida engorda (*likelihood*).
2. Pensar em comidas proibidas é igual a comer (relacionado à moral).
3. Comer algo proibido aumenta o sentimento de estar gordo (relacionado a sentimentos).[14]

EPIDEMIOLOGIA DOS DISTÚRBIOS DE IMAGEM CORPORAL

Os achados sobre a prevalência da insatisfação corporal variam consideravelmente, dependendo de fatores como a população estudada, a localização geográfica, a escala de avaliação e o questionário utilizado para medir esse construto. Os estudos apontam os níveis mais altos de insatisfação corporal durante a adolescência, o início da idade adulta e em mulheres. Em geral, a taxa de distorção de imagem corporal foi relatada em até 50%, enquanto a insatisfação corporal varia entre 30 e 75%.[2] A insatisfação corporal varia entre diferentes grupos de idade e gênero; por exemplo, enquanto as adolescentes aspiram a serem mais magras, os adolescentes do sexo masculino frequentemente desejam um corpo atlético.[4]

No Brasil, estudos indicam alta prevalência de insatisfação com a imagem corporal, com diferenças significativas entre os gêneros. Em uma amostra de 1.720 adultos, analisada por meio da Escala de Avaliação de Figuras, 14,2% dos homens e 6,1% das mulheres relataram insatisfação por se considerarem mais magros do que o ideal, enquanto 66,6% das mulheres e 46,3% dos homens expressaram insatisfação por se perceberem mais pesados do que gostariam.[15] Outro estudo revelou que 67,4% da população apresentou insatisfação corporal, com 64,8% desejando ser mais magra, incluindo indivíduos com peso considerado normal. As mulheres com peso médio apresentaram maior probabilidade de insatisfação em comparação aos homens.[16]

Em geral, as mulheres percebem seus corpos como mais pesados e maiores do que realmente são, possivelmente devido à idealização de um corpo magro. Já os homens tendem a subestimar o tamanho corporal, provavelmente devido à idealização de um corpo mais musculoso e maior. Existem também diferenças entre grupos étnicos. Mulheres afro-americanas, em geral, relatam menos insatisfação corporal em comparação com mulheres brancas.[2]

CONSIDERAÇÕES FINAIS

A aceitação corporal consiste em uma posição desafiadora para indivíduos de todas as idades, gêneros e classes sociais. Enquanto aqueles com boa autoestima conseguem lidar com sua imagem de modo equilibrado, muitas pessoas, insatisfeitas com sua aparência, podem recorrer a práticas inadequadas na tentativa de alcançar um padrão idealizado. Essas práticas, quando intensificadas, podem evoluir para comportamentos disfuncionais e desencadear transtornos alimentares.

Diante disso, considerando que os distúrbios da imagem corporal já estão amplamente documentados na literatura científica, torna-se essencial direcionar os esforços para estratégias eficazes de identificação precoce e tratamento adequado. A detecção rápida dessas condições é fundamental para proporcionar maior bem-estar aos pacientes e prevenir a progressão para transtornos alimentares, promovendo uma relação mais saudável e equilibrada com o próprio corpo.

REFERÊNCIAS BIBLIOGRÁFICAS

1. Chae H. Factors associated with body image perception of adolescents. Acta Psychologica. 2022;227:103620.
2. Hosseini SA, Padhy RK. Body image distortion (archived). 2023 Sep 4. In: StatPearls [Internet]. Treasure Island (FL): StatPearls Publishing; 2025.
3. Kachani AT, Brasiliano S, Cordás TA, Hochgraf PB. Body checking and associated cognitions among Brazilian outpatients with eating disorders. Body Image. 2013;10:127-30.
4. Moehlecke M, Blume CA, Cureau FV, et al. Self-perceived body image, dissatisfaction with body weight and nutritional status of Brazilian adolescents: a nationwide study. Jornal de Pediatria. 2020;96(1):76-83.
5. American Psychiatric Association (APA). Diagnostic and Statistical Manual of Mental Disorders – 5th ed. (DSM-V). 2013.
6. Crawford D, Campbell K. Lay definitions of ideal weight and overweight. Int J Obes. 1999;23:738-45.

7. Lopes LFS, Coletro HN, Guimarães NS, et al. Avaliação da distorção da imagem corporal e insatisfação corporal dos estudantes e profissionais de saúde. Demetra: Alimentação, Nutrição & Saúde. 2022;17:e61016.
8. Lacroix E, Smith AJ, Husain IA, et al. Normative body image development: a longitudinal meta-analysis of mean-level change. Body Image. 2023;45:238-64.
9. Taylor SE, Brown JD. Positive illusions and well-being revisited: separating fact from fiction. Psychol Bull. 1994;116:21-7.
10. Prnjak K, Jukic I, Mitchison D, et al. Body image as a multidimensional concept: a systematic review of body image facets in eating disorders and muscle dysmorphia. Body Image. 2022;42:347-60.
11. Kachani AT. Checagem do corpo em transtornos alimentares: relação entre comportamentos e cognições [dissertação]. São Paulo: Universidade de São Paulo; 2012.
12. Brunch H. Perceptual and conceptual disturbances in anorexia nervosa. Psych Med. 1962;24:187-94.
13. Haimovitz D, Lanskey LM, O'Reilly R. Fluctuations in body satisfaction across situations. Int J Eat Disord. 1993;13:77-84.
14. Shafran R, Robinson P. Thought-shape fusion in eating disorders. Br J Clin Psychol. 2004;43:399-407.
15. Silva DAS, Nahas MV, de Sousa TF, et al. Prevalence and associated factors with body image dissatisfaction among adults in southern Brazil: a population-based study. Body Image. 2011;8(4):427-31.
16. Rossi L, Tirapegui J. Body image dissatisfaction among gym-goers in Brazil. Revista Brasileira de Medicina do Esporte. 2018;24(2):162-6.

2

Como é formada a imagem corporal

Bianca Elisabeth Thurm
Marcela Nunes Paulino de Carvalho

PONTOS-CHAVE

- A imagem corporal é influenciada por fatores internos e externos, incluindo experiências sensoriais, vivências emocionais e relações sociais, impactada por acontecimentos como crescimento, envelhecimento, experiências traumáticas e mudanças corporais.
- A formação da imagem corporal é um processo dinâmico que ocorre por meio da integração de dois componentes principais: o componente perceptual e o componente atitudinal. Esses componentes interagem constantemente para criar uma representação única e subjetiva do corpo.
- Terapias integrativas que abordem ambos os componentes têm se mostrado eficazes no tratamento de distúrbios relacionados à imagem corporal. Elas promovem a compreensão da relação entre o corpo percebido e o corpo sentido, ajudando os indivíduos a desenvolver uma imagem corporal mais positiva.

O QUE É IMAGEM CORPORAL

Cash[1] sumariza a definição de imagem corporal, um fenômeno multifatorial, como a figuração de nosso corpo formada em nossa mente. Refere-se a aspectos cognitivos, atribuições, crenças e expectativas do sujeito em relação a seu corpo e ao estado emocional proveniente dele. Em outras palavras, a maneira como o sujeito se vê e como ele gostaria de se ver ou ser visto pelo outro de acordo com a aceitação e o julgamento do próprio corpo.

A imagem corporal pode ser entendida como a representação que cada indivíduo constrói de seu próprio corpo ao longo da vida. Essa representação é multifacetada, abrangendo não apenas a percepção do corpo físico, mas também as emoções, pensamentos e atitudes associados a ele. Assim, a imagem corporal não é apenas uma descrição objetiva do corpo, mas também uma experiência subjetiva que pode variar significativamente entre as pessoas.

Essa construção é influenciada por fatores internos e externos, incluindo experiências sensoriais, vivências emocionais, relações sociais e contextos culturais. O modo como percebemos e sentimos nosso corpo é moldado continuamente ao longo da vida, sendo impactado por acontecimentos como crescimento, envelhecimento, experiências traumáticas e mudanças corporais.[2]

COMO SE FORMA A IMAGEM CORPORAL

A formação da imagem corporal é um processo dinâmico que ocorre por meio da integração de dois componentes principais: o **componente perceptual** e o **componente atitudinal**. Esses componentes interagem constantemente para criar uma representação única e subjetiva do corpo.

Componente perceptual

O componente perceptual da imagem corporal está relacionado à precisão com que o indivíduo reconhece o próprio corpo em termos de forma, tamanho, limites e relações espaciais. Esse processo depende de um sistema neural complexo localizado no córtex parietal, que recebe informações sensoriais multimodais, como:

- Exterocepção: sensibilidade ao toque e às mudanças térmicas.
- Propriocepção: percepção da posição e do movimento dos membros.
- Sistema vestibular: equilíbrio e orientação espacial.
- Visão e somatossensorial: informações visuais e táteis que ajudam a definir os limites corporais.

A percepção do corpo no espaço se dá no córtex cerebral, onde as sensações recebidas pelas vias nervosas e vivências emocionais são integradas em um mapa neural conhecido como esquema corporal. Esse esquema depende da combinação de informações sobre a cinestesia e a postura corporal, sendo fundamental para o reconhecimento da própria imagem e a compreensão do espaço ao redor.

Construído nas áreas de projeção e associação do córtex, o esquema corporal é processado na área temporoparietal, essencial para a percepção corporal e espacial. Ele permite ao indivíduo identificar o espaço pessoal, a representação neural da superfície corporal, e discernir entre o espaço peripessoal, aquele imediatamente ao redor do corpo, e o espaço extrapessoal, que está além do alcance físico imediato.[1]

As aferências sensoriais conscientes formam uma representação gráfica no córtex cerebral, conhecida como somatotopia. O arranjo somatotópico das projeções somatossensoriais e motoras resulta nos homúnculos sensitivo e motor, respectivamente, fundamentais para o controle motor, a coordenação manual e visual e a memória tátil. Essas informações convergem para as áreas corticais secundária e terciária, onde são interpretadas e integradas, formando uma compreensão coesa da imagem do corpo.

O componente perceptual funciona como um mapa corporal que orienta a relação de cada indivíduo com seu próprio corpo e o mundo ao redor. Esse mapa dinâmico não apenas guia ações e decisões, mas também influencia a percepção do corpo refletida no espelho, que pode ser uma projeção subjetiva e distinta da percepção dos outros. A imagem refletida é uma projeção daquilo que está desenhado nesse mapa corporal, o que nem sempre corresponde à realidade externa.[3] Em outras palavras, o que uma pessoa vê no espelho pode ser uma interpretação distorcida ou idealizada de sua própria imagem, diferente da percepção que outras pessoas têm.

O desenvolvimento da representação do corpo no córtex, ou seja, o processo de aprendizado sobre a identificação do tamanho e a forma do corpo, ocorre principalmente durante a infância e a adolescência, quando o cérebro está altamente receptivo para o aprendizado, atingindo seu período de maturação no fim da adolescência. Esse processo é comparável a aprender a andar, ler ou escrever, pois depende das vivências e experiências que a criança acumula ao longo desse período.[1]

O primeiro contato da criança com o corpo é mediado pela sensorialidade, ou seja, pela percepção dos sentidos. Antes mesmo de entender que tem um corpo ou de nomear as partes que o compõem, a criança apenas o sente. Imagine, por exemplo, um bebê que explora o próprio pé; ele ainda não sabe o que é um pé, mas sente o toque, o movimento e a resposta sensorial que isso gera.

Com o tempo, essas experiências sensoriais se tornam mais sofisticadas e passam a integrar informações concretas acerca de como o corpo é. Uma criança que recebe elogios sobre sua aparência tem mais chance de criar uma relação de satisfação com o corpo, ao passo que críticas e comparações negativas sobre sua aparência levam a formar crenças e expectativas negativas sobre o próprio corpo, influenciando a insatisfação e a distorção da imagem corporal. Da mesma forma que a experiência de cair e se levantar ensina sobre equilíbrio, as experiências sensoriais e emocionais ajudam a construir uma relação complexa com o corpo.[4]

À medida que a criança cresce, esse aprendizado se refina, influenciado por fatores culturais, familiares e individuais e, principalmente, pelos comentários, julgamentos e comparações direcionadas a seu corpo. Assim, a imagem que vemos no espelho é uma projeção dessa construção interna, que pode não corresponder à realidade objetiva, mas àquilo que nosso mapa corporal desenhou ao longo desse processo de aprendizado.

Assim, o componente perceptual fornece a base para o componente atitudinal, que molda as emoções, pensamentos e comportamentos em relação ao corpo. As escolhas e atitudes de uma pessoa em relação a seu corpo são profundamente influenciadas por esse mapa interno, demonstrando que a percepção do corpo é uma construção subjetiva, que pode divergir da realidade objetiva. Essa interconexão entre percepção e atitude ressalta a importância de entender o esquema corporal para abordar questões como autoestima, satisfação corporal e distorções da imagem corporal.[5,6]

Componente atitudinal

A imagem corporal, constructo psicológico multifacetado, é resultado de uma intrincada rede de fatores que, entrelaçados, influenciam-se mutuamente. Para fins didáticos, serão divididos neste capítulo em dois componentes: perceptual e atitudinal. Nesta seção será aprofundado o componente atitudinal, explorando os modos como nossas crenças, sentimentos e comportamentos em relação ao corpo são moldados ao longo da vida.

O componente atitudinal está relacionado aos sentimentos, cognições e comportamentos do indivíduo em relação ao próprio corpo. Ele abrange três principais dimensões:[7]

1. Afetiva: emoções e sentimentos associados ao corpo.
2. Cognitiva: representações mentais sobre a própria imagem corporal.
3. Comportamental: ações e atitudes relacionadas ao corpo.

Esse componente é moldado por fatores psicológicos, sociais, culturais, relacionais e emocionais. Por exemplo, padrões de beleza socialmente impostos, experiências de rejeição ou aceitação e influências familiares desempenham papéis cruciais na formação das atitudes corporais.[7]

A formação da imagem corporal é um processo dinâmico, influenciado por fatores históricos e proximais. Os fatores históricos referem-se às experiências passadas que moldaram nossas percepções e crenças sobre o corpo, como a socialização familiar e as interações sociais. Já os fatores proximais são as experiências mais recentes que influenciam nossa relação com o corpo no presente, como as comparações sociais e os julgamentos sobre a própria aparência.[8]

Ressalte-se que a relação entre esses fatores é complexa e não linear, caracterizada por uma qualidade interativa. Não somos meros receptores de informações externas, mas agentes ativos que interagem com o ambiente e moldam nossas próprias experiências.[9] Nossas percepções não são cópias exatas da realidade, e sim construções mentais que resultam da interpretação de estímulos sensoriais.

O cérebro, como um órgão de inferência, busca construir constantemente a melhor explicação para as informações que recebe por meio dos sentidos. Essa construção é influenciada por nossas experiências passadas, nossas expectativas e crenças.[9] A imagem corporal, portanto, é resultado de um processo contínuo de construção e reconstrução, no qual os fatores históricos e proximais interagem de maneira dinâmica, moldando a autopercepção corporal.

A imagem unificada e unificante do corpo ocorre por meio da construção do corpo. Nós somos o nosso organismo, e logo que nascemos somos submetidos a um ambiente complexo no sentido amplo da história, da antropologia, do ambiente, da economia e da sociedade. Esse organismo, que nasce com uma variabilidade genética (herdabilidade, isto é, a variabilidade dos traços dos genitores), desenvolver-se-á de acordo com as pressões ambientais nas quais está inserido, ou seja, existe um aparato biológico (estrutural e funcional) que, segundo as condições epigenéticas proporcionadas, irá se expressar (a cultura é aquilo que nos dá limite).[9]

Desde o nascimento, o corpo do bebê é um campo em potencial para as marcas das experiências, sendo moldado pelas culturas e pelos cuidados recebidos. Por meio dos cuidados, os cuidadores contribuem para a construção e a consistência de um corpo vivido e sentido, ou seja, um corpo que se torna parte da experiência subjetiva da criança. A maneira como somos tocados, alimentados e cuidados nos primeiros anos de vida estabelece as bases para nossa percepção do corpo, influenciando profundamente nossa imagem corporal futura em sua singularidade. A teoria da cognição corporificada (em inglês, *embodied cognition*) traz a perspectiva de que o modo como pensamos, sentimos e aprendemos está profundamente enraizado nas experiências, nas capacidades e nas inscrições das representações sensoriais de nosso corpo.[9]

A criança pequena, em torno dos 2 anos de idade, já consegue se reconhecer e começa a ter alguma consciência sobre seu gênero. As normas sociais acerca da aparência corporal e comparações acerca do corpo também iniciam. A necessidade de aprovação por meio da aparência do corpo também começa a surgir por meio de comportamentos que demandam e que têm a conotação da necessidade de admiração e de validação dos outros (pais, pares, professores, dentre outros).[7] Aos 6 anos, pode-se observar maior preocupação com a aparência corporal diante dos colegas e nos contextos de socialização. Já na pré-adolescência é possível identificar o princípio da insatisfação corporal.

Após a construção inicial da imagem corporal, que nos proporciona uma sensação de unidade, identidade/incorporação e singularidade, a socialização intensifica a comparação entre os corpos. A adolescência, em particular, é um período crucial nesse processo, marcado por transformações físicas e psicológicas intensas, que promovem o remanejamento radical das constituições da imagem corporal configuradas na infância.[10] As rápidas mudanças corporais da adolescência desafiam a imagem corporal anteriormente construída e consistente, gerando uma sensação de instabilidade, incerteza e transbordamento.[7]

A busca por pertencimento e a necessidade de se encaixar em grupos sociais levam os adolescentes a compararem constantemente suas características físicas com as dos pares. Essa comparação, muitas vezes intensificada pela influência da mídia e das redes sociais, pode gerar insatisfação e ansiedade em relação à própria aparência.[4]

Essa breve síntese sobre o componente atitudinal da imagem corporal teve o objetivo de esclarecer que, desde a primeira infância, as experiências e as relações sociais contribuem para a construção de uma representação mental do corpo (dimensão cognitiva), que, por sua vez, influencia a maneira como nos sentimos (dimensão afetiva) e interagimos com o mundo (dimensão comportamental). A imagem corporal não é estática, mas uma construção em constante transformação, influenciada pelas mudanças físicas, psicológicas e sociais ao longo da vida. Compreender os mecanismos que subjazem à formação da imagem corporal é fundamental para promover cuidados psicológicos e prevenir transtornos que apresentem critérios diagnósticos relacionados à imagem corporal.

Interação entre os componentes

A relação entre os componentes perceptual e atitudinal é intrínseca e fundamental para a compreensão da imagem corporal. A percepção precisa do corpo (componente perceptual) fornece as informações básicas que sustentam as emoções, pensamentos e comportamentos associados ao corpo (componente atitudinal). Por exemplo, distorções perceptuais, como uma avaliação imprecisa do tamanho ou forma do corpo, podem influenciar negativamente o componente atitudinal, levando a sentimentos de insatisfação e comportamentos disfuncionais.

A base teórica sugere que o esquema corporal, ou o mapa neural formado no córtex, não apenas fornece a estrutura para a percepção do corpo, mas também influencia diretamente o modo como os indivíduos se sentem e agem em relação a seu corpo. Por exemplo, uma percepção distorcida do corpo pode levar a atitudes negativas, como insatisfação corporal, que por sua vez afetam o comportamento, incluindo dieta extrema ou isolamento social.

Estudos demonstram que o córtex insular desempenha um papel crucial na integração das experiências sensoriais com estados emocionais. Quando o esquema corporal é afetado por experiências negativas ou críticas constantes, o componente atitudinal é impactado, resultando em uma percepção alterada, que pode levar a transtornos de imagem corporal, como a dismorfia corporal ou distúrbios alimentares.

Além disso, a retroalimentação constante entre o que é percebido e como é sentido cria um ciclo que pode reforçar tanto percepções saudáveis quanto distorcidas. Por exemplo, uma experiência positiva pode fortalecer uma percepção mais realista e uma atitude mais positiva em relação ao corpo, enquanto experiências negativas podem reforçar uma percepção distorcida e atitudes prejudiciais.

A relação entre esses componentes também é influenciada pelo contexto social e cultural, que define padrões de beleza e aceitação corporal. A internalização dessas normas pode exacerbar distorções perceptuais e atitudes negativas, destacando a necessidade de intervenções que abordem tanto a percepção quanto a atitude em relação ao corpo.

Compreender a interação entre o componente perceptual e o atitudinal é essencial para desenvolver estratégias de intervenção eficazes que promovam uma imagem corporal saudável. Intervenções que focam apenas a mudança de atitude, sem abordar a percepção, podem ser limitadas, assim como aquelas que tentam corrigir a percepção sem considerar o contexto emocional e cognitivo do indivíduo.

Dessa forma, terapias integrativas que abordam ambos os componentes têm se mostrado eficazes no tratamento de distúrbios relacionados à imagem corporal. Elas promovem a compreensão da relação entre o corpo percebido e o corpo sentido, ajudando os indivíduos a desenvolver uma imagem corporal mais positiva e realista.

Em resumo, a imagem corporal é um fenômeno complexo, que integra aspectos neurológicos, psicológicos e sociais, refletindo a interação dinâmica entre o que percebemos e como nos sentimos e agimos em relação ao nosso corpo. Compreender essa relação é essencial para abordar questões como distúrbios alimentares, distorção da imagem corporal e outras condições que afetam a experiência corporal.

REFERÊNCIAS BIBLIOGRÁFICAS

1. Cash T, Smolak L. Body image: a handbook of science, practice, and prevention. New York: Guilford; 2011.
2. Freitas GG. O esquema corporal, a imagem corporal, a consciência corporal e a corporeidade. 2.ed. Rio Grande do Sul: Unijuí; 2004.
3. Holmes N, Spence C. The body schema and the multisensory representation of peripersonal space. Cogn Process. 2004(2):94-105.
4. Frassinetti F, Rossi M. Làdavas EE. Passive limb movements improve visual neglect. Neuropsychology. 2001(39):725-33.
5. Graziano MAS. Where is my arm? The relative role of vision and proprioception in the neuronal representation of limb position. Proc Natl Acad Sci. 1999;96:10418-21.
6. Uher R, Treasure J. Brain lesions and eating disorders. J Neurol Neurosurg Psychiatry. 2005;76:852-7.
7. Hosseini SA, Padhy RK. Body image distortion (archived) [Updated 2023 Sep 4]. In: StatPearls [Internet]. Treasure Island (FL): StatPearls Publishing; 2025. Disponível em: https://www.ncbi.nlm.nih.gov/books/NBK546582/. Acesso em: 28 fev. 2025.
8. Cash T. Cognitive-behavioral perspectives on body image. In: Cash T, Smolak L. Body image: a handbook of science, practice, and prevention. New York: Guilford; 2011. p.39-47.
9. Stein DJ, Nielsen K, Hartford A, et al. Philosophy of psychiatry: theoretical advances and clinical implications. World Psychiatry. 2024;23(2):215-32.
10. Fingermann DT. O que é um corpo? Como a psicanálise responde?. In: Teperman D, Garrafa T, Iaconelli V. Corpo. Belo Horizonte: Autêntica; 2021. p.25-38.

3

Mídias sociais, inteligência artificial e imagem corporal

Marcela Kotait
Patricia Gipsztejn Jacobsohn

PONTOS-CHAVE

- A construção do conceito de beleza e as transformações ao longo do tempo. A cultura e a mídia têm um impacto profundo na definição desses padrões, promovendo corpos jovens, bronzeados e sem imperfeições. Essas imagens, frequentemente editadas e manipuladas, criam uma representação distorcida da realidade.
- A tecnologia se tornou elemento central na vida contemporânea. Revolucionou profundamente as formas de comunicação, de trabalho, de aquisição de informações e o modo de nos relacionarmos, além de impactar a subjetividade.
- A evolução da internet e das mídias sociais, desde as páginas de internet pró-anorexia e bulimia até o surgimento da inteligência artificial (IA).
- A associação do uso das redes sociais a questões de imagem corporal e transtornos alimentares: tem-se que, quanto maior o uso, maiores as chances de insatisfação corporal, bem como a possibilidade de desenvolvimento de transtornos alimentares, aumento de vigilância corporal, internalização de padrões irreais de magreza, dentre outros.
- Inteligência artificial e imagem corporal: o uso de IA nas mídias sociais tem crescido de maneira expressiva, impulsionado por profissionais de marketing e grandes marcas que patrocinam modelos e "influenciadores artificiais".

CORPO E BELEZA: DA ERA MEDIEVAL ÀS MÍDIAS SOCIAIS

Definir o que é belo não é uma tarefa simples ou precisa. O corpo feminino desejável tem sua forma ideal e efêmera, variando drasticamente ao longo dos séculos. Essas mudanças, mais do que dramáticas, evidenciam que a beleza feminina passou de um símbolo de fertilidade para um ideal de proporções matematicamente calculadas.[1]

Ao longo da história, observamos transformações significativas nesse conceito. No período medieval, por exemplo, pintores retratavam mulheres com barrigas proeminentes e seios volumosos, refletindo um ideal associado à abundância e à maternidade. Já no Renascimento, as modelos ideais eram aquelas com proporções generosas, como as figuras retratadas por artistas como Rubens, que celebravam a voluptuosidade. Na era eduardiana, a silhueta em formato de ampulheta, muitas vezes exagerada e irreal, tornou-se o padrão mais valorizado.[2]

No século XX, o conceito de beleza sofreu uma revolução. A década de 1920 foi marcada pelas *flappers*, mulheres andróginas que desafiavam os padrões tradicionais. Nas décadas seguintes, a curvilínea Marilyn Monroe personificou o ideal de beleza, até que, nos anos 1990, as modelos extremamente magras do estilo *heroin chic* dominaram as passarelas. No final do século XX e início do século XXI, as "supermodelos" como Gisele Bündchen e Naomi Campbell encarnaram o corpo considerado perfeito, associado ao sucesso, à riqueza e à influência cultural.

Na era das mídias sociais, o padrão de beleza que prevaleceu nos anos 2010 foi o de um corpo exageradamente forte e tonificado, representado por indivíduos que frequentavam academias de maneira obsessiva e adotavam dietas ricas em suplementos e vitaminas. Esse ideal reflete uma cultura que valoriza a saúde e o *fitness*, mas muitas vezes promove expectativas irreais e inatingíveis.

A mídia e a cultura desempenham um papel central na definição desses padrões, promovendo corpos jovens, bronzeados e sem imperfeições. Essas imagens, frequentemente editadas e manipuladas, criam uma representação distorcida da realidade. A falta de diversidade na representação de corpos reais é evidente, com foco predominante em jovens brancos e sem imperfeições, independentemente do gênero.[2]

A TECNOLOGIA E SEUS IMPACTOS

A tecnologia se tornou elemento central na vida contemporânea. Revolucionou profundamente as formas de comunicação, de trabalho, de aquisição de informações e o modo de nos relacionarmos, além de promover novas formas de subjetividade, precipitada e impulsionada, mas ao mesmo tempo mantenedora da tecnocultura. O avanço da inteligência artificial (IA), da automação e da digitalização impactou praticamente todos os aspectos da vida contemporânea e das ciências, afetando diferentes áreas do conhecimento.

Embora a evolução tecnológica tenha propiciado avanços consideráveis, trouxe também novos desafios. Sabemos do impacto considerável na saúde mental, na privacidade e na qualidade das relações. Seu uso excessivo trouxe mais uma forma de adição: a dependência digital.

Os entrelaçamentos entre a tecnologia e questões relativas à imagem corporal, peso e comida são diversos. Alguns deles serão abordados neste capítulo.

INTERNET, MÍDIAS SOCIAIS E O CORPO: UM PANORAMA DAS ÚLTIMAS DUAS DÉCADAS

Nas últimas duas décadas, a relação entre o uso da internet e questões relacionadas ao corpo, à imagem e à alimentação passou por transformações significativas. Se, no passado, *sites* pró-anorexia e bulimia dominavam o cenário digital, hoje, plataformas como o TikTok e o uso de IA para a criação de imagens e perfis virtuais representam novas dinâmicas nesse contexto. No entanto, um aspecto permanece constante: a patologização da magreza extrema travestida de estilo de vida. Essa glamourização, ao desconsiderar os aspectos patológicos de alguns transtornos alimentares e de imagem, contribui para o retardo de um diagnóstico e a piora do prognóstico.[3]

No início dos anos 2000, *blogs* voltados a transtornos alimentares se tornaram comuns, caracterizando-se por relatos pessoais acompanhados de imagens que enalteciam a magreza patológica. Com o avanço da tecnologia, esses conteúdos migraram para os *vlogs* (*videoblogs*), intensificando o impacto visual e facilitando a identificação do público com os produtores de conteúdo.

Para sujeitos com comprometimento da capacidade simbólica, como aqueles que enfrentam conflitos com corpo, a imagem e/ou alimentares, a concretude dos vídeos se tornava ainda mais sedutora. Nesses *vlogs*, compartilhavam-se rotinas alimentares restritivas, contagem de calorias, práticas excessivas de exercício e estratégias para ocultar o transtorno dos familiares.

A EVOLUÇÃO DAS MÍDIAS SOCIAIS E SUAS IMPLICAÇÕES

O Orkut, lançado em 2004, foi a primeira grande rede social a se popularizar no Brasil. Seu impacto foi tão expressivo que, em 2008, a sede da empresa foi transferida da Califórnia para este país. Em 2005, 50% dos usuários da plataforma eram brasileiros, percentual que aumentou para 75% em 2009.[4] Dentre os recursos disponíveis, destacavam-se as "comunidades", semelhantes aos grupos atuais, que se tornaram espaços de propagação de conteúdos pró-anorexia, pró-bulimia e pró-automutilação. Nessas comunidades era possível encontrar desde relatos pessoais até informações sobre a compra de anorexígenos sem prescrição médica – uma prática que só foi proibida no Brasil em 2011.

Com a ascensão do Facebook, o Orkut foi desativado em 2014. Enquanto o Facebook consolidou-se entre os usuários mais velhos, plataformas mais visuais, como Instagram e TikTok, passaram a atrair predominantemente o público jovem.

Lançado em 2010, o Instagram rapidamente se tornou um dos aplicativos mais populares do mundo, atingindo 10 milhões de usuários no primeiro ano. Atualmente, estima-se que a rede tenha 1,47 bilhão de usuários ativos por mês.[5] Em 2012 foi adquirida pelo Facebook, consolidando-se como uma das principais plataformas de compartilhamento de fotos e vídeos. Um de seus recursos mais utilizados são os filtros de edição de imagem, que podem modificar características faciais, afinar contornos e alterar tons de pele. Esses filtros, ao criar padrões de beleza inatingíveis, estão diretamente associados ao aumento da insatisfação corporal. Evidências clínicas sugerem que muitos pacientes recorrem a cirurgiões plásticos levando imagens editadas como referência para intervenções estéticas, o que tem sido objeto de investigações recentes sobre os impactos da edição digital na busca por procedimentos cirúrgicos.[6]

Outras redes sociais, como o Twitter (atual X) e o Snapchat, também marcaram presença nesse cenário. O X, conhecido como *microblog*, permite a publicação de textos curtos e tem um viés mais jornalístico, sendo menos popular entre os jovens. Já o Snapchat, uma plataforma de mensagens instantâneas com recursos de autoexclusão de conteúdos, chegou a ser um dos aplicativos mais utilizados por adolescentes, em parte devido à efemeridade das postagens. O Brasil é o quarto país com maior número de usuários da plataforma, totalizando cerca de 17 milhões de pessoas.[7]

O TIKTOK E A NOVA DINÂMICA DA INFLUÊNCIA DIGITAL

Atualmente, o TikTok é a rede social de maior crescimento global, com cerca de 1,12 bilhão de usuários ativos por mês.[5] Criado em 2014 sob o nome Musical.ly e adquirido pela ByteDance em 2017, o aplicativo tornou-se um fenômeno, especialmente entre adolescentes e jovens adultos. A ByteDance, avaliada atualmente em 300 bilhões de dólares, é uma das *startups* mais valiosas do mundo.[8] Durante a pandemia de covid-19, o TikTok experimentou um crescimento exponencial, consolidando-se como uma das principais plataformas de entretenimento.

A estrutura do TikTok é baseada na criação e disseminação de vídeos curtos, com amplo uso de recursos de edição, filtros e trilhas sonoras. Diferentemente de outras redes, a plataforma não se sustenta essencialmente pelo número de seguidores, mas pelo alcance dos vídeos promovidos pelo algoritmo. O recurso "For You" sugere conteúdos personalizados com base nas interações dos usuários, o que favorece a viralização de vídeos amadores. Essa dinâmica, aliada ao caráter aparentemente espontâneo dos conteúdos, contribui para a imersão prolongada na plataforma. Muitos jovens relatam dificuldades em controlar o tempo gasto na rede, descrevendo a experiência como um consumo passivo e compulsivo de vídeos.

No que diz respeito à relação entre o TikTok e o corpo, a imagem corporal e a comida, estudos recentes indicam que a plataforma tem desempenhado um papel relevante na disseminação de conteúdos ligados à imagem corporal e à alimentação. Pesquisas já exploram as interações entre o uso do aplicativo e o desenvolvimento de comportamentos alimentares disfuncionais.[9]

MÍDIAS SOCIAIS E IMAGEM CORPORAL: EVIDÊNCIAS CIENTÍFICAS

Diversos estudos associam o uso das redes sociais a questões de imagem corporal e transtornos alimentares. Holland e Tiggermann[9] realizaram uma revisão sistemática sobre o impacto das mídias sociais na percepção da própria aparência, analisando os resultados de 20 pesquisas sobre o tema. Os achados indicam que um maior tempo de exposição às redes sociais pode estar correlacionado a insatisfação com a própria imagem corporal, maior incidência de transtornos alimentares, endosso do ideal de magreza, aumento da vigilância corporal, comparações frequentes de aparência, diminuição da satisfação com o peso, internalização de padrões irreais de beleza e maior adesão a dietas restritivas.

O uso das mídias sociais e principalmente a frequência desse uso aumentam consideravelmente a chance de aparecimento dos fatores mencionados, o que é corroborado por diversos estudos.[10,11]

A redução de danos tem sido uma alternativa encontrada para mitigar os impactos negativos do engajamento de adolescentes nas mídias sociais. Considerando que essas plataformas se tornaram um meio central de interação social para essa faixa etária, é pouco provável que os adolescentes interrompam seu uso.

Dado que o uso das mídias sociais deve continuar e que sua relevância social persiste, torna-se essencial identificar estratégias para minimizar seus efeitos prejudiciais na imagem corporal e nos comportamentos alimentares disfuncionais dos adolescentes. Nesse sentido, pesquisas têm investigado métodos para reduzir tais impactos, incluindo intervenções voltadas para o uso saudável das mídias sociais (muitos deles realizados em escolas), o efeito de conteúdos voltados à positividade corporal e possíveis mudanças na formulação de políticas públicas.[12]

INTELIGÊNCIA ARTIFICIAL

O avanço de IA, que opera por meio de algoritmos e modelos como o *machine learning* (aprendizado de máquina), tem possibilitado que as máquinas simulem a inteligência humana para resolver problemas, aprender e se adaptar. Esse progresso tem transformado a maneira como interagimos com a tecnologia e o mundo ao nosso redor, incluindo a criação de imagens e vídeos gerados por IA, com impactos significativos na sociedade.

O uso de IA nas mídias sociais tem se expandido de forma expressiva, impulsionado por profissionais de marketing e grandes marcas que patrocinam modelos digitais e "influenciadores artificiais". Um exemplo disso é Lil Miquela, uma IA criada em 2016 que conta com milhares de seguidores em suas redes sociais. Outro caso é Shudu Gramm, que se autodenomina a primeira supermodelo digital do mundo e tem alcançado grande engajamento em suas postagens, colaborando com marcas renomadas de roupas e itens de consumo.[13]

Um estudo sobre a influência dos avatares de IA como impulsionadores de consumo revelou que, para a geração Z, quanto mais humanas as características dos influenciadores digitais, maior a sensação de serem "reais". Esse fator contribui para o aumento das interações, impulsionando as marcas associadas, além de tornar os avatares mais atraentes e socialmente desejáveis. Como resultado, os avatares de IA se mostram altamente persuasivos, demonstrando seu grande potencial como ferramentas eficazes de marketing digital.[14]

Por outro lado, a IA também tem mostrado seu potencial para auxiliar equipes de atendimento e profissionais envolvidos no tratamento de questões relacionadas à imagem corporal e a transtornos alimentares. Já existem registros de profissionais utilizando essas ferramentas para fornecer suporte contínuo, uma vantagem significativa em relação aos modelos tradicionais de atendimento. A IA pode reforçar o conteúdo do tratamento, oferecendo suporte entre as sessões e ajudando em tarefas administrativas. No entanto, a maioria dos especialistas acredita que a IA não pode substituir as habilidades interpessoais dos clínicos, como empatia e manejo de crises. Sua utilidade seria, portanto, mais eficaz em funções administrativas.[15]

CONSIDERAÇÕES FINAIS

A constante mudança nos ideais de beleza reflete não apenas as transformações culturais e sociais, mas também a influência de fatores econômicos, políticos e tecnológicos. A medicina, a moda e a mídia colaboram para moldar e reforçar esses padrões, muitas vezes em detrimento da saúde física e mental das pessoas.

A beleza feminina é um conceito fluido e mutável, moldado por contextos históricos e culturais específicos. Compreender essa evolução é essencial para questionar os padrões atuais e promover uma visão mais inclusiva e realista da beleza.

O acesso constante e instantâneo a conteúdos visuais nas redes sociais tem moldado e, muitas vezes, distorcido os padrões de beleza. As mídias sociais, com seus influenciadores digitais e padrões de beleza compartilhados *online*, contribuem para a normalização de corpos idealizados, gerando um ciclo de comparação e insatisfação corporal que pode levar a transtornos alimentares e a problemas de autoestima.

Os estudos que correlacionam as mídias sociais e a insatisfação com a imagem corporal reforçam a necessidade de uma abordagem crítica sobre o impacto das mídias sociais na saúde mental. Com a constante evolução das plataformas digitais, torna-se fundamental aprofundar as investigações sobre os efeitos dessas interações e desenvolver estratégias de prevenção para mitigar seus impactos negativos.

Por outro lado, a IA tem se mostrado um instrumento útil no apoio ao tratamento de questões relacionadas à imagem corporal e de distúrbios associados. Ferramentas baseadas em IA podem oferecer aos pacientes uma maneira mais contínua e acessível de lidar com questões como essas. No entanto, já é sabido que podem surgir preocupações com a privacidade e a ética no uso dessas tecnologias, além do risco de uma excessiva dependência da IA em processos terapêuticos que exigem, acima de tudo, a empatia e o julgamento humano.

A convergência entre as mídias sociais e a IA, ao mesmo tempo que oferece novas oportunidades para promover a saúde mental e o bem-estar, apresenta desafios complexos. É fundamental que os profissionais de saúde trabalhem junto às plataformas e seus desenvolvedores para garantir que ambientes digitais e os sistemas baseados em IA sejam usados de maneira ética, responsável e equilibrada.

Educação digital e campanhas de conscientização sobre a diversidade de corpos devem ser prioridade no combate à promoção de corpos irreais. Além disso, a regulamentação de plataformas digitais e o uso criterioso de IA no cuidado da saúde mental são essenciais para garantir que as intervenções sejam eficazes e respeitem a individualidade e os direitos dos indivíduos. O desafio está em encontrar o equilíbrio entre o uso dessas tecnologias inovadoras e a preservação da saúde e da autoestima, promovendo uma visão mais inclusiva, realista e saudável dos corpos.

REFERÊNCIAS BIBLIOGRÁFICAS

1. Bonafini BA, Pozzilli P. Body weight and beauty: the changing face of the ideal female body weight. Obesity Reviews. 2010;12(1):62-5.
2. Barker DJ, Barker MJ. The body as art. Journal of Cosmetic Dermatology. 2002;1(2):88-93.
3. Jacobsohn PG. Palavras adormecidas: mídias sociais, transtornos alimentares e subjetividade. In: Jacobsohn PG (org.). Psicanálise de transtornos alimentares. v.3. São Paulo: Primavera Editorial; 2022.
4. Techtudo. A história do Orkut. 2015. Disponível em: https://www.techtudo.com.br/noticias/noticia/2014/07/historia-do-orkut.amp. Acesso em: 11 mar. 2025.
5. Sampaio H. Instagram ultrapassa TikTok e se torna o aplicativo mais baixado no mundo. CNN Brasil. 2024. Disponível em: https://www.cnnbrasil.com.br/tecnologia/instagram-ultrapassa-tiktok-e-se-torna-o-aplicativo-mais-baixado-do-mundo-2/. Acesso em: 11 mar. 2025.
6. Othman S, Lyons T, Cohn J, et al. The influence of photo editing applications on patients seeking facial plastic surgery services. Aesthetic Surgery Journal. 2021;41(3): NP101-NP110.
7. Riveira C. Ressurreição? Graças a Android, Snapchat tem alta recorde de usuários. Exame. 2019. Disponível em: https://exame.abril.com.br/negocios/ressurreicao-gra-

cas-a-android-snapchat-tem-alta-recorde-de-usuarios/amp/. Acesso em: 11 mar. 2025.

8. Olivieri F. Gigante do Tiktok, ByteDance atinge valor de US$ 300 bilhões, diz WSJ. Exame. 2024. Disponível em: https://exame.com/tecnologia/gigante-do-tiktok-bytedance-atinge-us-300-bilhoes-diz-wsj/. Acesso em: 11 mar. 2025.
9. Holland G, Tiggeman M. A systematic review of the impact of the use of social networking sites on body image and disordered eating outcomes. Body Image. 2016;17:100-10.
10. Bajaña Marín S, García AM. Uso de redes sociales y factores de riesgo para el desarrollo de trastornos relacionados con la alimentación en España: una revisión sistemática [Social networks use and risk factors for the development of eating disorders: a systematic review]. Atencion Primaria. 2023;55(11):102708.
11. Vincente-Benito I, Ramírez-Durán MDV. Influence of social media use on body image and well-being among adolescents and young adults: a systematic review. Journal of Psychosocial Nursing and Mental Health Services. 2023;61(12):11-8.
12. Mazzeo SE, Weinstock M, Vashro TN, et al. Mitigating harms of social media for adolescent body image and eating disorders: a review. Psychology Research and Behavior Management. 2024;17:2587-601.
13. Alboqami H. Trust me, I'm an influencer! Causal recipes for customer trust in artificial intelligence influencers in the retail industry. Journal of Retailing and Consumer Services. 2023;72(C):103242.
14. Lee J, Kim S. The persuasiveness of computer-generated imagery (CGI) influencers: the role of anthropomorphism, social presence, and attractiveness. Journal of Interactive Advertising. 2022;22(3):211-24.
15. Linardon J, Liu C, Messer M, et al. Current practices and perspectives of artificial intelligence in the clinical management of eating disorders: insights from clinicians and community participants. Int J Eat Disord. 2025.

4

Instrumentos para avaliação da imagem corporal

Maria Aparecida Conti
Bruna Eimy Metorima Albuquerque

PONTOS-CHAVE

- Instrumentos de avaliação auxiliam no diagnóstico e monitoramento de transtornos como os alimentares e o dismórfico corporal, fornecendo dados objetivos que permitem intervenções personalizadas.
- Medidas perceptivas, como escalas de silhuetas, ajudam a avaliar discrepâncias entre o corpo real e o idealizado, enquanto questionários autoaplicáveis capturam aspectos cognitivos e afetivos relacionados à satisfação com o corpo. Métodos qualitativos, como entrevistas e desenhos, permitem uma compreensão mais subjetiva das experiências individuais.
- Nenhum instrumento isolado consegue abranger todas essas dimensões de maneira completa. O uso de múltiplos instrumentos para medir diferentes aspectos da IC oferece uma avaliação mais completa e precisa.
- Apesar das vantagens, os instrumentos de avaliação da imagem corporal têm limitações que precisam ser consideradas pelo profissional, como a subjetividade das respostas, a influência do estado emocional, a dificuldade de abarcar toda a multidimensionalidade do conceito e os impactos socioculturais.

INTRODUÇÃO

Os instrumentos de avaliação da imagem corporal são ferramentas poderosas tanto na prática clínica quanto em espaços educacionais, contribuindo para a promoção da saúde física e mental. No contexto clínico, auxiliam no diagnóstico e monitoramento de transtornos como os alimentares e o dismórfico corporal, fornecendo dados objetivos que permitem intervenções personalizadas. Já no ambiente educacional, possibilitam a identificação precoce da insatisfação corporal entre os alunos, favorecendo ações preventivas e embasando programas pedagógicos voltados à valorização da diversidade corporal, ao combate ao *bullying* e ao fortalecimento do bem-estar emocional.

A imagem corporal é um constructo multidimensional que envolve percepção, cognição, afetividade e comportamento em relação ao próprio corpo. Paul Ferdinand Schilder foi um dos primeiros a definir esse conceito, que evoluiu com abordagens neurocientíficas e psicológicas contemporâneas. Diferentes modelos teóricos explicam sua formação, como:

- O modelo sociocultural, que enfatiza a influência da mídia e das normas sociais.
- O modelo cognitivo-comportamental, que destaca o impacto de cognições disfuncionais e emoções negativas.
- Mais recentemente, o modelo neurocognitivo, que investiga o papel das redes neurais na percepção corporal.

Assim, reconhece-se que a imagem corporal é composta por quatro dimensões inter-relacionadas – perceptiva, cognitiva, afetiva e comportamental –, que influenciam a relação do indivíduo com seu corpo. Diante dessa complexidade, a avaliação por instrumentos validados é essencial para mensurar a imagem corporal e sua conexão com fatores psicológicos, sociais e de saúde de forma objetiva e estruturada.

VANTAGENS E LIMITAÇÕES DOS INSTRUMENTOS

A aplicação de instrumentos validados na avaliação da imagem corporal auxilia profissionais da saúde no diagnóstico, monitoramento e planejamento de intervenções baseadas em evidências. Esses instrumentos permitem uma avaliação objetiva e precisa de um constructo subjetivo, garantindo confiabilidade, validade e medidas reprodutíveis ao longo do tempo.

Apesar das vantagens, os instrumentos de avaliação da imagem corporal têm limitações que precisam ser consideradas pelo profissional, como a subjetividade das respostas, a influência do estado emocional, a dificuldade de abarcar toda a multidimensionalidade do conceito e os impactos socioculturais. Além disso, algumas escalas podem não ser sensíveis a variações individuais, como idade, gênero e histórico, ou podem apresentar viés na representação de diferentes tipos corporais. A confiabilidade dos instrumentos de autorrelato também pode ser afetada por fatores como a influência social e a interpretação subjetiva das perguntas.

De igual modo, por ser um conceito multidimensional, acessar a percepção da imagem corporal não é uma tarefa simples. A imagem corporal envolve componentes perceptivos (como a acurácia na percepção do tamanho e forma do próprio corpo), cognitivos (crenças e pensamentos sobre a aparência), afetivos (emoções associadas à autoimagem) e comportamentais (atitudes e ações influenciadas pela percepção corporal). Dessa forma, nenhum instrumento isolado consegue abranger todas essas dimensões de maneira completa.

O uso de múltiplos instrumentos para medir diferentes aspectos da imagem corporal oferece uma avaliação mais completa e precisa. Medidas perceptivas, como escalas de silhuetas, ajudam a avaliar discrepâncias entre o corpo real e o idealizado, enquanto questionários autoaplicáveis capturam aspectos cognitivos e afetivos relacionados à satisfação com o corpo. Métodos qualitativos, como entrevistas e desenhos, permitem uma compreensão mais subjetiva das experiências individuais. A combinação dessas abordagens reduz vieses, como a influência social e emocional, e favorece a identificação de padrões clínicos, sendo útil em intervenções psicológicas e pesquisas. A triangulação de instrumentos fortalece a validade e a confiabilidade das avaliações, proporcionando uma visão mais integrada da imagem corporal.

ESCOLHA ADEQUADA DO INSTRUMENTO

A escolha do instrumento para avaliar a imagem corporal exige atenção a suas propriedades psicométricas, como confiabilidade (avaliada por coeficientes como Alpha de Cronbach e teste-reteste) e validade (confirmada por análises de constructo, convergente e discriminante). Além disso, é importante considerar o contexto da avaliação, as características da amostra e as diferentes dimensões da imagem corporal. A triangulação de métodos, que inclui abordagens qualitativas e complementares, permite uma análise mais completa e precisa, aumentando a validade dos resultados e minimizando vieses. Selecionar instrumentos adequados ao objetivo da avaliação e ao perfil sociocultural da amostra garante conclusões válidas e aplicáveis.

APLICAÇÃO ÉTICA, CUIDADOSA E CORRETA

A aplicação deve ser feita de maneira ética e cuidadosa, garantindo o bem-estar dos participantes. Isso inclui obter consentimento informado, especialmente em estudos clínicos, e a autorização dos responsáveis no caso de menores de idade. A avaliação deve ocorrer em um ambiente seguro e livre de julgamentos, permitindo que os participantes se sintam à vontade para responder de forma honesta, o que contribui para a confiabilidade dos resultados. Além disso, o avaliador deve manter a neutralidade, evitando influenciar as respostas ou reforçar padrões estéticos prejudiciais, garantindo uma avaliação ética e respeitosa com a diversidade corporal.

Para garantir a precisão e a validade da avaliação da imagem corporal, é essencial fornecer instruções claras e acessíveis sobre o uso do instrumento, sem induzir respostas. Também é importante evitar influências externas, criando um ambiente livre de distrações e pressões sociais, para que os participantes possam expressar suas percepções de maneira autêntica.

INTERPRETAÇÃO CUIDADOSA DOS RESULTADOS

A interpretação deve ser cuidadosa e contextualizada, levando em conta fatores culturais, emocionais e ambientais que possam influenciar as respostas. Comparações com normas padrão podem ajudar a identificar padrões típicos e atípicos, mas é essencial evitar diagnósticos precipitados e estigmatização. Os achados devem ser relatados de forma ética e respeitosa, sem reforçar julgamentos sobre o corpo do indivíduo, para evitar impactos negativos na autoestima e percepção corporal do participante.

INSTRUMENTOS PARA AVALIAÇÃO DA IMAGEM CORPORAL PARA A POPULAÇÃO BRASILEIRA

Os instrumentos que avaliam a imagem corporal são variados e podem ser classificados em diferentes categorias, de acordo com a dimensão específica que analisam. Eles podem incluir questionários padronizados, métodos perceptivos, entrevistas qualitativas e avaliações projetivas (Quadro 1).

Questionários de autorrelato

Esses instrumentos avaliam aspectos cognitivos, afetivos e comportamentais da imagem corporal por meio de perguntas padronizadas.

Body Attitude Questionnaire (BAQ)

Questionário de autorrelato com 44 itens em escala Likert que avalia as atitudes das mulheres em relação ao próprio corpo, distribuídos em seis subescalas. Essas subescalas analisam a percepção corporal sob diferentes aspectos: Sentir-se Gorda (frequência da sensação de excesso de peso), Desprezo (sentimentos negativos sobre o corpo), Saliência (importância do peso e forma corporal), Gordura na Parte Inferior do Corpo (percepção de acúmulo de gordura), Atratividade (autoavaliação da aparência) e Força e Aptidão Física (percepção da força e capacidade física). No Brasil, a versão traduzida e validada por Scagliusi et al.[1] é confiável para a população adulta feminina.

Body Image Avoidance Questionnaire (BIAQ)

Questionário de autorrelato com 19 itens em escala Likert de 5 pontos, que avalia comportamentos de esquiva relacionados à imagem corporal. Suas quatro subescalas analisam diferentes padrões de esquiva: Evitação de roupas reveladoras (evitar vestimentas que destacam partes do corpo), Evitação de situações sociais (evitar eventos devido à insatisfação com a aparência), Restrição alimentar (evitar alimentos para controle de peso ou forma) e Verificação corporal (monitoramento frequente do corpo). No Brasil, a versão adaptada por Campana et al.[2] assegura equivalência cultural e psicométrica.

Body Shape Questionnaire (BSQ)

Questionário de autorrelato utilizado para avaliar a insatisfação e preocupação com o peso e a forma corporal, composto originalmente por 34 itens, com versões reduzidas (BSQ-16, BSQ-14, BSQ-8). Os itens são respondidos em uma escala Likert de 6 pontos, refletindo a frequência de pensamentos e sentimentos negativos sobre o corpo. O questionário avalia aspectos emocionais e cognitivos da insatisfação corporal, como medo de engordar, vergonha com a aparência, comportamentos de checagem corporal e comparação corporal. Foi adaptado e validado para populações brasileiras, como adolescentes e universitários.[3,4]

Escala de Avaliação da Insatisfação Corporal para Adolescentes (EEICA)

É um questionário de autorrelato com 35 itens avaliados em uma escala Likert de 5 pontos, no qual pontuações mais altas indicam maior insatisfação corporal. O instrumento investiga a discrepância entre a percepção corporal e o desejo de mudança, abordando aspectos como insatisfação com peso e forma, comparação social, comportamentos de controle do peso e influência sociocultural da mídia, família e amigos. No Brasil, a versão para adolescentes foi adaptada por Conti, Cordás e Latorre.[5]

Body Checking and Avoidance Questionnaire (BCAQ)

Questionário de autorrelato com 22 itens em escala Likert de 5 pontos, que avalia comportamentos de verificação e esquiva corporal, frequentemente ligados a distúrbios alimentares e preocupações com a imagem. Possui duas subescalas: Verificação Corporal (frequência de monitoramento do corpo, como pesar-se ou medir circunferências) e Esquiva Corporal (evitação de situações que geram desconforto com a aparência, como evitar espelhos ou roupas justas). No Brasil, foi traduzido e adaptado por Kachani et al.[6]

Body Image Quality of Life Inventory (BIQLI)

Questionário de autorrelato com 19 itens em escala bipolar de 7 pontos, variando de "–3" (efeito muito negativo) a "+3" (efeito muito positivo), refletindo a intensidade dessa influência. Avalia a influência da imagem corporal na qualidade de vida, considerando impactos positivos e negativos. Mensura quatro aspectos: autoestima e bem-estar emocional, relações sociais, desempenho acadêmico/profissional e participação em atividades recreativas/esportivas. No Brasil, foi adaptado por Assunção, Dantas e Ciol[7] para vítimas de queimaduras, originando a versão BIQLI-BP.

Questionário de Mudança Corporal para Adolescentes

Questionário com 48 itens em escala Likert de 5 pontos, que avalia estratégias de adolescentes para modificar a aparência corporal, incluindo ganho ou perda de peso e aumento da musculatura. Identifica comportamentos ligados à insatisfação corporal e influências socioculturais. No Brasil, há a adaptação proposta por Meireles et al.[8]

Escala de Preocupação com o Peso Corporal

Questionário de autorrelato com 5 itens em escala Likert de 4 a 7 pontos, que avalia preocupações com o peso corporal, frequentemente associadas ao risco de transtornos alimentares. Mede aspectos como medo de ganhar peso, insatisfação e importância atribuída ao peso e à forma corporal. Amplamente utilizado em pesquisas internacionais, no Brasil foi validado por Silva et al.[9] e adaptado para estudantes universitários do Brasil, Portugal e Moçambique.

Body Appreciation Scale (BAS)

Questionário de autorrelato que avalia a aceitação, respeito e valorização do corpo, independentemente dos padrões socioculturais de beleza. A versão original é composta por 13 itens, enquanto a BAS-2, revisada e ampliada, contempla 10 itens, respondidos em uma escala Likert de 5 pontos. A escala mede aspectos da imagem corporal positiva, como a aceitação corporal, resistência a ideais estéticos e o cuidado com o corpo. Existem versões adaptadas para adolescentes, adultos e idosos no Brasil.[10-12]

Multidimensional Body-Self Relations Questionnaire (MBSRQ)

Questionário de autorrelato que avalia a imagem corporal de forma multidimensional, considerando aspectos perceptivos, afetivos e comportamentais. Com 69 itens distribuídos em várias subescalas e uma escala Likert de 5 pontos, examina a relação do indivíduo com seu corpo. As subescalas incluem: Aparência Avaliada (satisfação com a aparência global), Orientação para a Aparência (importância da aparência e esforços para melhorá-la), Satisfação com Áreas Corporais (contentamento com partes específicas do corpo), Orientação para a Saúde (preocupação com a saúde e comportamentos saudáveis) e Orientação para a Forma Física (envolvimento com atividades físicas). A versão brasileira foi validada por Laus et al.[13]

Body Image and Body Change Inventory (BIBCI)

Questionário de 53 itens que avalia percepções e estratégias de adolescentes para modificar o corpo, incluindo ganho de musculatura, perda de gordura e mudança de peso. Inclui 7 subescalas: satisfação com a imagem corporal, relevância da autoimagem, estratégias para reduzir ou aumentar o tamanho corporal, práticas para melhorar o tônus muscular, comportamentos de compulsão alimentar e uso de suplementos. Amplamente utilizado em pesquisas sobre imagem corporal, foi adaptado para diferentes populações e contextos culturais.

Sociocultural Attitudes Towards Appearance Questionnaire (SATAQ-4R)

Trata-se de um questionário de autorrelato com 31 itens distribuídos em 7 subescalas, avaliando a internalização de padrões de beleza e a pressão para se adequar a eles. As subescalas abordam a internalização da magreza, muscularidade e atratividade, além das pressões exercidas pela família, mídia, pares e parceiros. No Brasil, a versão para adolescentes foi adaptada por Amaral et al.[14]

Medidas perceptivas

Esses instrumentos avaliam distorções na percepção do próprio corpo, comparando a imagem real e a autoimagem percebida. As mais usadas são as escalas de silhuetas, que se caracterizam por apresentar figuras corporais de diferentes tamanhos para que os participantes escolham a que mais se aproxima de sua autoimagem e de seu ideal corporal. As escalas consistem em uma série de desenhos de silhuetas humanas que variam do corpo mais magro ao mais obeso, e a avaliação é feita pela diferença entre a silhueta atual e a ideal, indicando o grau de insatisfação corporal.

Escalas de Silhuetas de Stunkard

Essa escala é utilizada para avaliar a percepção da imagem corporal e a insatisfação corporal em diferentes populações. São apresentadas 9 figuras numeradas de 1 a 9, sendo a silhueta 1 representativa de um corpo muito magro e a silhueta 9 de um corpo muito obeso. Para sua aplicação, são feitas as seguintes perguntas: "Qual dessas silhuetas melhor representa o seu corpo atualmente?" (percepção corporal) e "Qual dessas silhuetas representa o corpo que você gostaria de ter?" (ideal corporal). A diferença zero indica satisfação corporal, uma diferença positiva representa o desejo de um corpo mais magro e uma diferença negativa reflete o desejo de um corpo mais volumoso. Para a população brasileira, há o estudo proposto por Scagliusi et al.,[15] voltado para a população adulta.

Escala de Silhuetas para crianças e adultos

Desenvolvido por Kakeshita et al.,[16] esse instrumento avalia a percepção e satisfação com a imagem corporal em diferentes faixas etárias e gêneros no Brasil. Utiliza representações visuais de corpos humanos com variações de tamanho e forma, permitindo que os indivíduos escolham a silhueta mais próxima de sua autoimagem e a que representa seu corpo ideal. As escalas foram criadas com base em fotografias de indivíduos com índice de massa corporal (IMC) conhecido, ajustadas por computação gráfica para garantir uma progressão contínua de tipos corporais, com versões específicas para crianças e adultos.

A escala para adultos é composta por 15 cartões com silhuetas representando diferentes níveis de IMC para ambos os sexos, e a escala para crianças segue o mesmo princípio, adaptada às características infantis. Durante a aplicação, os participantes selecionam a silhueta que melhor representa sua aparência atual e aquela que corresponde ao corpo desejado. A diferença entre essas escolhas indica o grau de satisfação ou insatisfação com a própria imagem corporal.

Escala de Silhuetas para crianças

A escala avalia a percepção da imagem corporal em crianças de 7 a 12 anos, apresentando silhuetas que variam do corpo mais magro ao mais gordo. As crianças selecionam a figura que representa sua imagem corporal atual e a que corresponde ao corpo ideal. A diferença entre essas escolhas indica o grau de satisfação ou insatisfação corporal. No Brasil, Ferrari et al.[17] adaptaram a escala para o contexto local.

Métodos qualitativos

Utilizados para uma compreensão mais subjetiva e individualizada da imagem corporal.

Técnicas projetivas (desenhos e narrativas)

Descritas por Saur e Pasian,[18] são métodos qualitativos que avaliam a imagem corporal por meio da expressão simbólica e subjetiva dos indivíduos, permitindo acessar conteúdos reprimidos e emoções associadas à autoimagem. Utilizadas em contextos clínicos e acadêmicos, são especialmente úteis para crianças, adolescentes e pessoas com dificuldades de verbalização. Entre as principais abordagens, destacam-se os desenhos, que analisam proporções, omissões e distorções da figura representada, e as narrativas, que exploram relatos construídos a partir de estímulos específicos. Essas técnicas auxiliam na investigação da autoimagem, da satisfação corporal e da influência emocional e sociocultural na percepção do corpo, mas exigem interpretação qualificada para garantir análises precisas e contextualizadas.

Entrevista semiestruturada

Desenvolvida por Morgado, Ferreira e Almeida,[19] é um instrumento qualitativo que permite uma compreensão aprofundada e flexível da relação do indivíduo com sua imagem corporal. Composta por perguntas abertas, possibilita a exploração subjetiva e contextualizada de crenças, experiências e emoções. A entrevista aborda aspectos como percepção corporal, satisfação ou insatisfação com a aparência, influências externas (mídia, família e sociedade) e comportamentos relacionados a dietas, exercícios físicos e práticas de controle do peso.

QUADRO 1 Descrição dos instrumentos, de acordo com suas características e propriedades psicométricas

Instrumentos	Autores	Ano de publicação	Apresentação	Construto avaliado	Propriedades psicométricas
1. Questionários					
Sociocultural Attitudes Towards Appearance Questionnaire (SATAQ-4R)	Amaral ACS, Meireles JFF, Neves CM, et al.	2022	Questionário de autorrelato, composto por 31 itens – escala Likert.	Avalia a internalização de ideais de aparência e a pressão sociocultural para atingir esses ideais.	Consistência interna: satisfatória (alfa de Cronbach e ômega de McDonald variando entre 0,64-0,92 para meninas e entre 0,62-0,93 para meninos). Validade convergente: correlações significativas com medidas de insatisfação corporal e outros construtos relacionados.
Multidimensional Body-Self Relations Questionnaire (MBSRQ)	Laus MF, Vales LDMF, Oliveira NG, et al.	2020	Questionário de autorrelato multidimensional, composto por 69 itens (versão reduzida tem 34 itens) – escala Likert.	Avalia a relação do indivíduo com seu corpo, focado na aparência. Atitudes e percepções relacionadas à aparência física: avaliação da aparência, orientação da aparência, satisfação com áreas do corpo, preocupação com o excesso de peso, autoclassificação do peso.	Consistência interna: satisfatória (alfa de Cronbach – 0,73-0,90). Confiabilidade teste-reteste – 0,76-0,92. Validade fatorial: confirmada. Validade convergente: correlações significativas com investimento na aparência, internalização de ideais de beleza, transtornos alimentares e autoestima.

(continua)

QUADRO 1 Descrição dos instrumentos, de acordo com suas características e propriedades psicométricas (*continuação*)

Instrumentos	Autores	Ano de publicação	Apresentação	Construto avaliado	Propriedades psicométricas
Body Image and Body Change Inventory (BIBCI)	Silva WR, Marôco J, Campos JADB	2020	Questionário de autorrelato. Composto por 53 itens e 7 subescalas correlacionadas – escala Likert.	Avalia percepções e satisfação com a imagem corporal – estratégias de mudança corporal, preocupações com a imagem corporal.	Consistência interna: satisfatória (alfa de Cronbach, confiabilidade composta e coeficiente ômega ≥ 0,70). Validade fatorial: confirmada. Validade convergente: correlações significativas com medidas de insatisfação corporal e comportamentos de mudança corporal.
Body Appreciation Scale-2 (BAS-2)	Junqueira ACP, Laus MF, Almeida SS, et al.	2019	Questionário de autorrelato, composto por 10 itens – escala Likert.	Avalia a apreciação positiva do corpo – apreciação do corpo (respeito, aceitação e proteção do corpo).	Consistência interna: satisfatória (alfa de Cronbach = 0,94). Validade fatorial: confirmada. Validade convergente: correlações significativas com outras medidas de imagem corporal positiva.
Body Appreciation Scale (BAS)	Souza LBS, Campana ANNB, Tavares MCGCF	2018	Questionário de autorrelato, composto por 13 itens, escala Likert.	Avalia a apreciação do corpo, focando o respeito e a aceitação do corpo, independentemente dos padrões socioculturais de beleza – apreciação do corpo (aceitação, respeito e valorização do corpo).	Consistência interna: satisfatória (alfa de Cronbach ≥ 0,70). Validade fatorial: confirmada. Validade convergente: correlações significativas com outras medidas de imagem corporal positiva.

(continua)

QUADRO 1 Descrição dos instrumentos, de acordo com suas características e propriedades psicométricas (*continuação*)

Instrumentos	Autores	Ano de publicação	Apresentação	Construto avaliado	Propriedades psicométricas
Escala de Preocupação com o Peso Corporal – *Weight Concerns Scale* (WCS)	Silva WR, Santana MS, Maroco J, et al.	2017	Questionário de autorrelato, escala Likert.	Avalia a preocupação com o peso corporal – preocupação com o peso corporal e relação com transtornos alimentares.	Consistência interna: satisfatória (alfa de Cronbach ≥ 0,70). Validade fatorial e convergente: adequadas.
Questionário de Mudança Corporal para Adolescentes	Meireles JFF, Amaral ACS, Neves CM, et al.	2015	Questionário de autorrelato, com 48 itens – escala Likert.	Avalia a adoção de estratégias para a modificação do corpo – estratégias de mudança corporal em adolescentes (exercícios, dietas, uso de substâncias).	Consistência interna: satisfatória (alfa de Cronbach variando entre 0,78-0,96). Validade fatorial: estrutura fatorial confirmada (múltiplas subescalas). Validade convergente: correlações significativas com medidas de insatisfação corporal e comportamentos de risco.
Body Image Quality of Life Inventory (BIQLI)	Assunção FFO, Dantas RAS, Ciol MA, et al.	2013	Questionário de autorrelato, composto por 19 itens – escala Likert.	Investiga a influência da percepção da imagem corporal na qualidade de vida – impacto da imagem corporal na qualidade de vida, incluindo aspectos físicos, emocionais e sociais.	Consistência interna: satisfatória (alfa de Cronbach = 0,90). Validade fatorial: estrutura fatorial confirmada. Validade convergente: correlações significativas com outras medidas de qualidade de vida e imagem corporal.

(*continua*)

QUADRO 1 Descrição dos instrumentos, de acordo com suas características e propriedades psicométricas (*continuação*)

Instrumentos	Autores	Ano de publicação	Apresentação	Construto avaliado	Propriedades psicométricas
Body Checking and Avoidance Questionnaire (BCAQ)	Kachani AT, Hochgraf PB, Brasiliano S, et al.	2011	Questionário de autorrelato, composto por 22 itens – escala Likert.	Avalia comportamentos de verificação e esquiva corporal, frequentemente associados a distúrbios alimentares e preocupações com a imagem corporal – comportamentos de checagem e evitação da imagem corporal, incluindo verificação do peso, medidas, e evitar espelhos e situações sociais.	Consistência interna: satisfatória (alfa de Cronbach = 0,94). Validade fatorial: confirmada. Validade convergente: correlações significativas com outras medidas de insatisfação corporal e transtornos alimentares.

(*continua*)

QUADRO 1 Descrição dos instrumentos, de acordo com suas características e propriedades psicométricas (*continuação*)

Instrumentos	Autores	Ano de publicação	Apresentação	Construto avaliado	Propriedades psicométricas
Body Shape Questionnaire (BSQ)	Conti MA, Cordás TA, Latorre MRDO, et al.	2009	Questionário de autorrelato com 34 itens – escala Likert de 6 pontos.	Avalia a insatisfação e preocupação com o peso e a forma corporal – aspectos emocionais e cognitivos da insatisfação corporal, como medo de engordar, vergonha com a aparência, comportamentos de checagem corporal e comparação corporal.	Consistência interna: satisfatória (alfa de Cronbach ±0,96). Validade fatorial: confirmada. Validade convergente: correlações significativas com outras medidas de insatisfação corporal.
Escala de Avaliação da Insatisfação Corporal para Adolescentes (EEICA)	Conti MA, Cordás TA, Latorre MRDO	2009	Questionário de autorrelato, composto por 35 itens – escala Likert.	Investiga a discrepância entre a percepção corporal e o desejo de mudança – insatisfação corporal, preocupações com peso e forma física em adolescentes.	Consistência interna: satisfatória (alfa de Cronbach variando entre 0,72-0,93). Validade convergente: correlações significativas com outras medidas de insatisfação corporal.

(*continua*)

QUADRO 1 Descrição dos instrumentos, de acordo com suas características e propriedades psicométricas (*continuação*)

Instrumentos	Autores	Ano de publicação	Apresentação	Construto avaliado	Propriedades psicométricas
Body Image Avoidance Questionnaire (BIAQ)	Campana ANNB, Tavares MCGCF, Silva D, Diogo MJD	2009	Questionário de autorrelato, composto por 13 itens – escala Likert.	Avalia comportamentos de esquiva relacionados à imagem corporal, como evitar situações que possam provocar desconforto com a aparência física – comportamentos de checagem e evitação da imagem corporal, incluindo verificação do peso, medidas, e evitar espelhos e situações sociais.	Consistência interna: satisfatória (alfa de Cronbach variando entre 0,83-0,94). Validade fatorial: confirmada. Validade convergente: correlações significativas com outras medidas de insatisfação corporal e transtornos alimentares.
Body Attitude Questionnaire (BAQ)	Scagliusi FB, Polacow VO, Cordás TA, et al.	2005	Questionário de autorrelato, composto por 44 itens – escala Likert.	Avalia as atitudes das mulheres em relação ao próprio corpo – atitudes negativas em relação ao corpo, insatisfação corporal, preocupação com peso e forma, sentimentos de inadequação.	Consistência interna: satisfatória (alfa de Cronbach = 0,87). Validade fatorial: estrutura fatorial confirmada (múltiplos fatores). Validade convergente: correlações significativas com outras medidas de insatisfação corporal e transtornos alimentares.

(*continua*)

QUADRO 1 Descrição dos instrumentos, de acordo com suas características e propriedades psicométricas (*continuação*)

Instrumentos	Autores	Ano de publicação	Apresentação	Construto avaliado	Propriedades psicométricas
2. Escalas					
Escala de Silhuetas para crianças	Ferrari EP, Santos SCF, Maciel LA, et al.	2018	Instrumento visual, composto por figuras.	Avalia a percepção da forma corporal por meio da escolha de silhuetas que representam diferentes tamanhos e formas – percepção da forma corporal, satisfação com o tamanho corporal.	Fidedignidade confirmada: coeficiente de correlação intraclasse > 0,70. Correlação positiva entre o IMC e a imagem real.
Escala de Silhuetas para crianças e adultos	Kakeshita IS, Silva AIP, Zanatta DP, et al.	2009	Instrumento visual, composto por figuras.	Avalia a percepção da forma corporal por meio da escolha de silhuetas que representam diferentes tamanhos e formas, adaptada para crianças e adultos – Percepção da forma corporal, satisfação com o tamanho corporal.	Fidedignidade teste-reteste: boa (coeficiente de correlação intraclasse variando entre 0,84-0,89). Evidências de validade confirmadas por análise estatística e comparação com IMC.

(*continua*)

QUADRO 1 Descrição dos instrumentos, de acordo com suas características e propriedades psicométricas (*continuação*)

Instrumentos	Autores	Ano de publicação	Apresentação	Construto avaliado	Propriedades psicométricas
Escalas de Silhuetas de Stunkard	Scagliusi FB, Alvarenga M, Polacow VO, et al.	2006	Instrumento visual, composto por figuras.	Avalia a percepção da forma corporal por meio da escolha de silhuetas que representam diferentes tamanhos e formas – percepção da imagem corporal e insatisfação com o peso.	Coeficiente de correlação de Spearman ≥ 0,72. Validade discriminante: confirmada.
3. Entrevista semiestruturada					
Entrevista semiestruturada	Morgado F, Ferreira MEC, Almeida SS	2013	Guia de perguntas abertas e semiestruturadas. Permite explorar em profundidade as experiências e percepções individuais sobre a imagem corporal.	Experiências e percepções subjetivas sobre a imagem corporal, incluindo aspectos emocionais, comportamentais e cognitivos.	Não aplicável (instrumento qualitativo): foco na riqueza e profundidade dos dados, não em propriedades psicométricas quantitativas.

(continua)

QUADRO 1 Descrição dos instrumentos, de acordo com suas características e propriedades psicométricas (*continuação*)

Instrumentos	Autores	Ano de publicação	Apresentação	Construto avaliado	Propriedades psicométricas
4. Técnicas projetivas					
Desenhos e narrativas	Saur AM, Pasian SR	2008	Tarefas de desenho e produção de narrativas verbais. Permitem a expressão de aspectos implícitos e inconscientes da imagem corporal.	Aspectos implícitos e reprimidos da imagem corporal, incluindo emoções, conflitos e representações simbólicas.	Não aplicável (instrumento qualitativo): foco na interpretação clínica e na riqueza dos dados, não em propriedades psicométricas quantitativas.

IMC: índice de massa corporal.
Fonte: elaboração da autora.

CONSIDERAÇÕES FINAIS

A imagem corporal é um fenômeno dinâmico influenciado por fatores biológicos, psicológicos e socioculturais, sendo fundamental para compreender transtornos da autoimagem e desenvolver intervenções eficazes. Sua avaliação requer rigor técnico e ético, garantindo resultados confiáveis e minimizando impactos negativos, enquanto os profissionais devem seguir diretrizes metodológicas para uma abordagem humanizada e científica.

REFERÊNCIAS BIBLIOGRÁFICAS

1. Scagliusi FB, Polacow VO, Cordás TA, et al. Psychometric testing and applications of the Body Attitudes Questionnaire translated into Portuguese. Percept Mot Skills. 2005;101(1):25-41.
2. Campana ANNB, Tavares MCGCF, Silva D, Diogo MJD. Translation and validation of the Body Image Avoidance Questionnaire (BIAQ) to the Portuguese language in Brazil. Behavior Research Methods. 2009;41(1):236-43.
3. Conti MA, Cordás TA, Latorre MRDO. Estudo de validade e confiabilidade da versão brasileira do Body Shape Questionnaire (BSQ) para adolescentes. Rev Bras Saúde Mater Infantil. 2009;9(3):331-8.
4. Di Pietro M, Silveira DX. Validação da versão brasileira do Body Shape Questionnaire (BSQ) para adolescentes. Rev Bras Psiquiatr. 2009;31(1):21-4.
5. Conti MA, Cordás TA, Latorre MRDO. Validação e reprodutibilidade da Escala de Avaliação de Insatisfação Corporal para Adolescentes. Rev Saúde Pública. 2009;43(3):515-24.
6. Kachani AT, Hochgraf PB, Brasiliano S, et al. Psychometric evaluation of the "Body Checking and Avoidance Questionnaire – BCAQ" adapted to Brazilian Portuguese. Eating and Weight Disorders – Studies on Anorexia, Bulimia and Obesity. 2011;16(4):e293-e299.
7. Assunção FFO, Dantas RAS, Ciol MA, et al. Reliability and validity of the body image quality of life inventory: version for Brazilian burn victims. Research in Nursing and Health. 2013;36(3):299-310.
8. Meireles JFF, Amaral ACS, Neves CM, et al. Avaliação psicométrica do Questionário de Mudança Corporal para adolescentes. Cadernos de Saúde Pública. 2015;31(11).
9. Silva WR, Santana MS, Maroco J, et al. Body weight concerns: cross-national study and identification of factors related to eating disorders. PLoS One. 2017;12(7):e0180125.
10. Souza LBS, Campana ANNB, Tavares MCGC. Brazilian version of the Body Appreciation Scale (BAS) for young adolescents: psychometric properties. Span J Psychol. 2018;21:E16.

11. Junqueira ACP, Laus MF, Almeida SS, et al. Translation and validation of a Brazilian Portuguese version of the Body Appreciation Scale-2 in Brazilian adults. Body Image. 2019;31:160-70.
12. Mansano-Schlosser TC, Ceolim MF, Valera GG. Validity of body image scales for Brazilian older adults. Motriz Rev Educ Fís. 2019;25(4):e10190047.
13. Laus MF, Vales LDMF, Oliveira NG, et al. Brazilian version of the Multidimensional Body-Self Relations Questionnaire-Appearance Scales (MBSRQ-AS): translation and psychometric properties in adults. Eat Weight Disord. 2020;25(5):1253-66.
14. Amaral ACS, Meireles JFF, Neves CM, et al. Cross-cultural adaptation and psychometric properties of SATAQ-4R for Brazilian adolescents. Psico-USF. 2022;27(2): 265-77.
15. Scagliusi FB, Alvarenga M, Polacow VO, et al. Concurrent and discriminant validity of the Stunkard's figure rating scale adapted into Portuguese. Appetite. 2006;47(1): 77-82.
16. Kakeshita IS, Silva AIP, Zanatta DP, Almeida SS. Construção e fidedignidade teste-reteste de escalas de silhuetas brasileiras para adultos e crianças. Psicol Teor Pesq. 2009;25(2):263-70. Disponível em: https://www.scielo.br/j/ptp/a/VLk9HGLRfqHkBSSfynBrbzD/. Acesso em: 18 mar. 2025.
17. Ferrari EP, dos Santos SCF, Maciel LA, et al. Adaptação e validação de escalas de silhuetas para crianças brasileiras. Motricidade. 2018;14(4):48-56.
18. Saur AM, Pasian SR. Desenho da figura humana e a avaliação da imagem corporal. Psicol Estud. 2008;13(3):511-9.
19. Morgado F, Ferreira MEC, Almeida SS. Avaliação da imagem corporal: instrumentos e diretrizes para pesquisa. Psicol Teor Pesq. 2013;29(4):497-504.

PARTE II

Imagem corporal ao longo da vida

5

A imagem corporal na infância

Gabriela Malzyner
Malka Birkman Toledano

PONTOS-CHAVE

- A constituição da identidade corporal ocorre por meio do contato com o outro, uma vez que o sujeito apenas se constitui enquanto tal a partir dessas interações.
- O corpo da criança, antes de ser visto por si mesma, é visto pelo olhar do adulto cuidador, o que implica registros de si em camadas. O reconhecimento da imagem no espelho representa um marco essencial no desenvolvimento da subjetividade, permitindo a distinção entre o eu e o outro.
- Em sociedades que supervalorizam a aparência em detrimento da subjetividade, observa-se uma tendência à sobreposição da imagem refletida sobre a experiência interna do sujeito. Esse fenômeno pode gerar sentimentos de inadequação e distorção da própria autoimagem.
- Estudos sobre transtornos alimentares indicam que uma imagem corporal sã pode atuar como fator protetivo.
- O capítulo apresenta vinhetas clínicas relacionadas à psicanálise e à fonoaudiologia.

DEFINIÇÃO DE IMAGEM CORPORAL

A imagem corporal refere-se à percepção de um sujeito sobre o próprio corpo, bem como às emoções e pensamentos associados a essa percepção. Trata-se de uma construção subjetiva que ocorre ao longo da vida e que é influenciada tanto pela história pessoal quanto pelas interações com figuras significativas, como pais, avós e cuidadores primordiais.[1]

A constituição da identidade corporal ocorre por meio do contato com o outro, uma vez que o sujeito apenas se constitui enquanto tal a partir dessas interações. No entanto, tal processo torna-se ainda mais complexo devido à presença do inconsciente, que também exerce influência significativa na percepção de si.[2]

A relação estabelecida pelo adulto cuidador com o próprio corpo impacta diretamente no modo como o corpo do bebê será investido psiquicamente. A autopercepção desse adulto reflete na maneira como a criança é vista e tratada, podendo influenciar no desenvolvimento de sua própria imagem corporal.

O CONCEITO DE IMAGEM INCONSCIENTE DO CORPO

Para compreender a complexidade da imagem corporal, é pertinente recorrer ao conceito de imagem inconsciente do corpo, desenvolvido pela psicanalista Françoise Dolto. Esse conceito estrutura-se em três camadas.[3]

1. **Imagem básica:** relacionada à sensação de estabilidade e segurança do corpo, promovida pela interação com o adulto cuidador.
2. **Imagem funcional:** vinculada às experiências orgânicas do corpo, tais como dor, fome e frio.
3. **Imagem erógena:** associada às vivências de prazer e satisfação, como mamar, banho e trocas de fraldas.

Essas camadas formam a base da identidade corporal, que é influenciada tanto pelos encontros interpessoais quanto pelas memórias inconscientes que estruturam o psiquismo.

A partir dos 3 anos de idade, ocorre um marco no desenvolvimento infantil, no qual a percepção da própria imagem se torna mais complexa. Nesse momento, a imagem refletida no espelho passa a se sobrepor à imagem do corpo vivido, promovendo um amadurecimento psíquico essencial.[1]

O IMPACTO DA CULTURA NA IMAGEM CORPORAL

Em sociedades que supervalorizam a aparência em detrimento da subjetividade, observa-se uma tendência à sobreposição da imagem refletida sobre a experiência interna do sujeito. Esse fenômeno pode gerar sentimentos de inadequação e distorção da própria autoimagem.

Nas palavras ouvidas no consultório: "Me sinto uma farsa, me sinto uma impostora. Penso: como posso passar confiança para o meu time se não me sinto segura? Outro dia, uma colega falou que também era contra usar salto alto, mas entendeu que a forma de ser reconhecida como segura envolvia o uso de sapatos de salto – talvez eu também tenha que recorrer a eles".

A conversa na clínica escancara a confusão. A dimensão de si, fragilizada e não integrada, parece supor que um sapato corrigiria a experiência emocional da angústia diante do não saber.

A IMAGEM CORPORAL NA CLÍNICA

Atendimentos infantis

Casos clínicos indicam que a construção da imagem corporal pode estar diretamente relacionada a experiências vivenciadas na infância. Por exemplo, crianças que apresentam dificuldades alimentares podem estar expressando, por meio do corpo, aspectos inconscientes de sua história.[4]

Em um caso de atendimento fonoaudiológico, um paciente de 9 anos apresentava restrição alimentar significativa e dificuldade em funções motoras orais. Durante a investigação, verificou-se que a mãe relatava um vínculo fortemente marcado pela amamentação, além de uma percepção precoce e intuitiva acerca da sexualidade do filho. A interação entre esses aspectos subjetivos e a história alimentar da criança evidenciava a complexidade da construção da imagem corporal e de suas consequências no desenvolvimento.

Em entrevista, a mãe relatou o histórico de desenvolvimento do corpo, tanto de aspectos objetivos quanto subjetivos: quando se sentou, engatinhou, andou, desmamou, falou e desfraldou. Essa pesquisa se estendia até os tempos atuais, com o levantamento do cardápio alimentar e rotinas cotidianas.

Durante a investigação, a mãe trouxe um dado que apresentou como uma curiosidade "que nada teria a ver com o caso": o fato de ela ter sentido muito prazer em amamentar e percebido reciprocidade do filho, fazendo com que o desmame fosse complicado, pois tinham uma "ligação especial".

Logo depois, contou que desde pequeno, ainda bebê, percebeu que seu filho tinha um "jeito de homossexual", não sabendo descrever exatamente a que se referia. Dizia se tratar de uma intuição.

Durante a avaliação das funções estomatognáticas (sucção, mastigação, deglutição, fonoarticulação e respiração), enquanto a profissional o manipulava ele tinha crises de riso incontidas.

Esse riso revelava aspectos da imagem de si, de seu corpo, de sua história pregressa: um incômodo pelo toque na região oral. Como lhe era caro falar, comer, ser tocado, ser manipulado, ser visto tão de perto.

Os limites de todo o seu corpo eram bastante elásticos, flexíveis, moles, não apenas na região oral mas no caminhar, nos gestos motores com as mãos, na preensão do lápis entre os dedos para grafar.

O discurso trazido pela mãe era marcado pela hipótese que fazia acerca da sexualidade de seu bebê, que se encenava no corpo do filho por meio de certa frouxidão e falta de contornos bem definidos, falta de fronteiras.

A satisfação erótica, que se impunha no encontro da dupla, não permitia uma boa organização pelo excesso excitatório que produzia em ambos os corpos.

Este dado evidenciava que a imagem de base parecia mal constituída pelo atravessamento erótico que o imaginário materno produzia.

Atendimentos com jovens adultos

No caso de jovens adultos, observa-se que a relação com o corpo pode ser atravessada por experiências internalizadas ao longo da vida. Relatos clínicos apontam para sentimentos de nojo e rejeição em relação ao próprio corpo, frequentemente relacionados às experiências primordiais de interação com figuras maternas.

Nas palavras do sujeito: "Fui viajar com a minha mãe, comi muito, sinto que engordei. Estou com muito nojo de mim mesma, nojo que não sai. Tomo banho para me limpar, mas sigo suja".

Como a comida poderia deixar alguém sujo a ponto de um chuveiro limpar?

Essa queixa evidencia as tantas camadas envolvidas no desconforto do encontro com o próprio corpo, com a própria pele, com a dimensão de si, ou com a dificuldade de se reconhecer como unidade distinta da mãe.

Uma mãe que sempre foi atravessada por um olhar de reprovação ao próprio corpo, e que imprime nessa menina o desejo idealizado de um corpo perfeito e com capacidades ideais para si mesma.

Uma mãe que busca, incessantemente, o encontro fusionado, lamentando suas adversidades e buscando que essa filha possa dar conta dos desconfortos que ela própria tem na vida.

A mãe, marcada pelo olhar reprobatório do próprio corpo, marca o corpo da filha com esse olhar. Desejando que a filha possa restaurar, narcisicamente, a dimensão ideal de si. Uma menina que oferece seu corpo a ser desejado pelo masculino, como única forma potente para estar no mundo.

Psicanalista: E o que faz você sentir nojo do seu corpo?

Analisando: Ter comido, ter topado a orgia com a minha mãe.

Afinal, de que orgia ela fala? Como a comida ganha tamanho *status* erótico? O que ocorreu no encontro com essa figura materna?

A experiência de se ver convocada em um encontro indiscriminado com a figura materna – em que os dois corpos têm que funcionar sem contornos, bordas e limites – traz como consequência um nojo.

Nojo daquilo que é o indiscriminado, a falta de um corpo simbólico próprio. Elas têm que comer as mesmas coisas, desejar as mesmas coisas e sentir o mundo da mesma maneira.

A culpa por querer se afastar consome a filha. Esta teme que a mãe não sobreviva à experiência de separação.

Os moldes e bases onde o corpo se construiu estão atrelados à figura materna. A indiscriminação faz com que a imagem inconsciente de si fique mal organizada, permitindo uma confusão com a imagem especular (do espelho) – alienante por si mesma.[1]

Muitos pacientes expressam angústia em face das expectativas e projeções maternas, evidenciando a influência do olhar materno sobre a construção da própria autoimagem. Essas dinâmicas demonstram a importância da compreensão das interações primárias para a clínica dos transtornos da imagem corporal.

O CAMPO DA PREVENÇÃO

Estudos sobre transtornos alimentares indicam que uma imagem corporal sã pode atuar como fator protetivo. No entanto, grande parte das abordagens preventivas restringe-se à imagem refletida no espelho, desconsiderando aspectos subjetivos fundamentais.[5]

A psicanálise, ao investigar a imagem inconsciente do corpo, busca compreender os processos simbólicos envolvidos na constituição da identidade corporal.

O reconhecimento da imagem no espelho representa um marco essencial no desenvolvimento da subjetividade, permitindo a distinção entre o eu e o outro.[3,6]

A imagem no espelho é uma dimensão alienante de si.[1]

Todo bebê tem um momento em que se depara com seu reflexo e se descobre refletido no espelho. A princípio ele não se vê, enxerga apenas uma imagem que não lhe diz respeito, não se reconhece prontamente no reflexo. Comumente se refere a si como "o bebê", como um outro – na terceira pessoa.[6]

Inicia-se aqui um processo simbólico altamente complexo que se estabelece entre o bebê se olhar no espelho e passar a reconhecer-se na imagem refletida.

Esse reconhecimento exige a integração de processos sensoriais, motores, psíquicos, de linguagem e vinculares que, juntos, resultam na apresentação do bebê ao seu próprio corpo, diante de uma imagem bidimensional, chapada, achatada, trazida pelo espelho.

O reconhecimento do bebê diante do espelho é um marco constitutivo da subjetividade humana.[6] A imagem especular é sinônimo da imagem refletida no espelho em sua dimensão alienante: aquela que permite à criança reconhecer-se com a forma humana e que a faz se sentir como uma entidade distinta e, ao mesmo tempo, unificada.

Tratar a dor de alguém, criança ou adulto, que se perdeu nos espelhos da vida, na imagem do sapato confundida com a confiança interna, no nojo do corpo que vê no espelho, na boca frouxa que pouco contém, exige a restauração do elo perdido, marcado e imprimido, na construção desse corpo que serve ao sujeito – suas experiências de ser e estar no mundo.

CONSIDERAÇÕES FINAIS

O estudo da imagem corporal envolve aspectos profundos da constituição subjetiva e demanda uma abordagem que considere tanto as experiências psíquicas quanto os fatores socioculturais.[2]

A compreensão desse processo é essencial para a prática clínica, principalmente no trabalho com crianças, cujas bases identitárias estão em pleno desenvolvimento.[7]

Quando o sujeito reclama do corpo, de que corpo ele fala? Será que clama pelas marcas perdidas? Clama pelas marcas recalcadas, que já não podem ser experimentadas de maneira consciente, mas que contam uma história de si?

A imagem do corpo não é apenas aquela que se vê refletida no espelho. As marcas inconscientes, que constroem a noção de si, acompanham o sujeito desde a vida intrauterina até a morte.[3]

As transformações que o corpo físico sofre ao longo dos anos não afetam a noção da continuidade de ser si mesmo, pois as bases se constroem nos primórdios da vida, na primeira infância.[3]

Em uma analogia com o modelo arquitetônico: desde o planejamento da obra, como pais que sonham e desejam um bebê, até o nascimento. O encontro com o corpo do bebê e com o dos pais e cuidadores é a construção, as fundações que darão a estrutura para o projeto executivo: alvenarias e paredes.

Na sequência são construídos os detalhes elétricos e eletrônicos, que seguirão até a chegada da mobília e dos quadros, que ocuparão a casa. É evidente que a casa não é feita pelos objetos decorativos, mas eles compõem certa marca identitária, assim como as roupas que cobrem o corpo do sujeito.

As bases estruturais do corpo e de todos os aspectos objetivos e subjetivos que constituem o sujeito estão no inconsciente: a fundação e os pilares, e não são passíveis de serem observadas a olho nu. Elas são o eixo que sustentará o sujeito ao longo da vida.

Alguns elementos, durante a vida, podem se modificar, mas os moldes nos quais o corpo se constituiu seguirão presentes para sempre.

O trabalho de prevenção em face de problemáticas do corpo é norteado a partir das bases que fundam, constroem e organizam a vida mental do sujeito, e não apenas a imagem que aparece no retrato.

A especificidade da clínica infantil torna essa tarefa ainda mais delicada considerando o entendimento de que tratar crianças é mexer nas bases, que estão em pleno processo de construção. Esse é um tempo oportuno para intervenções capazes de auxiliar na fundação e estruturação do corpo que acompanhará o sujeito por toda a vida.

REFERÊNCIAS BIBLIOGRÁFICAS

1. Nasio JD. Meu corpo e suas imagens. Rio de Janeiro: Zahar; 2009.
2. Freud S. O ego e o id. In: Edição brasileira das obras psicológicas completas de Sigmund Freud. v.19. Rio de Janeiro: Imago; 1976. p.13-83. [Artigo original publicado em 1923.]
3. Dolto F. Imagem inconsciente do corpo. São Paulo: Perspectiva; 1992.
4. Malzyner G. O trabalho do psicólogo nas dificuldades alimentares. In: Fisberg M, Maximino P. A criança que come mal. Barueri: Manole; 2022.
5. Austin SB. Body confident schools training. 2020. Disponível em: https://hsph.harvard.edu/research/eating-disorders-striped/health-professional-trainings/body-confident-schools-training/. Acesso em: 12 mar. 2025.
6. Lacan J. O estádio do espelho como formador da função do eu. In: Escritos. Rio de Janeiro: Jorge Zahar; 1998.
7. Birkman M. O corpo simbolicamente marcado por suas histórias: os transtornos de linguagem em questão [dissertação]. São Paulo: Pontifícia Universidade Católica de São Paulo; 2003.

6

Imagem corporal na adolescência

Mauro Fisberg
Clara Igel

PONTOS-CHAVE

- A adolescência é um período de transições profundas que afetam a imagem corporal, revelando como as mudanças fisiológicas e sociais moldam a autopercepção dos jovens.
- Influências socioculturais e padrões de beleza idealizados, veiculados pela mídia, podem impactar negativamente a saúde psicológica dos adolescentes.
- Intervenções educacionais e comunitárias são importantes para promover uma imagem corporal positiva e construir resiliência entre os jovens.
- É preciso conhecer a relação entre a autoimagem, a autoestima e o bem-estar psicológico, além de estratégias eficazes para enfrentar as pressões sociais contemporâneas.

INTRODUÇÃO

A adolescência é um período de transição entre a infância e a idade adulta, dividido em adolescência inicial (dos 10 aos 14 anos) e adolescência tardia (dos 15 aos 19 anos). Esse período é caracterizado por significativas mudanças físicas, psicológicas e sociais que afetam o crescimento do adolescente e podem representar desafios para o desenvolvimento e/ou manutenção de uma imagem corporal positiva.[1]

A puberdade traz mudanças significativas na composição corporal entre os sexos. Meninos e meninas iniciam a puberdade com massa gorda semelhante, mas as meninas aumentam a massa gorda de forma mais significativa. Os meninos experimentam uma diminuição no percentual de gordura corporal devido ao maior aumento da massa livre de gordura. A distribuição de gordura também muda entre os sexos: os meninos desenvolvem uma distribuição de gordura mais androide (abdominal), e as meninas desenvolvem uma distribuição mais ginecoide (quadris e coxas).[2]

As mudanças na composição corporal durante a puberdade são amplamente reguladas por hormônios, particularmente o hormônio do crescimento (GH), o fator de crescimento semelhante à insulina (IGF-1) e esteroides sexuais como testosterona e estrogênio. O estrogênio desempenha um papel crucial em ambos os sexos no desenvolvimento ósseo e na distribuição de gordura.[2] A composição corporal inadequada, como excesso ou falta de peso, é predominante em uma parcela significativa dos adolescentes e pode afetar negativamente o crescimento, o desenvolvimento e a saúde. Isso é agravado pela autopercepção distorcida do corpo, que pode levar a comportamentos prejudiciais à saúde com o objetivo de alterar a massa corporal.[3]

IMAGEM CORPORAL DO ADOLESCENTE

A imagem corporal pode ser definida como uma construção psicológica que envolve o modo como a pessoa se percebe, pensa e sente sobre si mesma e sobre seu corpo e aparência.[4] A imagem corporal se forma na infância, porém na adolescência ela sofre maiores riscos de sofrer algum transtorno relacionado. À medida que os adolescentes navegam pelas complexidades do desenvolvimento físico e emocional, tornam-se cada vez mais suscetíveis a influências externas, especialmente aquelas decorrentes de retratos da mídia e das interações com colegas.

É importante entender como a mídia, as comparações entre colegas e as normas culturais contribuem para as percepções de imagem corporal dos adolescentes. Por exemplo, o modelo de influência tripartite enfatiza as funções da mídia, dos pais e dos colegas na formação dessas percepções, muitas vezes levando à internalização de padrões de beleza irreais. Além disso, os efeitos da globalização e da assimilação cultural são evidentes, conforme observado em adolescentes de diversas origens que apresentam níveis variados de insatisfação corporal com base em sua exposição aos ideais de beleza ocidentais.

As implicações da imagem corporal vão além da autopercepção; elas estão intrinsecamente ligadas à saúde física, às interações sociais e ao risco de desenvolver transtornos alimentares.

PADRÕES DE BELEZA E INFLUÊNCIAS SOCIOCULTURAIS NA IMAGEM CORPORAL

Os padrões de beleza culturais e sociais interagem significativamente com a antropometria para moldar a imagem corporal dos adolescentes, influenciando sua autopercepção e bem-estar mental. Os adolescentes são particularmente vulneráveis a essas influências. A interação entre ideais culturais e medidas antropométricas pode levar à insatisfação corporal e a problemas psicológicos relacionados. Essa interação é complexa e multifacetada, envolvendo vários fatores socioculturais que contribuem para as percepções da imagem corporal dos adolescentes, entre eles a pressão social gerada pelas mídias sociais.

Essa pressão propaga a ideia de que é necessário alcançar um "ideal de beleza", enfatizando a magreza para as mulheres e os corpos musculosos para os homens. As mídias também associam o sucesso profissional com o "corpo perfeito". Esse corpo idealizado é muito difícil de alcançar, e a internalização desse ideal de beleza desempenha um papel importante entre a pressão sociocultural e o desenvolvimento de insatisfação corporal.[5]

As meninas afro-americanas que convivem em ambientes com diversidade de grupos de colegas apresentam maior conscientização e internalização dos padrões de beleza. Além disso, o nível educacional dos cuidadores exerce uma influência significativa nessas percepções, destacando que fatores culturais e socioeconômicos desempenham papéis fundamentais na formação da imagem corporal.[6]

As influências culturais também geram influência e variam globalmente. No Japão, os adolescentes expostos aos ideais ocidentais demonstram maior insatisfação corporal em comparação com aqueles que aderem aos valores tradicionais. Isso sugere que a assimilação cultural pode afetar a imagem corporal, com a ocidentalização frequentemente associada a resultados negativos.[7]

AUTOIMAGEM, ATIVIDADE FÍSICA E BEM-ESTAR PSICOLÓGICO

Os adolescentes que têm uma percepção positiva de sua imagem corporal têm maior probabilidade de praticar atividade física. Aqueles que não se veem com sobrepeso ou obesidade são significativamente mais ativos, indicando maior probabilidade de serem fisicamente ativos em comparação com seus colegas que se percebem negativamente.[8]

A imagem corporal positiva é um componente fundamental do bem-estar psicológico dos adolescentes. Ela está associada a maior autoestima e a melhores resultados de saúde mental. A imagem corporal positiva e a autoestima elevada associam-se ao bem-estar subjetivo. Essa relação é significativa, indicando que a imagem corporal e a autoestima são preditores de felicidade geral e satisfação com a vida em adolescentes.[9]

INSATISFAÇÃO CORPORAL

A representação mental criada sobre o próprio corpo é um conceito subjetivo e pessoal do qual emerge um componente inter-relacionado: a satisfação corporal. Essa avaliação cognitiva afetiva representa a preocupação com a própria figura e dá lugar a avaliações positivas e negativas sobre o peso e o tamanho do próprio corpo.[4]

Insatisfação corporal é definida como pensamentos e sentimentos negativos em relação ao próprio corpo, geralmente envolvendo uma discrepância entre a autopercepção do corpo e o corpo idealizado.[10]

A preocupação com a imagem corporal nas meninas começa na infância e aumenta no início da adolescência. Nos EUA, aproximadamente 81% das adolescentes meninas e 55 a 67% dos adolescentes meninos têm alguma insatisfação corporal. Nas culturas ocidentais, as meninas geralmente sofrem um declínio na autoestima durante a adolescência, em parte devido a preocupações com a imagem corporal, o que piora durante a puberdade, quando o aumento da gordura corporal as afasta do ideal de magreza. Essa tendência é influenciada pela maior conscientização e internalização das atitudes socioculturais em relação à aparência.[11]

A preocupação com a imagem corporal é um fator de risco para sintomas depressivos, transtornos alimentares, ansiedade social e vitimização por parte dos colegas.[11,12] Os adolescentes com imagem corporal negativa têm maior probabilidade de se envolver em comportamentos não saudáveis de controle de peso, destacando a necessidade urgente de intervenções eficazes. Embora as abordagens tradicionais tenham se concentrado no apoio psicológico individual, há um reconhecimento cada vez maior da necessidade de estratégias abrangentes que incorporem programas educacionais, o envolvimento da comunidade e o conhecimento da mídia para promover a imagem corporal positiva e a resiliência.

INTERVENÇÕES EDUCACIONAIS E COMUNITÁRIAS PARA UMA IMAGEM CORPORAL POSITIVA

Uma imagem corporal positiva é conceituada como construção multidimensional que representa amor, respeito, aceitação e valorização dos indivíduos para que se sintam confortáveis com seu corpo, independentemente de sua aparência física, bem como sua capacidade de interpretar mensagens de um modo que proteja seu corpo – internalizando mensagens positivas, rejeitando ou reformulando mensagens negativas.[10]

As intervenções devem ocorrer em sala de aula, juntamente com pais e cuidadores em suas casas. Elas contribuem para auxiliar os adolescentes a terem confiança no corpo e uma autoestima saudável e a promover padrões de beleza reais, a fim de torná-los mais inclusivos, atenuar os impactos negativos das pressões da sociedade e instigar a atitude crítica e a alfabetização midiática nas mensagens recebidas das redes sociais.[1]

As intervenções educacionais que promovem a imagem corporal positiva e a autoaceitação podem atenuar os impactos negativos da insatisfação com o corpo. Para serem eficazes, essas intervenções devem ser adaptadas para abordar preocupações específicas de gênero e diferenças culturais.

Os orientadores escolares desempenham um papel fundamental na prevenção, fornecendo apoio e educação sobre questões que contribuem para a formação de uma imagem corporal positiva.

Os pais, cuidadores e orientadores desempenham um papel essencial no apoio ao desenvolvimento puberal dos adolescentes. Ao abordarem essa fase, marcada por mudanças físicas, emocionais e psicológicas, eles podem demonstrar uma compreensão profunda sobre os desafios únicos enfrentados pelos jovens. Esse suporte é crucial para promover a autorregulação emocional, fortalecer a autoestima e facilitar o autoconhecimento, influenciando positivamente suas interações sociais e a maneira como lidam com as influências externas, como a pressão dos pares.[10]

Valores familiares desempenham um papel protetor significativo na formação de uma autoestima saudável e no desenvolvimento do autoconhecimento. Esses valores incentivam o diálogo parental, estimulam a construção de estilos e opiniões próprios e fortalecem a capacidade dos adolescentes de resistir a influências externas prejudiciais.

Os educadores podem ensinar a passar alguns valores, como respeito, consideração, visibilidade, boa comunicação, regulação emocional, não julgamento, imagem corporal positiva e a importância desses aspectos para o desenvolvimento de uma autoestima saudável. Os professores devem estar atentos a crianças e adolescentes com baixa autoestima e trabalhar de modo estratégico com eles a fim de incentivá-los a acreditar em si mesmos e a enfrentar seus desafiados.[10]

Ensinar adolescentes a interpretar criticamente as mensagens da mídia pode reduzir o impacto negativo das representações corporais idealizadas. Programas educacionais em escolas são cruciais para fortalecer a resiliência contra padrões de beleza não realistas.[1] Estratégias que integram debates sobre manipulação de imagens e interesses comerciais por trás das postagens são eficazes na construção de uma visão mais crítica.

Além disso, é importante abordar os modos como os conteúdos compartilhados nas redes sociais, muitas vezes vinculados a interesses econômicos e estratégias de marketing, podem afetar as percepções corporais. Outra abordagem necessária consiste em discutir o impacto negativo de mensagens nocivas veiculadas em músicas ou outras mídias consumidas pelos adolescentes, promovendo uma reflexão ampla e equilibrada sobre os conteúdos culturais e comerciais.[10]

CONSTRUÇÃO DE UMA IMAGEM CORPORAL SAUDÁVEL E ALFABETIZAÇÃO MIDIÁTICA

Embora essas medidas preventivas sejam eficazes, é importante considerar as influências sociais e culturais mais amplas que contribuem para a insatisfação com a imagem corporal. As representações da mídia e os padrões sociais de beleza desempenham um papel significativo na formação das percepções dos adolescentes sobre seus corpos. Portanto, os esforços para mudar essas normas sociais e promover diversas representações de beleza são essenciais para uma mudança de longo prazo. Além disso, a pesquisa contínua e a adaptação das intervenções para atender às necessidades em evolução dos adolescentes são fundamentais para manter a eficácia dessas medidas preventivas.

A promoção da alfabetização midiática entre os jovens pode capacitá-los a analisar criticamente e desafiar padrões de beleza irreais, promovendo uma relação mais saudável com seus corpos.

Estratégias eficazes de tratamento devem se concentrar na promoção da neutralidade corporal, no aumento da autoestima e na promoção de uma imagem corporal positiva por meio de várias intervenções.

Os adolescentes são fortemente influenciados pelas representações da mídia e pelos padrões sociais, que podem perpetuar ideais irreais de corpo. Abordar essas influências externas por meio de educação abrangente e de apoio comunitário é fundamental para promover uma autoimagem mais saudável entre os adolescentes.

REFERÊNCIAS BIBLIOGRÁFICAS

1. Lacroix E, Légeré J, Rodgers RF. Normative body image development: a longitudinal meta-analysis of mean-level change. Body Image. 2023;45:238-64.
2. Loomba-Albrecht L, Styne D. Effect of puberty on body composition. Curr Opin Endocrinol Diabetes Obes. 2009;16(1):10-5.
3. Ferreira APA, Nogueira JAD, Wiggers ID, Fontana KE. Composição e percepção corporal de adolescentes de escolas públicas. Motricidade. 2013;9(3):19-29.
4. Boraita RJ, González-Madroño A, Oliván-San José AM, et al. Determinantes de la satisfacción corporal en adolescentes de La Rioja. Rev Esp Salud Publica. 2021;95:e202109101.
5. Uchôa F, Uchôa NM, Daniele TMDS, et al. Influence of the mass media and body dissatisfaction on the risk in adolescents of developing eating disorders. Int J Environ Res Public Health. 2019;16(9):1508.
6. Abrams LS, Stormer CC. Sociocultural variations in the body image perceptions of urban adolescent females. J Youth Adolesc. 2002;31(5):319-28.
7. Brokhoff M, Mussap AJ, Mellor D, et al. Cultural influences on body dissatisfaction, body change behaviours, and disordered eating of Japanese adolescents. Asian J Soc Psychol. 2012;15(3):169-79.
8. Karchynskaya V, Kopčáková J, Madarasová Gecková A, et al. Body image, body composition and environment: Do they affect adolescents' physical activity? Eur J Public Health. 2022;32(3):341-6.
9. Sholeha EPD, Ayriza Y. The effect of body images and self-esteem on subjective well-being in adolescents. Int J Multicult Multirelig Underst. 2020;6(4):31-9.
10. Tort-Nasarre G, Núñez-Pizarro JL, Fernández-Ortega MA. Positive body image: a qualitative study on the successful experiences of adolescents, teachers and parents. Int J Qual Stud Health Well-being. 2023;18(1):2170007.
11. Choukas-Bradley S, Roberts SR, Maheux AJ, Nesi J. The perfect storm: a developmental-sociocultural framework for the role of social media in adolescent girls' body image concerns and mental health. Clin Child Fam Psychol Rev. 2022;25(4):681-701.
12. Arao DA. Bodies and biases. Media Asia. 2022;49(3):193-5.

7

Corpo em transformação: imagem corporal na gestação

Joana Rodrigues Marczyk
Maria Lucia de Souza Campos Paiva

PONTOS-CHAVE

- Mudanças físicas e emocionais desafiam a relação da mulher com seu corpo.
- Aspectos externos (históricos, culturais e sociais), assim como aspectos internos (experiências prévias e padrões internalizados), influenciam a maneira como a gestante percebe e vivencia a mudança de seu corpo.
- A era da hiperexposição intensifica comparações e inseguranças com relação ao corpo.
- O medo das mudanças físicas, como ganho de peso e flacidez, pode gerar ansiedade e insegurança na gestação, impactando a percepção da imagem corporal.
- A gestação desafia o ideal estético contemporâneo, exigindo que a mulher possa ressignificar sua relação com o próprio corpo e sua imagem corporal.

A EXIGÊNCIA SOCIAL SOBRE O CORPO DA GESTANTE

Margot Robbie, atriz do filme *Barbie*, um símbolo da feminilidade idealizada e almejada, foi notícia por algo tão comum quanto surpreendente: uma fotografia sua grávida, na qual o ganho de peso virou manchete. Não importava que seu corpo estivesse fazendo algo extraordinário – gerar um bebê. O que se discutia era o volume de sua barriga, o desaparecimento da cintura e a falta de definição que antes fascinavam o olhar alheio. A matéria criticava as novas formas que seu corpo adquiria, dando a entender que, mesmo gestando, ela teria a obrigação de continuar cabendo no molde de um corpo longilíneo, condizente com os padrões de aprovação social.

Apesar de receber críticas em relação a suas novas formas corporais, a atriz não demonstrou se intimidar pelo olhar crítico e castrador do tabloide e exibiu suas novas formas, usando roupas com a barriga de fora, evidenciando que estava satisfeita com as mudanças que seu corpo adquiria conforme a gestação avançava.

Vivemos tempos em que o corpo da mulher não é completamente seu. Ele se torna público, carregando expectativas, julgamentos e interferências que vêm de todos os lados.[1] Durante a gestação, essa exposição se intensifica: médicos, familiares, amigos, parceiros e até mesmo estranhos nas redes sociais sentem-se autorizados a opinar e reivindicar espaço em uma experiência que deveria ser íntima e, em certa medida, privada para a mulher.

Essa constante invasão de opiniões afeta diretamente a percepção de si mesma da gestante, criando uma desconexão com seu próprio corpo e suas transformações. Em vez de acolher as mudanças naturais que a gestação traz – tanto físicas quanto emocionais –, muitas mulheres se veem tentando atender a expectativas externas, preocupadas em se encaixar em padrões que nem sempre refletem suas realidades ou necessidades.

O NARCISISMO CONTEMPORÂNEO E A GESTAÇÃO

Kaës[2] define que vivemos a hipermodernidade, que se inicia após um período de importantes transformações no fim dos anos 1980. A queda do Muro de Berlim e os atentados contra as torres gêmeas do World Trade Center simbolizam a transição para uma fase caracterizada pela hiperestimulação, hipercomunicação, hiperdesenvolvimento e hiperconsumo. Nesse cenário, há falta de regras, desregulação generalizada e pulverização dos limites. Os indivíduos são constantemente desafiados a se posicionar, performar e corresponder às expectativas externas.

Bauman[3] contribui para essa análise ao apontar que, na sociedade de consumo, não somos apenas consumidores, mas também produtos nas relações que estabelecemos. Essa dinâmica afeta diretamente os vínculos humanos, redefinindo a maneira como nos percebemos e nos relacionamos com nossos próprios corpos e com dos outros.

Este capítulo adota uma perspectiva psicanalítica baseada nos trabalhos de Kaës,[4,5] segundo o qual o sujeito se forma e se transforma a partir de suas relações grupais. Em outras palavras, somos moldados pelas interações com os grupos aos quais pertencemos – como a família, a escola, entre muitos outros. Ao mesmo tempo, também influenciamos esses grupos nos quais estamos inseridos, recebendo e transmitindo valores e heranças psíquicas. Inclusive, a cultura da sociedade a que o sujeito pertence exerce forte ascendência na constituição de sua identidade.

Com base nessa visão, compreendemos que a relação entre a gestante e seu corpo está sujeita a múltiplas influências externas. O corpo de cada pessoa é marcado simbolicamente não apenas por suas experiências individuais, mas também pelo contexto social, político e histórico em que está inserida. Barros[6] reforça essa ideia ao apontar que cada gravidez é única, influenciada tanto por fatores biológicos quanto psicológicos. O momento de vida e a maneira como cada mulher encara a maternidade desempenham um papel central nessa experiência.

O narcisismo é um eixo central na sociedade contemporânea. Por meio das redes sociais, a beleza do que se faz ou do que se consome é exibida, buscando constantemente uma aprovação: o intuito é colher "likes", que é o meio encontrado de alimentar o próprio narcisismo e de verificar se está correspondendo às demandas sociais e, acima de tudo, do próprio ego.

O corpo feminino, muito mais que o masculino, é onde se projetam ideais de beleza. O sucesso pessoal, em suas diversas facetas (popularidade entre amigos, profissional, entre outros), está associado à aparência do corpo. Investir na roupa, nos adornos, esculpir o corpo com exercícios físicos, preocupar-se com o que se come, enfim, dentro dessa lógica narcísica, o corpo passa a ser vivido como uma mercadoria que se apresenta ao outro, e sua aparência definirá como o sujeito se percebe.

Para a mulher contemporânea, o corpo ocupa um lugar central nessa lógica. Ele é frequentemente visto como um "cartão de visitas" que reflete não apenas beleza, mas também sucesso, disciplina e valor pessoal. A gestação, no entanto, introduz um novo elemento nessa equação. As mudanças físicas inerentes ao período desafiam os ideais estéticos.

Transformações como ganho de peso, alterações na pele e mudanças nas formas corporais frequentemente são vistas pela gestante como perdas ou rupturas com a imagem corporal almejada. Muitas mulheres vivenciam uma tensão entre o desejo de se tornarem mães e a resistência às marcas que esse processo inevitavelmente deixa no corpo.

Na psicanálise, o narcisismo não é sinônimo de vaidade, mas uma etapa estruturante da psique. Mesmo antes de o bebê nascer, os pais investem afetivamente no cuidado para a chegada do filho. A escolha do nome faz parte do conjunto de investimento narcísico que a família faz em relação ao bebê. Toda essa dedicação parental fará parte do processo de construção do "eu" do sujeito. O narcisismo do lactente nasce desses primórdios da relação pais/bebê. A noção de si e a construção da identidade têm suas origens na qualidade do investimento dos pais nessa relação inicial com o bebê. Uma autoestima baixa ou uma imagem corporal distorcida nos fazem pensar em uma falha no investimento narcísico inicial.

Retomando a questão do corpo na gestante, sabe-se que o reposicionamento da imagem corporal será inevitável, levando-a questionar o que ela pensa do próprio físico e de si mesma. Lembrando que a base desse processo é a maneira como ela desenvolveu a própria autoestima, ou seja, o próprio narcisismo.

A partir do segundo e terceiro trimestres de gestação, o corpo, com novas formas, se impõe, forçando a grávida a rever o espaço que sua constituição física tem. Importante mencionar que os movimentos fetais acabam interferindo também na mudança de percepção do próprio corpo e na própria imagem corporal.

Barros,[6] em sua pesquisa, apresenta resultados interessantes sobre o modo como as gestantes lidam com a imagem corporal. A pesquisadora compara grávidas do primeiro filho com grávidas do segundo filho. Os resultados sugerem que as primíparas apresentam maior preocupação com as modificações corporais. Além desse aspecto, as mulheres que vivem a primeira gestação apresentam ansiedade em relação às mudanças biopsicossociais resultantes da própria gravidez. Com base nos achados de Barros,[6] inferimos que a preocupação com o próprio corpo na segunda gestação acaba sendo secundária, já que viveu as modificações do corpo na primeira gestação e a adaptação/modificação do corpo no pós-parto.

Dessa forma, a gestação expõe um dos paradoxos do narcisismo contemporâneo: o desejo de atender às expectativas externas em relação à estética corporal e a necessidade de se conectar com a própria identidade (mulher/futura mãe) em um corpo em transformação. Nesse processo, a mulher é convidada a rever o papel que a imagem corporal desempenha em sua vida e a encontrar novas formas de aceitar, acolher a si mesma e se preparar para o novo papel social que exercerá: a maternidade.

A IMAGEM CORPORAL E SEUS FANTASMAS DURANTE A GESTAÇÃO

A imagem corporal é a maneira como percebemos, sentimos e pensamos sobre nosso próprio corpo. Ela não se limita à aparência física, mas envolve também uma interpretação subjetiva, que mistura aspectos visuais – como vemos nosso corpo –, emocionais – como nos sentimos em relação a ele – e comportamentais – como agimos em resposta a essas percepções. Durante a gestação, quando o corpo feminino passa por transformações profundas e inevitáveis, a relação com a imagem corporal pode se tornar particularmente desafiadora.[1,7]

Para muitas mulheres, a gravidez traz à tona fantasmas relacionados à aparência. O medo do surgimento de estrias, da flacidez nos seios ou de não "recuperar o corpo" após o parto pode ocasionar preocupações recorrentes de muitas grávidas. Esses temores frequentemente levam a esforços intensos para preservar a aparência, como o uso de cremes, massagens, sutiãs específicos e até mesmo escolhas relacionadas à amamentação. Essas tentativas refletem a busca para evitar que a gestação seja uma ameaça à beleza – um receio profundamente enraizado em padrões estéticos que valorizam a juventude e a magreza.

Ao mesmo tempo, a experiência da gestação é vivida de maneiras muito diferentes. Enquanto algumas mulheres se sentem aterrorizadas pela ideia de "perder" sua aparência, outras encontram nesse período uma espécie de liberdade. Pela primeira vez, podem sentir-se liberadas das cobranças de controle absoluto sobre o peso ou a forma do corpo, vivenciando a gravidez como um momento em que ser "fora do padrão" pode ser socialmente tolerado. Esse contraste evidencia que a relação com a imagem corporal na gestação é atravessada por expectativas culturais e experiências pessoais únicas.[8]

Esses medos, no entanto, raramente surgem apenas na gravidez. Em muitos casos, as preocupações com a aparência já faziam parte do imaginário da mulher antes mesmo de engravidar, alimentadas por anos de exposição a pressões sociais e padrões de beleza. A gestação, com suas mudanças físicas inevitáveis, amplifica esses sentimentos, trazendo a percepção de que o corpo grávido pode simbolizar não apenas o surgimento da vida, mas também a destruição da beleza feminina.

Essa perspectiva é um reflexo de uma cultura que muitas vezes desvaloriza as marcas da maternidade, tratando-as como algo a ser escondido ou corrigido. Reconhecer os medos e fantasmas que surgem durante essa fase não significa validá-los, mas sim compreender que eles estão conectados a uma visão mais ampla do corpo feminino, que merece ser revista. Além disso, é importante resgatar com a gestante o sentido que a gravidez tem para ela e o fato de que as mudanças que o corpo sofre nesse processo são uma das facetas do processo gestacional. Sabe-se que preocupações exageradas com o corpo e distorções da imagem corporal durante a gravidez são a ponta de um *iceberg* que precisa ser olhado em sua profundidade.

As mudanças corporais, em função das mudanças hormonais, ocorrem durante o ciclo da vida de uma mulher. O peso que cada mulher dá às mudanças vividas pelo próprio corpo é algo muito importante de ser investigado, pois a distorção da imagem corporal durante a gravidez pode ser um indicativo da dificuldade em lidar com o próprio corpo que já estava ali presente antes mesmo de gestar.

O PESO DAS VOZES EXTERNAS

"O limite de ganho de peso é 12 kg. Não há motivo para ganhar mais."

"Você precisa se cuidar para não engordar demais, pois isso pode dificultar o parto."

"Cuidado com o peso, já passou do ideal para o trimestre."

"Evite ao máximo carboidratos; eles só vão fazer você ganhar peso desnecessário."

"Se você não cuidar, vai ter dificuldade para voltar ao peso depois que o bebê nascer."

"Nossa, você está enorme! Tem certeza que só tem um bebê aí?"

Essas frases, muitas vezes ditas por médicos, familiares ou amigos, compõem o coro que frequentemente invade o espaço psíquico das gestantes. Em uma sociedade em que a opinião alheia encontra sempre um palco, o corpo grávido parece ser um convite aberto para interferências. No entanto, o impacto dessas vozes vai muito além das palavras. Elas ecoam exigências e padrões que se infiltram nas percepções das mulheres, tornando difícil que elas consigam escutar a si mesmas e viver a gestação com leveza e prazer.

A vinheta clínica a seguir ilustra o fato de que as pressões externas, por vezes vindas dos profissionais da saúde, podem impactar a experiência gestacional.

Paciente de 28 anos, com quadro de compulsão alimentar e obesidade grau I. Após acompanhamento multidisciplinar com nutricionista, endocrinologista e psiquiatra, fazendo uso de antidepressivo associado a semaglutida, conseguiu evoluir com perda de peso (sobrepeso atual) e manutenção por 2 anos. Teve uma gestação planejada, e para tanto foi suspenso o uso da semaglutida, sendo mantido o acompanhamento multidisciplinar regular.

Durante a gestação, a equipe estabeleceu diretrizes rigorosas para o ganho de peso, estipulando um aumento máximo de 7 kg ao longo dos 9 meses e recomendando nenhum ganho no primeiro trimestre. No entanto, ao apresentar um aumento de 2 kg nos primeiros 3 meses, as orientações se tornaram mais restritivas, com ênfase na contenção do consumo alimentar. Apesar de manter escolhas saudáveis e equilibradas, bem como ausência de episódios de compulsão alimentar, a paciente começou a vivenciar um conflito entre seu apetite aumentado e as recomendações que recebia. A experiência gestacional, que inicialmente era vista com entusiasmo, passou a ser marcada por preocupação e insegurança em relação ao peso. Sentindo-se incapaz de atender às demandas e percebendo que as exigências estavam comprometendo seu bem-estar e sua vivência da gravidez, a paciente optou por modificar a abordagem nutricional, afastando-se parcialmente do trabalho de um dos membros da equipe. Priorizou dar menos ênfase ao que comia, já que estava ficando muito angustiada por não alcançar as metas que lhe eram impostas. Ao fim da gestação, ganhou 15 kg, evoluiu sem nenhuma complicação metabólica e realizou um parto a termo, com 40 semanas, sem intercorrências. Um mês após o nascimento, já havia perdido 7 kg.

Esse caso ilustra o fato de que as exigências relacionadas ao peso, sejam elas culturais ou técnicas de saúde, podem ser desproporcionais e desconectadas da realidade e do bem-estar da gestante. Embora seja essencial promover orientações nutricionais e médicas que incentivem a saúde, elas precisam ser adaptadas às necessidades individuais, respeitando a singularidade de cada mulher e a experiência única da gravidez. A imposição de metas irreais ou cobranças excessivas pode fragmentar a relação da mulher com o próprio corpo e dificultar a construção do vínculo com o bebê.

Os profissionais de saúde desempenham um papel central nesse processo. Em vez de reforçar padrões culturais de beleza ou perfeição, é fundamental que ofereçam um espaço de acolhimento e escuta. É possível – e necessário – construir orientações que incentivem hábitos saudáveis e tragam benefícios reais à gestante, sem transformar o cuidado em um cenário que reproduza expectativas culturais exageradas. Para tanto, é preciso olhar para além do peso na balança e dos fantasmas da imagem corporal, considerando o contexto, os desejos e as limitações de cada mulher.

O CORPO HERDADO: RELAÇÕES FAMILIARES E SUAS INTERFERÊNCIAS NA IMAGEM CORPORAL

A relação que uma mulher estabelece com seu corpo não começa na gravidez: ela é moldada desde os primeiros anos de vida, quando os vínculos afetivos e simbólicos começam a se formar. A mãe, figura central no processo de identificação feminina, desempenha um papel crucial nesse contexto. Seu olhar – de aprovação, crítica ou silêncio – projeta no corpo da filha expectativas e significados que podem se perpetuar ao longo da vida. A mãe e as demais mulheres próximas da menina, em seus discursos, apresentarão o que é ser mulher, como se portar e cuidar do corpo. O pai e os demais homens com quem a menina convive, por meio de seus olhares e falas, apontarão para a garota o que um homem pensa de uma mulher e o que ele espera de uma mulher.

Na psicanálise, o conceito de transmissão transgeracional explica que essas marcas simbólicas atravessam gerações, influenciando não só a percepção corporal, mas também o modo como uma mulher vivencia sua feminilidade, sua maternidade e seu lugar no mundo. A gestação, com sua carga simbólica e emocional, torna-se um momento de intensificação desses legados. Para muitas mulheres, ela é um momento de revisitar as relações com suas próprias mães, um território em que memórias conscientes e inconscientes se entrelaçam. O que não é dito em uma família pode ser tão significativo quanto o que é verbalizado. Expectativas silenciosas, padrões comportamentais e valores implícitos muitas vezes atravessam gerações, moldando subjetividades. Na gravidez, esses elementos podem emergir com força: a maneira como a gestante vivencia seu corpo é frequentemente atravessada por histórias familiares. É comum que ela, mesmo de forma inconsciente, reviva as experiências de sua própria mãe, repetindo ou tentando romper padrões.

Barros[6] realizou uma pesquisa comparando mulheres grávidas pela primeira vez com outro grupo de mulheres em sua segunda gestação. Em uma de suas conclusões, apontou que a história de vida prévia da mulher exerce influência significativa na aceitação da gravidez e do bebê. Com base nessa análise, pode-se inferir que a imagem corporal, e a maneira como a gestante se alimentará ou não durante as 40 semanas de gestação, são influenciadas pela história prévia da mulher, sendo atravessadas pela transmissão transgeracional dessa família.

Em casos em que há um foco exacerbado na imagem corporal – frequentemente relacionado a ideias aprendidas ao longo das gerações –, o investimento na relação mãe-bebê pode ser comprometido. Nesse contexto, a gravidez pode se tornar um cenário de repetição das dinâmicas familiares, dificultando a construção de novos padrões relacionais.

Ao entender o corpo como um espaço simbólico, carregado de histórias e significados herdados, torna-se possível enxergar a gestação como um momento de transformação não apenas física, mas psíquica e relacional. É nesse período que, potencialmente, antigas narrativas podem ser revisitadas, ressignificadas e integradas de uma nova maneira.

CONCLUSÃO: UM NOVO ESPELHO

A gestação é um período de profundas transformações no corpo da mulher, que inevitavelmente repercutem na construção de sua imagem corporal. As mudanças físicas, embora naturais e esperadas, frequentemente entram em conflito com os padrões estéticos impostos pela sociedade contemporânea, dificultando o acolhimento dessas transformações como parte integrante da experiência de gestar. Essa dicotomia evidencia o impacto das demandas socioculturais sobre a percepção que a gestante tem de si mesma, através da avaliação do seu corpo, muitas vezes intensificando sentimentos de inadequação ou insatisfação.

No entanto, o processo de gestação também pode ser visto como uma oportunidade singular para reconstruir sua percepção de imagem corporal, afastando-se da rigidez dos ideais de beleza externos e promovendo uma relação mais harmoniosa com o próprio corpo. A compreensão da imagem corporal nesse contexto não se limita à dimensão visual, mas abrange uma experiência subjetiva que conecta a mulher às mudanças físicas, emocionais e simbólicas que acompanham a gestação, reforçando sua capacidade de adaptação. O significado da gestação, o modo como cada mulher lidará com as transformações do corpo durante e após o processo, são singulares e sofrem interferências conforme mencionado anteriormente.

Assim, reconhecer e trabalhar as nuances da imagem corporal durante a gestação é fundamental para proporcionar às mulheres um suporte adequado nesse momento de vulnerabilidade e potência.[1] Nesse sentido, o papel dos profissionais da área de saúde e do entorno é justamente não interferir, mas sustentar – criar um ambiente onde a mulher possa aceitar suas mudanças, tolerar suas ambivalências e encontrar beleza na trajetória.

REFERÊNCIAS BIBLIOGRÁFICAS

1. Hodgkinson EL, Smith DM, Wittkowski A. Women's experiences of their pregnancy and postpartum body image: a systematic review and meta-synthesis. BMC Pregnancy Childbirth. 2014;14:330.
2. Kaës R. Le malêtre. Paris: Dunod; 2012.
3. Bauman Z. Identidade. Rio de Janeiro: Zahar; 2005.
4. Kaës R. O grupo e o sujeito do grupo. São Paulo: Casa do Psicólogo; 1997.
5. Kaës R. Introdução: O sujeito da herança. In: Kaës R, Faimberg H, Enriquez M, Baranes JJ (orgs.). Transmissão da vida psíquica entre as gerações. São Paulo: Casa do Psicólogo; 2001. p.9-20.

6. Barros IPM. Características psicológicas da primeira e da segunda gravidez: o uso do DFH e do TAT na assistência pré-natal [dissertação]. São Paulo: Instituto de Psicologia, Universidade de São Paulo; 2004.
7. Linde K, Lehnig F, Nagl M, et al. Course and prediction of body image dissatisfaction during pregnancy: a prospective study. BMC Pregnancy Childbirth. 2022;22(1):719.
8. Meireles JFF, Neves CM, Carvalho PHB, Ferreira MEC. Imagem corporal de gestantes: um estudo longitudinal. [não publicado]; 2016.

8

Imagem corporal na menopausa

Luiza Schvartzman
Estella Andrade Laner
Laura Leonetti Leite

PONTOS-CHAVE

- Imagem corporal como conceito multidimensional que se relaciona com a autoestima e pode estar associada a distúrbios comportamentais, afetando desproporcionalmente as mulheres.
- Os efeitos da transição menopausal na imagem corporal e na associação com transtornos psiquiátricos e distúrbios alimentares.
- As interferências sociais e culturais no processo de percepção e de construção da imagem corporal, assim como o entendimento da transição menopausal.

INTRODUÇÃO

A imagem corporal, amplamente discutida neste livro, é um conceito multidimensional comumente definido como a percepção, os pensamentos, as atitudes e os sentimentos de uma pessoa em relação a seu próprio corpo. Muitas vezes é avaliada por meio do nível de satisfação ou preocupação de uma pessoa com esses conceitos, ou por meio de tendências comportamentais, como esconder, alterar, cuidar ou verificar seu corpo. Pessoas com mais preocupações com a imagem corporal tendem a ter autoestima prejudicada e a apresentar, com frequência maior, sintomas depressivos, ansiedade e comportamentos alimentares desordenados.[1]

As mulheres tendem a ser desproporcionalmente afetadas por distúrbios da imagem corporal, pois geralmente atribuem mais importância à sua aparência.

A menopausa é a data da última menstruação da mulher, que ocorre, habitualmente, próximo aos 50 anos de idade. O período que envolve a menopausa, com suas múltiplas flutuações hormonais, é frequentemente acompanhado por mudanças físicas e emocionais significativas.[2]

A transição da menopausa está associada ao aumento da gordura corporal e à diminuição da massa magra corporal, o que resulta no aumento da proporção gordura-massa magra e na diminuição da taxa metabólica basal. As alterações hormonais complicam a manutenção da estabilidade do peso corporal. As mulheres, com sua dieta habitual, sentem que ganham peso com mais frequência, e as dietas restritivas clássicas, que antes pareciam funcionar para controle, agora não mais ajudam.[2]

As alterações hormonais relacionadas à peri e à pós-menopausa afetam a distribuição da gordura corporal na mulher, modificando características anteriores. As mulheres começam a ter propensão ao acúmulo de gordura visceral e de gordura centrípeta, estabelecendo um formato corporal diferente, como o formato maçã, similar a características da distribuição de gordura em corpos masculinos. A sarcopenia e a osteoporose também estão relacionadas ao envelhecimento, à depleção de estrogênio e à transição menopausal.[3]

Entre as alterações corporais que podem ocorrer nessa fase, há ainda mudanças na pele – secura e manchas, por exemplo –, além de mudança na densidade capilar e da perda de padrão feminino capilar, que pioram após a menopausa.

As flutuações hormonais podem, ainda, afetar o humor, promovendo labilidades e, por vezes, piorando doenças previamente diagnosticadas, como depressão e outros transtornos psíquicos.

O sono, fundamental para a saúde cardiovascular, a manutenção da memória, o controle metabólico e a manutenção de peso, também é bastante prejudicado por causa das alterações de hormônios da menopausa. Nessa fase, múltiplos despertares com suores noturnos, o despertar relacionado a aumento de frequência miccional e a noctúria (que podem ocorrer por causa da síndrome geniturinária da menopausa), além do despertar espontâneo na madrugada, relacionado à diminuição estrogênica, promovem cansaço constante, irritabilidade e sensações que interferem na percepção corporal e na manutenção das atividades cotidianas.

Somem-se às alterações descritas a pressão social exacerbada e as preocupações com o envelhecimento e a imagem corporal: tudo isso faz da perimenopausa um período crítico para o início ou a recorrência de distúrbios alimentares e transtornos de identidade corporal.[2]

ESTUDOS DE IMAGEM CORPORAL NA TRANSIÇÃO MENOPAUSAL

Ao longo da vida das mulheres, períodos que envolvem grandes mudanças físicas, hormonais e psicossociais, como puberdade, gravidez e pós-parto, foram identificados como janelas de vulnerabilidade para maior insatisfação corporal. No entanto, as investigações sobre a transição da menopausa como um período específico de interesse são mais limitadas, e as relações entre a experiência das mulheres com a menopausa e sua percepção da imagem corporal não são bem compreendidas. Alguns estudos relataram taxas de insatisfação corporal que variaram de 40 a 80% em mulheres de meia-idade e mais velhas, destacando que as preocupações com a imagem corporal continuam a afetar significativamente as mulheres à medida que envelhecem.[4]

Considerando que 1 em cada 7 pessoas no mundo é uma mulher na pós-menopausa, o estudo e a compreensão da saúde física e psicológica das mulheres durante essa transição são de grande importância. Estudos sugerem que entre 3 e 5% das mulheres entre 40 e 60 anos exibem sintomas consistentes com os critérios de transtornos alimentares do Manual Diagnóstico e Estatístico de Transtornos Mentais, em sua 5ª edição (DSM-5).[5]

Mulheres na perimenopausa já têm suas crenças e hábitos alimentares estabelecidos, o que torna mudanças alimentares mais difíceis, com dietas que frequentemente envolvem padrões restritivos e exclusão de certos alimentos que são tidos como "não saudáveis" ou "engordantes", associados a sentimentos de culpa, vergonha e insatisfação quando metas relacionadas ao corpo não são alcançadas.[2]

Em distúrbios alimentares há muito mais estudos de prevalência do que de incidência, e em geral o público-alvo é formado por pacientes que não buscam tratamento.[6]

Uma revisão sistemática analisou artigos publicados entre 1992 e 2015 retirados de 14 bancos de dados eletrônicos, que avaliaram intervenções em mulheres de 35 a 55 anos em ensaios controlados com pelo menos uma medida de imagem corporal, tendo como desfecho primário a melhora na percepção da imagem corporal e como desfecho secundário a melhora em transtornos alimentares. Os estudos não discriminaram quais elementos terapêuticos ou de atividades utilizados nas intervenções foram os mais efetivos – tiveram mais impacto positivo na autoimagem.[5]

Em estudo realizado no Canadá,[6] 1.026 mulheres de 54 anos foram avaliadas em relação à insatisfação com o peso corporal – quase 80% da amostra e mais de 50% das mulheres com "peso normal" relataram insatisfação. As mulheres pesquisadas indicaram estar mais insatisfeitas com seus corpos nessa fase da vida, em relação à juventude. Ajustando para o índice de massa corporal (IMC), a insatisfação foi maior nas mulheres de classe social mais elevada e naquelas que se classificaram com saúde pior. Mulheres com insatisfação corporal, independentemente do tamanho do corpo, eram propensas a evitar várias situações cotidianas devido à maneira como se sentiam em relação a seu corpo. Ajustando para o IMC, as mulheres que estavam satisfeitas com o próprio peso eram mais propensas a relatar angústia em relação a outros aspectos de sua aparência.

Outra revisão sistemática[7] teve como objetivo resumir evidências de estudos observacionais sobre a percepção da imagem corporal das mulheres em relação à transição da menopausa. Nessa avaliação, a disparidade dos estudos em relação a escalas de avaliação e outros métodos, bem como às abordagens de investigação, trouxe dúvidas a respeito das conclusões finais. De qualquer forma, depois da avaliação, as descobertas sugerem que os sintomas da menopausa podem estar associados a preocupações com a imagem corporal, enquanto nenhum papel definitivo dos estágios da menopausa ou dos níveis de hormônios pôde ser estabelecido.

Em uma revisão da literatura, dados de artigos entre 2013 e 2023 foram avaliados. Dentre as conclusões mais relevantes, observou-se que 11 a 25% das mulheres com mais de 50 anos reportam episódios recorrentes de compulsão alimentar e 60 a 89% das mulheres na meia-idade reportam insatisfação corporal. Risco aumentado para transtornos alimentares é mais relacionado com as alterações corporais (aumento da adiposidade abdominal) do que com as alterações hormonais por si sós, e a flutuação do peso também é fator de risco para distúrbios alimentares no climatério. Além disso, mulheres não brancas têm maior risco por receberem menos atendimento médico para tratar sintomas do climatério. Distúrbios alimentares na meia-idade estão relacionados com distúrbios do sono, redução da qualidade de vida, redução do consumo de alimentos nutritivos e depressão. Algumas barreiras para o tratamento são: vergonha, grupos terapêuticos com pessoas mais jovens e comorbidades como depressão e ansiedade.[4]

Estudo comparativo entre mulheres na pré-menopausa, perimenopausa e pós-menopausa avaliou imagem corporal, satisfação com a vida sexual, autoestima e sintomas de ansiedade e depressão e notou que a insatisfação com a imagem corporal foi maior no grupo perimenopausa. Na pós-menopausa há uma melhora em relação à avaliação da imagem corporal, ficando semelhante à pré-menopausa. Isso mostra que as mudanças associadas à menopausa são mais aceitas após o término da transição menopausal.[1]

DISCUSSÃO

Mudanças na aparência, como aumento de peso e modificações na forma corporal, disfunções do sono e sinais de envelhecimento, como alterações na pele, no cabelo e na função sexual, podem influenciar o modo como a mulher se sente com seu corpo.[1]

Diante desse cenário, é fundamental que os profissionais de saúde que atendem mulheres no período que envolve a menopausa adotem estratégias de enfrentamento saudáveis para lidar com os possíveis transtornos de identidade corporal.

É provável que a perimenopausa seja o período em que a mulher mais se beneficia do tratamento psicoterápico para aceitar as mudanças da transição menopausal, ou pelo menos de informação sobre as alterações corporais e suas consequências.[1]

É de fundamental importância o entendimento de que a menopausa não é uma condição patológica e sim uma fase da vida da mulher, com uma série de desafios que têm múltiplas repercussões. O atendimento nesse período deve sempre abranger questões como imagem corporal e seus vieses, para que a mulher se sinta confortável em conversar e para facilitar a busca de tratamento, quando necessário.[2]

As implicações da imagem corporal vão além da saúde mental. Há evidências mostrando que uma imagem corporal mais positiva está associada a maior bem-estar sexual, adesão a vários comportamentos promotores da saúde e melhor qualidade de vida.

A suscetibilidade da mulher na fase que envolve a menopausa a processos de medicalização e hipermedicalização, assim como a procedimentos dermatológicos e intervenções estéticas, deve alertar médicos e demais profissionais de saúde envolvidos para que, vigilantes, orientem as pacientes. Há um mercado crescente de produtos direcionados para mulheres nessa fase, nem sempre com uso baseado em evidências.[2]

Considerando a atual revisão da literatura, sugere-se que a insatisfação corporal em mulheres dessa faixa etária merece maior atenção, com mais estudos de qualidade e mais ofertas e buscas por tratamentos apropriados.

REFERÊNCIAS BIBLIOGRÁFICAS

1. Séjourné N, Got F, Solans C, Raynal P. Body image, satisfaction with sexual life, self--esteem, and anxiodepressive symptoms: a comparative study between premenopausal, perimenopausal, and postmenopausal women. J Women Aging. 2019;31(1):18-29.
2. de Oliveira J, Medeiros B. Do emotional dysregulation and body image issues contribute to disordered eating and the onset of eating disorders during menopause? Maturitas. 2024:108086.
3. Faubion SS, Crandall CJ, Davis L, et al. The 2022 hormone therapy position statement of The North American Menopause Society. Menopause. 2022;29(7):767-94.
4. Williams L, Gurung J, Persons P, Kilpela L. Body image and eating issues in midlife: a narrative review with clinical question recommendations. Maturitas. 2024;188.
5. Lewis-Smith H, Diedrichs PC, Rumsey N, Harcourt D. A systematic review of interventions on body image and disordered eating outcomes among women in midlife. Int J Eat Disord. 2016;49(1):5-18.
6. Mangweth-Matzek B, Hoek HW. Epidemiology and treatment of eating disorders in men and women of middle and older age. Curr Opin Psychiatry. 2017;30(6):446-51.
7. Vincent C, Bodnaruc AM, Prud'homme D, et al. Associations between menopause and body image: a systematic review. Women's Health. 2023;19:17455057231209536.

9

Imagem corporal na velhice

Fernanda Papa de Campos
Dorli Kamkhagi

PONTOS-CHAVE

- Envelhecimento e aceitação: o envelhecimento como processo que requer aceitação das mudanças físicas e emocionais, visando a um envelhecimento saudável.
- Influência da mídia e cultura: o impacto negativo da representação da velhice na mídia e a necessidade de reavaliação cultural sobre o valor das pessoas idosas.
- Desafios das pessoas idosas LGBTQIA+: a complexidade da aceitação da imagem corporal entre pessoas idosas LGBTQIA+, que enfrentam dupla marginalização.
- Papel da família: a influência das percepções dos filhos sobre a imagem corporal dos pais idosos e a importância do apoio emocional.
- Abordagens terapêuticas: a relevância da psicanálise e da terapia cognitivo-comportamental para ajudar pessoas idosas a lidarem com a imagem corporal.

INTRODUÇÃO

O envelhecimento é um processo inevitável e natural que traz consigo uma série de transformações nas esferas física, social e emocional. A Política Nacional do Idoso define que indivíduos a partir dos 60 anos são considerados idosos, e, no Brasil, a população nessa faixa etária está em crescimento constante, alcançando 7,4% em 2010. Projeções indicam que a expectativa de vida média pode chegar a 81,29 anos até 2050. Essa nova realidade impõe desafios emocionais significativos, sendo a aceitação das diminuições nas capacidades físicas um componente essencial para um envelhecimento saudável.

A imagem corporal, que se refere à percepção que o indivíduo tem de seu próprio corpo, é influenciada por uma série de fatores sociais e culturais e pode impactar diretamente a autoestima, que frequentemente diminui com a passagem dos anos. A discussão sobre a imagem corporal na velhice é um tema que suscita reflexões importantes sobre como a sociedade enxerga e valoriza o processo de envelhecer. Em uma era em que a longevidade se torna cada vez mais comum, é imperativo reexaminar as percepções sobre a velhice, não apenas como um período de declínio, mas também como fase repleta de novas oportunidades e desafios.

A ACEITAÇÃO E A IMAGEM DO CORPO

A maneira como os indivíduos percebem sua imagem corporal na velhice requer uma análise cuidadosa. Em sociedades como a nossa, que frequentemente exaltam a juventude, o envelhecimento é muitas vezes visto sob a ótica da decadência. Entretanto, é essencial reconhecer que ele pode ser repleto de novas experiências e transformações significativas. A aceitação do corpo envelhecido desempenha um papel crucial na promoção de uma imagem positiva entre os idosos. Aceitar o envelhecimento é um passo vital para garantir o bem-estar emocional e a qualidade de vida nessa fase.[1]

Estudos recentes demonstram que pessoas que mantêm relacionamentos afetivos estáveis ao longo da vida tendem a desenvolver uma imagem corporal mais saudável. O apoio emocional e a validação recebidos desses relacionamentos impactam diretamente a autoestima e a percepção de si mesmos. Importa destacar que as mulheres idosas frequentemente enfrentam maiores desafios nesse contexto, devido à pressão social que as leva a se sentirem menos valorizadas em relação aos homens.[2]

ALÉM DO ESPELHO: COMO AS PESSOAS IDOSAS PERCEBEM SEUS CORPOS

Com o passar do tempo, muitas pessoas idosas enfrentam a diminuição da funcionalidade em suas atividades cotidianas, o que pode levar a sentimentos de frustração, tristeza e a uma autoimagem negativa. As dores crônicas, comuns nessa fase, têm papel importante no modo como a imagem corporal é percebida. Artrite e problemas na coluna não só limitam a mobilidade, mas também intensificam a sensação de vulnerabilidade, podendo levar a isolamento social e agravando a solidão e a desconexão.

Alterações visíveis no corpo, como rugas, manchas e flacidez da pele, também representam desafios significativos. Esses sinais do envelhecimento podem causar desconforto e o conflito interno entre aceitar a nova aparência e a insatisfação. Para muitos, a busca por tratamentos estéticos torna-se um reflexo dessa batalha emocional.

Adicionalmente, é importante considerar as maneiras como diferentes culturas percebem o envelhecimento e os relacionamentos. O homem idoso, em muitas sociedades, é frequentemente visto como alguém possuidor de maturidade e sabedoria, sendo socialmente aceito que se relacione com pessoas mais jovens. Aceitação que se deve, em grande parte, à crença de que ele pode permanecer ativo reprodutivamente até o fim da vida.

Em contrapartida, a mulher idosa frequentemente carrega o estigma de que não tem mais idade para um novo relacionamento. A menopausa, que marca o fim de sua capacidade de reproduzir, leva-a a sentir-se excluída. Além disso, em muitas culturas orientais, a ideia de que uma mulher deve ser jovem e atraente para ser desejada é ainda mais acentuada, reforçando a ideia de que sexualidade e atratividade estão intimamente ligadas à juventude. Essa disparidade de percepções entre os gêneros pode redundar em um forte impacto na autoestima e na saúde emocional das mulheres mais velhas, que se veem muitas vezes relegadas a um papel secundário na sociedade.

Assim, a dependência de cuidados pode impactar profundamente a autoimagem das pessoas idosas. O temor de não conseguir cuidar de si mesmo e de se tornar um peso pode provocar angústia e ansiedade.

A INFLUÊNCIA DA MÍDIA E DA CULTURA NO ENVELHECIMENTO

Outro aspecto essencial é o efeito da mídia na percepção do envelhecimento. A presença de representações negativas e distorcidas de pessoas idosas em comerciais e programas de televisão contribui para um ciclo de insatisfação e negação. A mídia exerce um papel significativo na perpetuação de estereótipos negativos relacionados ao envelhecimento, resultando na marginalização dos mais velhos.[3]

Além disso, a cultura influencia profundamente a imagem que temos das pessoas idosas. Se em diversos contextos eles são reconhecidos como portadores de sabedoria e respeito, no Ocidente a conexão entre beleza e juventude sobressai. Reconheça-se que as pessoas idosas são, muitas vezes, os guardiões da memória e da cultura, cujo valor não deve ser subestimado.[4]

Essa dualidade ressalta a necessidade urgente de reavaliação desses indivíduos na sociedade contemporânea.

O etarismo, que se refere à discriminação contra pessoas idosas, permeia diversas esferas, incluindo o mercado de trabalho e as relações sociais. Essa forma de discriminação impacta diretamente a imagem corporal dos mais velhos de várias formas e pode redundar em sentimentos de inadequação e baixa autoestima.

Muitas vezes a pessoa idosa é alvo de piadas ou comentários depreciativos, o que pode reforçar uma percepção negativa de si mesma. Por exemplo, o acesso a produtos de beleza e roupas também pode ser limitado – muitas marcas têm em mente um público jovem, deixando de lado as necessidades e preferências dos mais velhos.

DESAFIOS ENFRENTADOS POR PESSOAS IDOSAS LGBTQIA+

A imagem corporal se torna ainda mais complexa para as pessoas idosas LGBTQIA+, que enfrentam desafios adicionais relacionados à aceitação e à visibilidade. Esses indivíduos frequentemente lidam com uma dupla marginalização, tanto pela idade quanto pela orientação sexual ou pela identidade de gênero – o que pode intensificar sua experiência de etarismo. A pressão para se encaixar em padrões de beleza é ainda mais difícil para aqueles que já enfrentaram discriminação ao longo da vida.[5] Essa dificuldade não deve ser desdenhada.

O impacto negativo da baixa autoestima pode se manifestar de várias maneiras. Por exemplo, algumas pessoas idosas podem evitar atividades sociais, como ir a festas ou participar de grupos comunitários, por medo de serem julgadas ou de não se sentirem à "altura" dos acontecimentos. Essa autoexclusão pode levar ao isolamento social, que, por sua vez, pode agravar a solidão e levar o indivíduo à depressão.

Outro exemplo: a relutância em buscar cuidados médicos ou apoio psicológico devido ao medo de discriminação, ou de não serem levados a sério. Isso pode resultar em problemas de saúde não tratados, exacerbando os já mencionados sentimentos de inadequação e vulnerabilidade.

A baixa autoestima também pode afetar a maneira como esse grupo cuida de si mesmo. Alguns podem negligenciar aparência ou saúde, sentindo que não vale a pena investir tempo e recursos. Essa situação pode ocasionar a deterioração da saúde física e mental, criando um ciclo vicioso de desânimo e desesperança.

A criação de espaços seguros e acolhedores, onde pessoas idosas LGBTQIA+ possam compartilhar suas experiências e se sentir valorizadas, é fundamental. Além disso, é importante aumentar a visibilidade desse grupo na mídia e em campanhas sociais, enfatizando suas histórias e contribuições, o que não apenas ajuda a combater os estereótipos, mas também a promover uma imagem corporal mais positiva, além de aceitação mais ampla da diversidade na velhice.

A VISÃO DOS FILHOS SOBRE A IMAGEM CORPORAL DA PESSOA IDOSA

A percepção da imagem corporal entre os idosos vai além da autoavaliação, envolvendo também filhos e outros familiares que percebem essas mudanças. É comum que os filhos tenham uma visão ambivalente sobre a imagem corporal de seus pais. De um lado, eles os veem como figuras dignas de amor e respeito; de outro, é possível que sintam desconforto ou vergonha em relação às transformações físicas que o envelhecimento acarreta.

A dinâmica entre pais e filhos pode ser profundamente influenciada pelas inseguranças que ambos carregam. Um jovem insatisfeito com a própria imagem pode transferir essa insegurança para seus pais, tecendo críticas ou comentários desfavoráveis. Essa situação pode gerar desconforto e afastamento emocional, prejudicando a comunicação entre todos. Isso pode ser amenizado pela promoção de diálogos abertos sobre o envelhecimento e a aceitação das mudanças físicas.

Além disso, é essencial que os filhos expressem amor e aceitação. Realizar atividades em conjunto, como caminhadas ou aulas de dança, também é uma forma de celebrar a vida e a saúde, realçando que a valorização vai além da aparência externa.[6]

CONVERSAS NEGATIVAS SOBRE O CORPO

Conversas negativas sobre o envelhecimento podem impactar profundamente a autoestima e a saúde mental das pessoas idosas. O estudo "Fat talk, old talk, or both?" (Conversa sobre peso, conversa sobre envelhecimento ou ambas?), de Savannah C. Hooper et al., revela que diálogos prejudiciais como o "*fat talk*" e o "*old talk*" estão associados a baixa autoestima, ansiedade e depressão.[7]

Old talk refere-se a diálogos que desvalorizam o envelhecimento e a aparência, frequentemente surgindo em interações com amigos e familiares.

Comentários sobre rugas e limitações físicas são comuns, perpetuando a ideia de que envelhecer é algo a temer.

Estudos mostram que o *old talk* está ligado a altos níveis de ansiedade e depressão, dificultando a aceitação das mudanças físicas e criando um ciclo vicioso de autoavaliações negativas e isolamento social. Estimular as pessoas idosas a compartilharem suas histórias de superação pode transformar o *old talk* em uma troca enriquecedora de sabedoria.

A mudança começa nas interações familiares e sociais. Cuidadores e profissionais de saúde também desempenham um papel crucial, promovendo diálogos encorajadores e positivos.

ABORDAGENS DA PSICANÁLISE E TERAPIA COGNITIVO-COMPORTAMENTAL

Tanto a psicanálise quanto a terapia cognitivo-comportamental (TCC) oferecem perspectivas valiosas para apoiar as pessoas idosas em sua jornada de envelhecimento, especialmente no que diz respeito à imagem corporal e à autopercepção.[8] A psicanálise auxilia na compreensão das profundas transformações psíquicas e sociais que ocorrem com a velhice, permitindo que as pessoas idosas reavaliem suas histórias de vida e integrem suas experiências enquanto lidam com as perdas que chegam com a idade.

A TCC complementa essa abordagem ao oferecer estratégias práticas para lidar com questões relacionadas à imagem corporal. Por meio da reestruturação cognitiva, a terapia ajuda a modificar pensamentos negativos, promovendo a autoaceitação e o desenvolvimento da autoconfiança, essenciais para combater a sensação de isolamento que frequentemente aflige os idosos. Além disso, ao fomentar o bem-estar emocional e abordar sintomas de ansiedade e depressão, a TCC facilita a conscientização sobre o envelhecimento e a definição de metas realistas para o autocuidado. Juntas, ambas as abordagens oferecem um suporte abrangente que promove uma autoimagem saudável e uma experiência digna na terceira idade.

PERSPECTIVAS FUTURAS

À medida que a população envelhece, é imperativo que novas pesquisas sejam realizadas para entender melhor as necessidades e desafios enfrentados por pessoas idosas de diferentes origens.

Um futuro que respeita e valoriza a diversidade na velhice é não apenas desejável, mas necessário. Promover uma cultura de aceitação e amor-próprio não apenas melhora a qualidade de vida das pessoas idosas como enriquece a sociedade como um todo. Além disso, ao abraçar a diversidade na velhice, essa mesma sociedade se torna mais empática e compreensiva, resultando em laços sociais mais fortes e em uma cultura que celebra a pluralidade de experiências de vida.

CONSIDERAÇÕES FINAIS

A compreensão da imagem corporal na velhice é multifacetada e envolve uma interseção complexa entre fatores sociais, culturais e psicológicos. A aceitação do corpo envelhecido é um desafio que, quando superado, pode levar a um aumento significativo no bem-estar emocional das pessoas idosas.

As pessoas idosas LGBTQIA+ merecem um espaço seguro onde suas identidades e experiências sejam valorizadas. Criar comunidades inclusivas e oferecer suporte psicológico adequado são passos fundamentais para garantir que todas as pessoas idosas se sintam aceitas e respeitadas, independentemente de sua orientação sexual ou identidade de gênero. Conversas abertas e honestas sobre envelhecimento e aceitação podem não apenas fortalecer os laços familiares como ajudar a reduzir as inseguranças que muitos filhos sentem em relação à imagem de seus pais.

A adoção de abordagens terapêuticas pode equipar as pessoas idosas com as ferramentas necessárias para lidar com as mudanças que acompanham o envelhecimento. A prática de atividades que promovam a autoestima e a autoconfiança, como dança e artes,[9] deve ser incentivada, pois contribui para uma experiência de envelhecimento mais rica e significativa. Ao nos concentrarmos na aceitação e valorização de todas as formas de viver a velhice, não apenas estamos beneficiando os idosos como construindo uma sociedade mais inclusiva e menos preconceituosa para todos.

REFERÊNCIAS BIBLIOGRÁFICAS

1. Oliveira MF. Envelhecimento e qualidade de vida: uma perspectiva psicossocial. São Paulo: Psicologia; 2018.
2. Silva AB, Oliveira T. Gênero e envelhecimento: a influência do estado civil na imagem corporal. Psicol Soc. 2019;31(2):220-30.
3. Silva AB. Psicologia e envelhecimento: novas perspectivas e caminhos. Brasília: UnB; 2016.
4. Facchini R. Mídia e envelhecimento: estereótipos e representações. São Paulo: Atlas; 2017.
5. Castro EV. A inconstância da alma selvagem. São Paulo: Cosac Naify; 2014.

6. Almeida T, Ferreira L. Envelhecimento e identidade: desafios para idosos LGBT. São Paulo: LGBTQ+; 2021.
7. Almeida JC. Saúde mental e atividade física na terceira idade. Belo Horizonte: UFMG; 2019.
8. Hooper SC, Kilpela LS, Ogubuiake V, Becker CB. Fat talk, old talk, or both? Association of negative body talk with mental health, body dissatisfaction, and quality of life in men and women. Journal of Eating Disorders. 2023;11:77.
9. Souza CA. Psicoterapia e envelhecimento: uma abordagem integrativa. Rio de Janeiro: Casa do Psicólogo; 2020.

PARTE III

Imagem corporal e condições clínicas

10

Imagem corporal nos transtornos alimentares

Patricia Gipsztejn Jacobsohn
Manoela Figueiredo
Marle Alvarenga

PONTOS-CHAVE

- Transtornos alimentares (TA) são caracterizados por um comportamento alimentar disfuncional que afeta negativamente a saúde física, mental e o bem-estar psicossocial.
- Além das alterações no comportamento alimentar, os TA frequentemente são marcados por autoestima prejudicada e distúrbios da imagem corporal – que são centrais no desenvolvimento e perpetuação dos TA.
- A distorção cognitiva da imagem corporal leva os indivíduos a uma percepção distorcida do corpo, mantendo comportamentos autodestrutivos, como restrição alimentar, compulsão e compensação na busca por um corpo idealizado.
- O tratamento da distorção da imagem corporal é essencial para a eficácia das intervenções nos TA e pode envolver abordagens psicológicas, neurocientíficas e tecnológicas.

INTRODUÇÃO

Os transtornos alimentares (TA) são caracterizados por um comportamento alimentar disfuncional que afeta negativamente a saúde física, mental e o bem-estar psicossocial. Os sistemas de classificação atuais – a 5ª edição do Manual Diagnóstico e Estatístico de Transtornos Mentais (DSM-5) e a 11ª edição da Classificação Internacional de Doenças (CID-11) – apresentam essencialmente os mesmos diagnósticos, com algumas variações nos agrupamentos: anorexia nervosa (AN), bulimia nervosa (BN), transtorno da compulsão alimentar (TCA), pica, transtorno de ruminação, transtorno alimentar restritivo/evitativo (Tare), outros TA especificados (como quadros atípicos de AN, BN e TCA, transtorno de purgação e síndrome da alimentação noturna) e TA não especificados.[1,2]

Além das alterações no comportamento alimentar, esses indivíduos frequentemente apresentam outras manifestações, como distúrbios da imagem corporal e autoestima prejudicada.[1,2]

No caso específico da AN, os critérios diagnósticos destacam para imagem corporal:[1,2]

- DSM-5: que a distorção na percepção do peso ou da forma corporal afeta indevidamente a autoavaliação, ou, ainda, existe uma falta persistente de reconhecimento da gravidade do baixo peso corporal.
- CID-11: o peso ou a forma corporal são supervalorizados, tornando-se centrais para a autoavaliação, ou são percebidos de maneira incorreta como normais ou excessivos. A preocupação com o peso e a forma corporal, mesmo que não expressa explicitamente, pode se manifestar por comportamentos como pesar-se repetidamente, usar fitas métricas ou espelhos para observar o corpo, monitorar o conteúdo calórico dos alimentos e buscar informações sobre métodos para emagrecer ou adotar comportamentos extremos de esquiva.

Para a BN, os destaques quanto à imagem corporal são:[1,2]

- DSM-5: os critérios diagnósticos indicam que a autoavaliação é indevidamente influenciada pela percepção de seu peso e forma corporal, gerando uma preocupação excessiva com esses aspectos.
- CID-11: essa preocupação, quando não verbalizada, pode se expressar por meio de comportamentos como pesar-se frequentemente, medir o corpo com fitas ou observá-lo no espelho, monitorar constantemente as calorias dos alimentos e buscar informações sobre como perder peso, além de adotar comportamentos evitativos extremos, como evitar espelhos, recusar roupas justas ou não querer saber o próprio peso.

Nos demais quadros, não há menção específica a aspectos de imagem corporal. No Tare, o padrão de comportamento alimentar não está relacionado a preocupações com o peso ou a forma corporal – sendo um diferencial da AN.[1,2]

Para o TCA, embora a distorção da imagem corporal não seja tão determinante quanto em outros TA, ela é um fator relevante que afeta negativamente a qualidade de vida, e precisa ser abordada nas intervenções terapêuticas. Indivíduos com TCA frequentemente apresentam distúrbios significativos na percepção da imagem corporal. A insatisfação com o corpo é um fator que contribui para o agravamento do transtorno, e está associada a altos níveis de insatisfação e baixa autoestima. Além disso, a preocupação com o corpo está ligada a sentimentos de vergonha e culpabilidade, que contribuem para episódios de compulsão alimentar. A imagem corporal tende a ser menos grave que na AN e na BN, mas ainda assim é um aspecto central, e se destaca a importância de abordar a imagem corporal nos tratamentos para TCA.

De qualquer forma, a maior parte das pesquisas e publicações sobre imagem corporal nos TA se centra em aspectos da AN e da BN, e vários autores enfatizarão que os distúrbios de imagem corporal não são apenas um sintoma, mas são centrais no desenvolvimento e perpetuação dos TA.[3,4]

EM TERMOS DE MODELOS EXPLICATIVOS

Stice e Shaw[4] destacam a importância das pressões socioculturais, como os padrões de beleza impostos pela mídia, no desenvolvimento de TA. O desejo de atingir esses padrões contribui para a insatisfação com a imagem corporal, o que desencadeia e mantém comportamentos alimentares disfuncionais. Brytek-Matera e Czepczor[5] enfatizam que os distúrbios da imagem corporal e os padrões alimentares disfuncionais estão interligados, com fatores psicológicos e socioculturais desempenhando um papel crucial em seu desenvolvimento e manutenção. A percepção distorcida do corpo leva a comportamentos alimentares desadaptativos, como a restrição alimentar ou episódios de compulsão alimentar seguidos de purgação, o que reforça a insatisfação com o corpo e agrava a percepção negativa da imagem corporal. Pacientes com TA frequentemente associam suas qualidades físicas a seu valor pessoal, reforçando ainda mais percepções disfuncionais sobre o corpo. Esses indivíduos buscam controlar o corpo e o peso como uma maneira de lidar com emoções de difícil elaboração, como medo, raiva ou tristeza.

Nenhum modelo teórico isolado pode explicar completamente a complexidade dos TA; uma abordagem integrativa, que leve em consideração aspectos biológicos, psicológicos, sociais e evolutivos, é mais eficaz para compreender as causas subjacentes. Brokjøb et al.[6] propõem, por meio de um experimento perceptual visual, que pessoas com TA têm a percepção do tamanho e da forma do corpo alterada de maneira específica e consistente, tanto em relação à autoavaliação subjetiva quanto à percepção visual objetiva. Eles frequentemente percebem partes do corpo, como barriga, cintura e quadris, como maiores do que realmente são, o que reforça a ansiedade e a restrição alimentar. A distorção perceptual não se limita à autoavaliação subjetiva, mas também afeta a percepção objetiva das imagens corpóreas, indicando uma alteração no processamento visual do corpo. Essas alterações podem estar associadas a fatores neurológicos, além de fatores psicológicos e sociais que alimentam as distorções cognitivas relacionadas à imagem corporal.

RELAÇÃO DA IMAGEM CORPORAL COM COMPORTAMENTOS ALIMENTARES E ASPECTOS PSÍQUICOS

Cash e Deagle[3] observaram que pacientes com AN apresentavam alterações mais intensas da imagem corporal, enquanto aqueles com BN tinham uma visão mais negativa de seu corpo, o que os levava a adotar comportamentos como restrição ou compulsão alimentar. Esses distúrbios também estavam associados a altos níveis de ansiedade, depressão e baixa autoestima em ambos os grupos. Stice e Shaw[4] destacaram que a distorção cognitiva da imagem corporal leva a uma percepção distorcida do corpo, mantendo comportamentos de restrição alimentar e compulsão, na busca por um corpo idealizado. A imagem corporal estava fortemente associada à perda de controle sobre os comportamentos alimentares, criando um ciclo vicioso que perpetuava os TA. A AN estava mais associada à percepção equivocada de excesso de peso e adoção de restrição severa, enquanto a BN estava ligada à insatisfação com o corpo e à busca por compensação após episódios de compulsão. Assim, a relação entre a insatisfação com a imagem corporal e os comportamentos alimentares disfuncionais é recíproca, ou seja, a insatisfação alimenta os comportamentos disfuncionais e vice-versa.

Brokjøb et al.[6] afirmam que as distorções perceptuais estavam fortemente correlacionadas à restrição alimentar, compulsão alimentar e purgação. Quanto maior a distorção percebida do corpo, mais intensos eram os comportamentos alimentares disfuncionais, sugerindo um ciclo vicioso entre a percepção distorcida do corpo e os comportamentos. E ainda Carey e Preston[7] apontam que as distorções da imagem corporal em TA têm um componente cognitivo significativo. Os pacientes frequentemente racionalizam suas crenças distorcidas sobre o corpo, levando a um comportamento autocrítico constante. Além disso, há uma relação estreita entre a distorção da imagem corporal e sintomas de depressão, ansiedade e baixa autoestima. Muitos indivíduos com TA associam a insatisfação corporal a uma sensação de não adequação ou inadequação em outros aspectos da vida (como nas relações sociais ou no desempenho profissional).

Especificamente sobre componentes dos distúrbios da imagem corporal em TA, Carey e Preston[7] afirmam que não se resume a uma única percepção distorcida (como o peso corporal), mas envolve várias dimensões, como: a percepção do peso (excesso ou insuficiência de peso), a forma corporal (aspectos como largura ou contornos corporais) e detalhes estéticos ou imperfeições específicas, como aspectos faciais ou da pele. A distorção pode envolver uma combinação dessas dimensões, sendo uma das razões pelas quais a imagem corporal distorcida é complexa e multifacetada em pacientes com TA. Além disso, destacam que os pacientes com TA podem se envolver em comportamentos adicionais de modificação corporal. Isso pode incluir o uso excessivo de maquiagem, cirurgias plásticas ou outros procedimentos estéticos, na tentativa de corrigir ou esconder falhas percebidas na aparência física. Essa busca pela perfeição pode se tornar obsessiva, podendo levar a casos extremos de "desfiguramento" ou "descaracterização" corporal, perpetuando o TA.

Esse destaque traz uma reflexão sobre o transtorno dismórfico corporal (TDC). Embora ambos os distúrbios envolvam preocupações com a imagem corporal, os TA estão mais focados no controle do peso corporal e nas formas do corpo, enquanto o TDC envolve uma fixação em imperfeições faciais ou outras partes do corpo.

TRATAMENTO DA DISTORÇÃO DA IMAGEM CORPORAL NOS TRANSTORNOS ALIMENTARES

Tratar os distúrbios da imagem corporal é essencial, pois estão fortemente ligados à gravidade e manutenção dos sintomas dos TA, uma vez que têm considerável impacto emocional e também perpetuam comportamentos alimentares transtornados, tornando a recuperação mais difícil e aumentando o risco de recaídas. O tratamento é essencial para a eficácia das intervenções nos TA e pode envolver abordagens psicológicas, neurocientíficas e tecnológicas.

A terapia cognitivo-comportamental (TCC) é reconhecida como um dos tratamentos mais eficazes para diminuir a insatisfação corporal nos TA.[8] A TCC foca a reestruturação de crenças disfuncionais – aprendendo a identificar e desafiar pensamentos automáticos negativos sobre o corpo, substituindo-os por crenças mais equilibradas e baseadas em evidências apresentadas pelo terapeuta e na exposição gradual ao próprio corpo – para ajudar a reduzir a ansiedade associada à aparência e evitar respostas evitativas.

Estudos mostram que intervenções baseadas em *mindfulness* e autocompaixão, com práticas como a meditação da bondade amorosa, podem reduzir a insatisfação corporal e os sintomas de TA, auxiliando os indivíduos a desenvolver uma relação mais neutra e gentil com sua imagem corporal. A terapia de exposição ao espelho é outra estratégia amplamente empregada, na qual os pacientes são expostos à própria imagem no espelho de forma gradual e sistemática, reduzindo a ansiedade e promovendo a aceitação corporal.

Abordagens baseadas em neurociências, como a realidade virtual e a estimulação magnética transcraniana, estão sendo exploradas para tratar a distorção da imagem corporal.[9,10] Essas novas estratégias, quando combinadas com a TCC, podem potencializar os efeitos terapêuticos e promover uma recuperação mais sustentável.

Keizer et al.[9] investigaram o uso da realidade virtual como ferramenta para modificar a percepção corporal em indivíduos com TA, demonstrando que a exposição a avatares manipuláveis em realidade virtual pode alterar a forma como percebem seus próprios corpos, reduzindo a distorção da imagem corporal. Os resultados sugerem que a imersão em ambientes virtuais pode ser uma estratégia eficaz para reestruturar a autoimagem e auxiliar no tratamento da insatisfação corporal desses pacientes.

Intervenções baseadas em ilusão corporal também têm se mostrado eficazes no tratamento da distorção da imagem corporal. Essas técnicas utilizam experiências sensoriais para modificar a percepção corporal, ajudando os pacientes a reconstruírem uma imagem mais realista de si mesmos. Portingale et al.[11] exploram como as ilusões de *enfacement* – técnicas experimentais que induzem a sensação de possuir o rosto de outra pessoa – podem preencher lacunas no entendimento e tratamento dos distúrbios de imagem corporal nos TA. Eles destacam que, embora a percepção distorcida do corpo seja central nesses transtornos, a percepção do próprio rosto tem recebido pouca atenção, apesar das crescentes pressões socioculturais relacionadas à aparência facial nas mídias sociais. Evidências recentes sugerem que indivíduos com TA apresentam dificuldades no reconhecimento preciso de seu próprio rosto e percepções faciais distorcidas. As ilusões de *enfacement* oferecem um novo paradigma para investigar os processos de integração multissensorial subjacentes às perturbações na percepção facial nesses indivíduos, podendo elucidar mecanismos patológicos centrais e informar intervenções terapêuticas direcionadas.

Navas-León et al.[10] propõem um protocolo de revisão de escopo para investigar intervenções baseadas em ilusões corporais no tratamento da distorção da imagem corporal em indivíduos com TA clínicos e subclínicos.

O tratamento da distorção da imagem corporal deve ser individualizado e adaptado à gravidade e às necessidades específicas de cada paciente, considerando fatores psicológicos e socioculturais que influenciam sua percepção corporal. Além disso, deve ser multidimensional, combinando abordagens cognitivas, emocionais e tecnológicas para uma intervenção mais eficaz. A integração de novas tecnologias, como realidade virtual e neurociências, pode complementar os tratamentos tradicionais e melhorar os desfechos clínicos para esses pacientes.

Para além de tratamento, deve-se considerar que atuar na prevenção dos TA envolve diretamente trabalhar com os riscos da influência da imagem corporal como gatilho e perpetuador dos quadros. Em uma metanálise, Linardon et al.[12] avaliaram a eficácia de intervenções comportamentais de terceira geração – como a terapia de aceitação e compromisso (ACT), terapia comportamental dialética (DBT), intervenções baseadas em *mindfulness* e terapia focada na compaixão – no tratamento de comportamentos alimentares transtornados e preocupações com a imagem corporal em indivíduos sem diagnóstico de TA. Aponta-se que essas intervenções melhoraram significativamente comportamentos alimentares transtornados e preocupações com a imagem corporal. As intervenções baseadas em DBT demonstraram os efeitos mais substanciais. Em comparação com os grupos de controle em lista de espera, essas intervenções foram mais eficazes na redução dos comportamentos alimentares transtornados, embora não tenham se diferenciado significativamente de outras intervenções ativas. Esses achados sugerem que as terapias comportamentais de terceira geração têm potencial como estratégias preventivas para TA, especialmente em populações de maior risco.

TRANSTORNOS ALIMENTARES, IMAGEM CORPORAL E O PAPEL DA PREVENÇÃO

A prevenção dos TA é extremamente relevante para reduzir riscos e promover comportamentos saudáveis antes das manifestações sintomáticas, como também mitigar o impacto desses transtornos na população.

O trabalho de prevenção em TA teve início na década de 1980,[13] gerando um conjunto crescente de pesquisas e levando a progressos importantes. Existem evidentes progressos de intervenções para reduzir os fatores de risco e aumentar os fatores protetores.[14] Como fatores de risco, destacam-se: pressão pela magreza (tanto de família quanto de amigos e mídias), internalização do ideal de magreza, principalmente em mulheres, pela cultura ocidental, massa corporal e insatisfação corporal.

Os primeiros programas de prevenção envolviam aspectos psicoeducacionais. Eles visavam à descrição dos TA e os malefícios dos comportamentos precedentes dos TA. Em seguida vieram projetos com foco em diminuir fatores de risco, em programas como o "The Body Project Program" e o "Healthy Weight". O primeiro é baseado na dissonância cognitiva, uma intervenção focada no questionamento do ideal de beleza, e utiliza práticas como exercícios, elaboração de textos e dramatização. O segundo programa utiliza-se da abordagem psicoeducacional e da TCC e busca a satisfação corporal, incentivando uma mudança gradual na alimentação e atividade física.[15]

A partir dos anos 2000, os programas de prevenção visam principalmente à redução na internalização do ideal de magreza em crianças e adolescentes, à redução da insatisfação corporal e de preocupações com o peso,[13] como também à resistência às pressões socioculturais, em alcançar ideais corporais; redução da prática de dietas, da internalização do ideal corporal e da insatisfação corporal; melhorar a autoestima e o conhecimento sobre nutrição e atividade física; e, em alguns programas, promover comportamentos saudáveis de controle de peso.

A introdução de medidas positivas de imagem corporal e a identificação de processos psicológicos positivos são aspectos fundamentais na prevenção dos TA. Medidas positivas de imagem corporal se referem a abordagens que avaliam não apenas as percepções negativas sobre o corpo, mas também as experiências e sentimentos positivos que os indivíduos nutrem em relação a seus corpos.

O objetivo dessas medidas é fornecer uma visão mais equilibrada e positiva da imagem corporal, permitindo uma avaliação abrangente do bem-estar psicológico e emocional. Além disso, a identificação de processos psicológicos positivos é vital para compreender como esses pensamentos e comportamentos podem promover saúde mental e bem-estar. Esses processos incluem a conexão positiva com o corpo, que envolve a valorização das capacidades e características únicas do próprio corpo; sua funcionalidade – a percepção do corpo como um meio de ação e expressão; e o autocuidado, que implica consciência e atenção às necessidades corporais.

A promoção desses processos psicológicos positivos atua como fator de proteção na prevenção dos TA. Ao cultivar uma imagem corporal positiva e desenvolver habilidades de enfrentamento, os indivíduos se tornam mais resilientes às pressões sociais e culturais que contribuem para a insatisfação corporal e comportamentos disfuncionais relacionados à alimentação. Assim, a introdução de medidas positivas e a identificação de processos psicológicos positivos representam uma mudança de paradigma na abordagem da prevenção dos TA.

REFERÊNCIAS BIBLIOGRÁFICAS

1. American Psychiatric Association (APA). Diagnostic and Statistical Manual of Mental Disorders, Fifth Edition (DSM-5). Arlington: American Psychiatric Publishing; 2013.
2. World Health Organization (WHO). ICD-11 for Mortality and Morbidity Statisti cs (ICD-11 MMS) 2018 Version. icd.who.int/browse11/l-m/em. Acesso em: 20 mar. 2025.
3. Cash TF, Deagle EA. The nature and extent of body-image disturbances in anorexia nervosa and bulimia nervosa. Journal of Abnormal Psychology. 1997;106(1):1-13.
4. Stice E, Shaw HE. Role of body image in the onset and maintenance of anorexia nervosa and bulimia nervosa. Journal of Abnormal Psychology. 2002;111(3):748-58.
5. Brytek-Matera A, Czepczor K. Models of eating disorders: a theoretical investigation of abnormal eating patterns and body image disturbance. Archives of Psychiatry and Psychotherapy. 2017;1(1):16-26.
6. Brokjøb LG, Cornelissen PL, Gumančík J, et al. Evidence for a specific distortion in perceptual body image in eating disorders: a replication and extension. Plos One. 2024;19(11):e0313619.
7. Carey M, Preston C. Investigating the components of body image disturbance within eating disorders. Frontiers in Psychiatry. 2019;10:635.
8. Fairburn CG. Cognitive behavior therapy and eating disorders. Guilford Press; 2008.
9. Keizer A, van Elburg A, Helms R, Dijkerman HC. A virtual reality full body illusion improves body image disturbance in anorexia nervosa. Plos One. 2016;11(10):e0163921.
10. Navas-León S, Tajadura-Jiménez A, Motrico E, et al. Understanding and treating body image disturbances in eating disorders through body illusion interventions: a scoping review protocol. International Journal of Eating Disorders. 2024.
11. Portingale J, Krug I, Butler D. Enfacement illusions: filling a knowledge gap in eating disorder risk assessment, prevention, and intervention? Int J Eat Disord. 2024;57(9):1805-10.
12. Linardon J, Gleeson J, Yap K, et al. Meta-analysis of the effects of third-wave behavioural interventions on disordered eating and body image concerns: implications for eating disorder prevention. Cogn Behav Ther. 2019;48(1):15-38.
13. Stice E, Shaw H, Marti CN. A meta-analytic review of eating disorder prevention programs: encouraging findings. Annual Review of Clinical Psychology. 2007;3:207-31.
14. Dunker K, Alvarenga M, Philippi S. Transtornos alimentares e obesidade: evidências quanto à prevenção integrada. In: Alvarenga M, Dunker K, Phillipi S. Transtornos alimentares e nutrição: da prevenção ao tratamento. Barueri: Manole; 2020.
15. Ruffolo J, Phillips KA, Menard W, et al. Comorbidity of body dysmorphic disorder and eating disorders: severity of psychopathology and body image disturbance. International Journal of Eating Disorders. 2006;39(1):11-9.

11

Imagem corporal na obesidade

Paula Pires

PONTOS-CHAVE

- A obesidade afeta a imagem corporal e a saúde mental.
- Questões relativas à percepção do peso em face da realidade contribuem para o desenvolvimento de transtornos alimentares.
- O estigma do peso agrava a insatisfação corporal e a autoestima.
- O tratamento multidimensional é crucial para melhora da imagem corporal.

INTRODUÇÃO

A relação entre obesidade e a percepção do próprio corpo é complexa. A obesidade pode impactar a maneira como as pessoas se veem, causando insatisfação e problemas de saúde mental, como depressão e ansiedade. Muitas pessoas com sobrepeso não estão contentes com sua aparência, o que pode levar a hábitos alimentares prejudiciais, como dietas perigosas e comportamentos desordenados, especialmente em adolescentes.[1,2]

Por outro lado, a percepção corporal nem sempre reflete o peso real das pessoas. Muitas delas acreditam estar com sobrepeso mesmo quando não estão, o que pode resultar em insatisfação com a própria imagem e, em alguns casos, contribuir para o desenvolvimento de transtornos alimentares.[2,3]

Fatores sociais, como preconceito e discriminação, conhecidos como estigma do peso, agravam essa insatisfação, diminuindo a confiança e aumentando o sofrimento emocional. Comentários negativos de familiares sobre peso e aparência podem prejudicar a autoestima de crianças e adolescentes, contribuindo para distúrbios alimentares.[4,5]

Estudos mostram que pessoas com sobrepeso têm maior probabilidade de ter transtornos alimentares do que aquelas com peso normal, e a combinação de sobrepeso e transtornos alimentares está crescendo rapidamente. Porém, a taxa de diagnóstico e tratamento ainda é baixa para essas pessoas.[2] Isso se deve à falta de dados objetivos sobre essa população e à ausência de diretrizes adequadas para os profissionais de saúde. Por isso, para melhorar a identificação precoce e o tratamento, é importante entender os riscos e os fatores protetores para o desenvolvimento de transtornos alimentares em pessoas com sobrepeso ou obesidade.[6]

Programas de emagrecimento estruturados podem ajudar a melhorar a autoimagem de pessoas com obesidade, sendo muito mais adequados do que deixá-las tentar perder peso sozinhas.[7] Porém, é crucial adotar estratégias que vão além da perda de peso, promovendo uma imagem corporal positiva e a saúde mental. Uma metanálise de 2015 mostrou que intervenções com perda de peso são eficazes em melhorar a preocupação com a aparência e a insatisfação corporal, sugerindo que uma boa imagem corporal pode também auxiliar na manutenção da perda de peso.[7]

Esses dados ressaltam a importância de incorporar a imagem corporal no tratamento e na prevenção da obesidade, considerando diferenças de idade, gênero e contexto cultural. No entanto, ainda existem mais perguntas do que respostas sobre se o gerenciamento de peso, seja comportamental ou medicamentoso, pode agravar transtornos alimentares.

O objetivo deste capítulo é discutir as evidências mais recentes sobre esse tema e proporcionar reflexões para ajudar profissionais de saúde e pacientes a reconhecerem sua importância para a saúde pública.

DISSONÂNCIA ENTRE PERCEPÇÃO E REALIDADE: A SUBESTIMAÇÃO DO PESO E O IMPACTO NA IMAGEM CORPORAL EM ADULTOS COM OBESIDADE

Um aspecto crucial, frequentemente negligenciado no tratamento da obesidade, é a complexa interação entre a obesidade e a imagem corporal. A maneira como um indivíduo percebe seu próprio corpo, seu peso e sua forma física influencia diretamente seu comportamento, sua autoestima e sua busca por tratamento e mudanças de hábitos.

Um estudo conduzido por Gruszka et al.[2] avaliou a percepção do peso e do tamanho corporal em uma amostra significativa de 744 adultos (452 mulheres e 292 homens), classificados em grupos de peso normal, sobrepeso e obesidade, com base em seu índice de massa corporal (IMC). A pesquisa utilizou duas abordagens para avaliar a percepção do peso: uma pergunta direta ("Você se considera abaixo do peso, com peso normal, com sobrepeso ou obeso?") e a Escala de Avaliação de Figuras de Stunkard (FRS), que utiliza silhuetas para que os participantes indiquem sua percepção atual e ideal de seu próprio corpo.

Os resultados revelaram uma elevada taxa de subestimação do peso e do tamanho corporal, independentemente do IMC real. Aproximadamente 64% dos participantes não conseguiram avaliar corretamente seu peso, com homens apresentando maior propensão à subestimação do que as mulheres. A análise da FRS mostrou resultados similares, com quase metade dos participantes apresentando uma percepção distorcida de seu próprio corpo. Interessantemente, o estudo observou que indivíduos com peso normal frequentemente se percebiam como abaixo do peso, enquanto aqueles com obesidade muitas vezes se consideravam apenas com sobrepeso. A insatisfação com a imagem corporal foi significativamente maior em mulheres com sobrepeso e obesidade.

Essa discrepância entre a percepção subjetiva e a realidade objetiva do peso apresenta implicações importantes para a compreensão e o tratamento da obesidade. A subestimação do peso pode ser um fator contribuinte para a falta de motivação para a mudança comportamental e a adesão a tratamentos, já que a própria pessoa não reconhece a necessidade de intervenção. A insatisfação com a imagem corporal, por sua vez, pode desencadear transtornos alimentares e agravar os problemas de saúde mental associados à obesidade.

A integração de abordagens que considerem a percepção individual do próprio corpo é crucial para o desenvolvimento de estratégias de tratamento mais eficazes. A abordagem deve considerar não apenas os dados objetivos, mas também as percepções e emoções do paciente, buscando promover uma relação mais saudável e equilibrada com o próprio corpo.

EATING DISORDERS IN WEIGHT-RELATED THERAPY (EDIT)

Nos últimos 3 anos, um grupo internacional de pesquisadores colaborou para estudar a interação entre gerenciamento de peso e transtornos alimentares. Esse projeto, chamado Edit (*Eating Disorders In Weight-related Therapy*), reúne clínicos, pesquisadores e especialistas para melhorar o tratamento de pessoas com obesidade e transtornos alimentares.

Sabemos que as intervenções de manejo do peso são geralmente complexas e incluem diversos comportamentos de estilo de vida e estratégias. Contudo, há falta de evidências sobre quais componentes dessas intervenções podem aumentar ou diminuir o risco de transtornos alimentares e quais características individuais impactam esse risco. Para abordar essas lacunas, esse grupo estabeleceu os seguintes objetivos:

- Objetivo 1: identificar características individuais de adolescentes e adultos com obesidade associadas ao aumento do risco de transtornos alimentares durante e após o manejo do peso.
- Objetivo 2: analisar intervenções de manejo do peso para determinar se componentes específicos aumentam ou diminuem o risco de transtornos alimentares.
- Objetivo 3: desenvolver modelos preditivos que usem características individuais e componentes de intervenção para determinar o risco de transtornos alimentares.
- Objetivo 4: criar recursos e recomendações baseadas em evidências para reduzir o desenvolvimento de transtornos alimentares durante o manejo do peso.

Reconhecendo que nenhum estudo isolado pode responder a essas questões, a colaboração pretende reunir pesquisas em andamento e concluídas em todo o mundo para resolver essas dúvidas. As publicações estão sendo desenvolvidas e disponíveis no *site* https://www.editcollaboration.com/publications.

Em um dos estudos, publicado em 2023, foi testado um protocolo para identificar componentes de intervenções que poderiam influenciar o risco de transtornos alimentares. Os pesquisadores criaram um sistema de codificação detalhado para categorizar objetivamente esses componentes, o que será valioso para pesquisas futuras. Os achados ressaltam a necessidade de definições claras e protocolos padronizados para analisar o impacto dos componentes sobre o risco de transtornos alimentares em indivíduos em tratamento para obesidade ou sobrepeso.

Isso pode resultar em intervenções mais personalizadas, reduzindo danos não intencionais e melhorando a eficácia do tratamento. Clínicos poderão usar esse sistema para compreender e modificar intervenções, minimizando o risco de transtornos alimentares em pacientes tratados para obesidade ou sobrepeso.[8]

O MAIOR DESAFIO

O maior desafio em relação a um bom tratamento médico de sobrepeso e obesidade é o desejo da sociedade por magreza, muitas vezes ignorando a saúde. Além disso, muitos profissionais de saúde sem treinamento específico em medicina da obesidade promovem o emagrecimento sem compreender a inter-relação entre obesidade, imagem corporal, problemas emocionais e transtornos alimentares. Também carecemos de diretrizes claras sobre as melhores abordagens terapêuticas nesses casos.

Uma revisão sistemática de 25 estudos indicou que a insatisfação corporal é o principal preditor de risco para transtornos alimentares em adolescentes, seguida por depressão e baixa autoestima. Fatores como ser do sexo feminino e ter um IMC elevado também mostram forte associação com a insatisfação corporal.[9] Experiências adversas na infância, como abuso sexual e provocações relacionadas à aparência, também foram identificadas como significativas para o risco de transtornos alimentares.[9] Além disso, o estigma do peso em pessoas com sobrepeso ou obesidade está associado a comportamentos alimentares desordenados.

Porém, ainda existem limitações nesses estudos, que focam, muitas vezes, apenas mulheres e grupos com IMC considerado normal (abaixo de 25 kg/m^2), o que dificulta a compreensão dos fatores que realmente aumentam o risco de transtornos alimentares no gerenciamento de peso. Portanto, é crucial identificar outros fatores ainda não explorados para desenvolver estratégias eficazes de prevenção.

Em nossa prática clínica, as intervenções comportamentais para gerenciamento de peso incluem mudanças na dieta e aumento da atividade física como tratamento inicial. Embora possam resultar em perda de peso, algumas estratégias, como restrição calórica e monitoramento da ingestão, podem aumentar o risco de transtornos alimentares. Por isso, é fundamental identificar quais abordagens podem afetar mais esse risco, para assim melhorar a segurança e eficácia do gerenciamento de peso.

Um estudo publicado por Jebeile et al. em 2023[9] buscou entender as opiniões de clínicos, pesquisadores e especialistas sobre fatores que podem contribuir para o risco de transtornos alimentares durante intervenções comportamentais de gerenciamento de peso. Os principais resultados incluem:

- Predisposição genética à obesidade.
- Estigma por parte de profissionais de saúde.
- Histórico de cirurgia bariátrica.

- Abordagens de comunicação dos profissionais de saúde.
- Atitudes e crenças dos profissionais.
- Contexto ambiental das intervenções.

O estudo identificou mais de 50 características individuais relevantes para o risco de transtornos alimentares durante o gerenciamento de peso. Dentre elas, destacam-se a presença de um histórico de transtornos alimentares, a estigmatização do peso e a internalização do viés de peso. Essas características têm alta concordância em sua associação com o desenvolvimento de transtornos alimentares, evidenciando a importância de considerar aspectos pessoais e sociais no tratamento.

Além das características individuais, as estratégias de intervenção foram categorizadas com base em seu impacto no risco de transtornos alimentares. Enquanto algumas abordagens, como dietas prescritas e contagem de calorias, podem aumentar o risco, intervenções que promovem a saúde geral, apoio psicossocial e práticas de alimentação consciente são consideradas de menor risco. Por fim, fatores como as qualificações dos profissionais que lideram as intervenções e o apoio que eles oferecem também se mostram preditores importantes na determinação do risco de transtornos alimentares.

O estudo destaca a necessidade de adaptação das estratégias de intervenção para minimizar o risco de transtornos alimentares e recomenda mais pesquisas para avaliar esses fatores. Ele enfatiza uma abordagem holística, que envolva intervenções multifacetadas e reconheça as diferenças individuais.

Sabemos que avaliar uma gama tão ampla de fatores é intensivo em recursos e requer uma equipe multidisciplinar. Além disso, fatores como estigma por profissionais de saúde e traumas na infância muitas vezes não estão incluídos nos tratamentos da obesidade, o que torna essa abordagem complexa e desafiadora.

Em particular, o impacto do estigma do peso por profissionais de saúde e como a comunicação é percebida por diferentes pessoas são aspectos essenciais que surgem em estudos. Todos esses fatores são cruciais para entender melhor o risco de transtornos alimentares em pessoas com sobrepeso ou obesidade no contexto do gerenciamento de peso.

NOVA ABORDAGEM DE CLASSIFICAÇÃO DA OBESIDADE

Em 2025 houve um avanço significativo na medicina da obesidade com a nova publicação da Comissão do Lancet Diabetes & Endocrinology, que classificou a obesidade como uma doença crônica e sistêmica, e não apenas um número.[10] Essa nova visão reconhece que o excesso de gordura pode causar sérios problemas nos órgãos e nas atividades diárias, resultando na condição chamada "obesidade clínica". A diretriz diferencia a obesidade clínica da "obesidade pré-clínica", na qual há excesso de gordura, mas sem dano aos órgãos. Essa distinção é essencial para direcionar intervenções e recursos adequadamente.

A nova classificação aborda um problema na definição de obesidade, pois alguns indivíduos com IMC elevado não apresentam problemas de saúde, enquanto outros com IMC mais baixo podem ter questões graves por conta de disfunção orgânica relacionada ao excesso de adiposidade.

A comissão destaca a importância de uma avaliação clínica abrangente, que deve incluir:

- Medição da gordura corporal ou critérios antropométricos adicionais (como circunferência da cintura e relação cintura-quadril).
- Avaliação da função orgânica por meio de histórico médico, exame físico e testes laboratoriais.
- Avaliação das limitações nas atividades diárias devido à obesidade.

Essa abordagem permite que os clínicos diferenciem entre obesidade pré-clínica, que exige estratégias de redução de risco, e obesidade clínica, que necessita de tratamento imediato.

A obesidade clínica requer tratamento adequado, com foco na resolução dos problemas de saúde causados. Isso pode incluir:

- Apoio para mudanças no estilo de vida, como dieta e exercícios.
- Medicamentos para controle do apetite e peso.
- Cirurgias para tratar a obesidade e suas complicações.

Para pessoas com obesidade pré-clínica, o tratamento se concentra na prevenção, incluindo aconselhamento sobre hábitos saudáveis e monitoramento.

Um aspecto crítico muito citado nessa nova diretriz é a questão de como abordar o estigma social associado à obesidade, que pode prejudicar a disposição dos indivíduos em procurar ajuda e impactar a eficácia do tratamento, além de ser um fator de risco para transtornos alimentares.

Reformular, atualizar e revisar a visão sobre a obesidade é muito importante para eliminar estigmas e mal-entendidos, sendo um passo fundamental na prevenção de transtornos alimentares. É crucial que as pessoas com obesidade não sejam culpadas por sua condição, mas recebam apoio e compreensão, garantindo avaliações e orientações personalizadas, livres de preconceitos.

INTERVENÇÕES PARA A MELHORA DA IMAGEM CORPORAL EM INDIVÍDUOS COM OBESIDADE

Como visto anteriormente, indivíduos com obesidade frequentemente lutam com a insatisfação corporal, levando a problemas psicológicos e dificultando a adesão a tratamentos de perda de peso. Intervenções eficazes para melhorar a imagem corporal devem, portanto, adotar uma abordagem multidimensional, considerando fatores psicológicos, socioculturais e biológicos.

Para melhorar a imagem corporal e o bem-estar de pessoas com obesidade, é fundamental uma abordagem que combine cuidados nutricionais e apoio psicológico. Estudos comprovam a eficácia dessa abordagem integrada;[11] um estudo de González-Fernández et al.[11] mostrou que a combinação de terapia nutricional e psicossocial levou a uma perda média de peso de 13,4 kg e a uma melhora significativa na autoimagem e na autoestima em indivíduos com sobrepeso e obesidade. Essa combinação é importante porque o tratamento nutricional e o apoio psicológico se complementam para promover mudanças de estilo de vida sustentáveis. Fatores como idade, gênero e contexto cultural também influenciam a eficácia do tratamento e devem ser considerados.[11]

Algumas intervenções comprovadamente eficazes incluem:

- Intervenções nutricionais e psicossociais: alimentação balanceada e acompanhamento psicológico para lidar com os aspectos emocionais relacionados à alimentação e à imagem corporal.
- Intervenções baseadas em exposição e reestruturação cognitiva: técnicas que ajudam a confrontar pensamentos negativos sobre a própria aparência, melhorando a aceitação e a percepção de si mesmo. Pode envolver exercícios de visualização e exposição gradual a espelhos.
- Intervenções para promover imagem corporal positiva: estratégias para cultivar uma relação mais saudável com o próprio corpo, incluindo alimentação intuitiva (escutar os sinais de fome e saciedade), terapia cognitivo-comportamental (TCC) para mudar pensamentos negativos, práticas de autocompaixão e atividades físicas regulares.
- Programas de perda de peso estruturados: programas que combinam acompanhamento profissional, mudanças de hábitos alimentares e atividades físicas, promovendo uma perda de peso gradual e sustentável.

Em resumo, a melhora da imagem corporal e do bem-estar em indivíduos com obesidade exige uma abordagem holística que leve em conta os aspectos nutricionais, psicológicos e socioculturais de cada pessoa. Um tratamento individualizado e abrangente, que considere as necessidades específicas de cada paciente, é fundamental para alcançar resultados positivos e de longo prazo.

CONSIDERAÇÕES FINAIS

A obesidade e a maneira como as pessoas percebem seus próprios corpos são questões interligadas que afetam profundamente a saúde mental e física. Muitas pessoas com sobrepeso enfrentam insatisfação com sua imagem corporal, o que pode levar a comportamentos alimentares prejudiciais e a transtornos alimentares, especialmente entre os jovens. É alarmante que os métodos tradicionais de gerenciamento do peso, focados apenas na perda de peso, possam, na verdade, intensificar esses problemas. A promoção de uma imagem corporal positiva e da saúde mental deve ser parte fundamental das estratégias de tratamento, reconhecendo que todos merecem suporte, independentemente do peso ou aparência.

Além disso, é essencial desafiar o estigma associado ao peso, reduzindo preconceitos que dificultam o acesso a cuidados adequados. As intervenções práticas precisam ser ajustadas para incluir abordagens que enfatizem a saúde holística, e não apenas resultados estéticos. A nova classificação da obesidade como condição crônica e sistêmica ressalta a urgência de um tratamento mais compreensivo e empático, além do uso de recursos médicos adequados e a longo prazo.

Ao mudarmos a maneira como discutimos a obesidade e a imagem corporal, podemos promover um ambiente mais acolhedor e inclusivo, ajudando as pessoas a desenvolverem uma relação saudável com seu corpo e a buscarem ajuda sem medo de julgamento.

REFERÊNCIAS BIBLIOGRÁFICAS

1. Rossi CE, da Silva KP, Feio Costa LDC, et al. Body image and association with BMI, and purgative behaviours for weight control in adolescents aged 11-14 years. Br J Nutr. 2022; p.1-10.
2. Gruszka W, Owczarek AJ, Glinianowicz M, et al. Perception of body size and body dissatisfaction in adults. Sci Rep. 2022;12(1):1159.
3. Escrivá D, Moreno-Latorre E, Caplliure-Llopis J, et al. Relationship of overweight and obesity with body self-image dissatisfaction in urban Mediterranean adolescents. Int J Environ Res Public Health. 2021;18(15):7770.

4. Afriyie-Adjimi H, Nkyi AK. Impact of body image and perceived stigmatization on the psychological wellbeing of obese women in Kumasi Metropolis, Ghana. PLoS One. 2024;19(4):e0296061.
5. Styne DM, Arslanian SA, Connor EL, et al. Pediatric obesity-assessment, treatment, and prevention: an Endocrine Society Clinical practice guideline. J Clin Endocrinol Metab. 2017;102(3):709-57.
6. Khalid R, Lister NB, Paxton SJ, et al. Potential pathways to the onset and development of eating disorders in people with overweight and obesity: a scoping review. Obes Rev. 2024.
7. Chao HL. Body image change in obese and overweight persons enrolled in weight loss intervention programs: a systematic review and meta-analysis. PLoS One. 2015;10(5):e0124036.
8. Lister NB, Jebeille H, Khalid R, et al. Deconstructing complex interventions: piloting a framework of delivery features and intervention strategies for the eating disorders in weight-related therapy (Edit) collaboration. Nutrients. 2023;15(6):1414.
9. Jebeile H, McMaster CM, Johnson BJ, et al. Identifying factors which influence eating disorder risk during behavioral weight management: a consensus study. Nutrients. 2023;15(5):1085.
10. Rubino F, Cummings DE, Eckel RH, et al. Definition and diagnostic criteria of clinical obesity. Lancet Diabetes Endocrinol. 2025:S2213-8587(24)00316-4.
11. González-Fernández E, Xandri-Martínez R, Gómez-Díaz M, Navas-López J. Nutritional and psychosocial intervention to improve the self-concept of body image and increase the self-esteem of overweight and obese individuals: a quasi-experimental study. Nutrients. 2024;16(16):2708.

12

Imagem corporal no lipedema

Erika Ferreira de Sousa Oliveira

> O dano psicológico dessa condição é tão doloroso de lidar quanto os elementos físicos. Sinto-me sozinha e a maioria das pessoas, incluindo a maioria dos médicos, assume que sou preguiçosa, gananciosa e gorda (Paula Oliveira, 2024).

PONTOS-CHAVE

- O lipedema é uma doença genética crônica, progressiva e inflamatória que acomete principalmente membros superiores e inferiores, causando uma desproporção corporal no tecido adiposo.
- Trata-se de uma doença de predominância estrogênica, que, por isso, acomete principalmente mulheres na fase de flutuação hormonal.
- Está associado à perda de mobilidade, dores, edemas, fragilidades vasculares, insatisfação corporal e distúrbios psiquiátricos, como depressão e ansiedade.

INTRODUÇÃO

Nos últimos anos, o lipedema tem estado em maior evidência devido à inclusão na revisão da 11ª Classificação Internacional de Doenças (CID-11), em 2019.[1] Essa revisão gerou maior interesse dos profissionais da área da saúde sobre o tema, resultando na divulgação *online* das informações relativas à doença e aumentando a conscientização da população geral. Apesar disso, devido a seu caráter recente e à falta de consolidação da fisiopatologia da doença e de profissionais capacitados, tendo em conta que o diagnóstico é clínico e baseado em critérios estabelecidos,[1] os diagnósticos são frequentemente atribuídos erroneamente pelos médicos à obesidade induzida pelo estilo de vida.[2]

Além disso, a prevalência do lipedema ainda é deficitária pela falta de estudos epidemiológicos. De acordo com a pesquisa de prevalência e fatores de risco para lipedema no Brasil, estima-se que a condição afete 12,3% das mulheres.[3] Ainda assim, acredita-se que esses valores sejam subnotificados, uma vez que a pesquisa foi realizada via internet, baseada em autoavaliação e sem supervisão médica, com relatos recorrentes de características reconhecidas em outros membros da família.[3]

Apesar do aumento da conscientização sobre o lipedema, a falta de um diagnóstico correto contribui com o sentimento de desamparo das pacientes, impactando significativamente na saúde mental e na insatisfação corporal, podendo evoluir para anorexia, bulimia, depressão, ansiedade e isolamento social.[2]

LIPEDEMA

O lipedema é uma condição médica crônica e progressiva que afeta o tecido conjuntivo frouxo, caracterizada pelo crescimento anormal e doloroso do tecido adiposo nos membros. Acomete principalmente mulheres em fases de flutuações hormonais devido à predominância estrogênica, sendo pouco responsiva à dieta e ao exercício. Com a progressão da doença, ocorrem edemas intersticiais, inflamação, recrutamento de células imunes e fibrose, levando ao desenvolvimento de nódulos e inchaço no tecido subcutâneo.[4,5] Atinge principalmente as pernas, coxas, quadris e braços, preservando mãos e pés.

O aumento da sensibilidade ao toque, hematomas fáceis, fadiga, sensação de peso nos membros afetados e dores são queixas comuns entre as pacientes.[6] O lipedema é classificado em cinco tipos de acordo com as áreas dos membros que são afetadas e quatro estágios relacionados à progressão da doença[1] (Figura 1).

Embora a classificação do lipedema não esteja diretamente ligada à gravidade dos sintomas, portadoras nos estágios 3 e 4 tendem a enfrentar desafios físicos, emocionais e sociais mais intensos, além de maior predisposição a condições associadas, como linfedema e obesidade.[6] Contudo, ainda que se apresente uma distribuição desproporcional do tecido adiposo e um índice de massa corporal (IMC) elevado, nem toda portadora de lipedema está em sobrepeso e obesidade. Por exemplo, Brenner et al. encontraram que, em 607 pacientes com lipedema, mais de 80% foram considerados com sobrepeso ou obesidade de acordo com seu IMC; no entanto, quando categorizados de acordo com sua razão cintura-altura, este número reduziu para menos de 40%.[5]

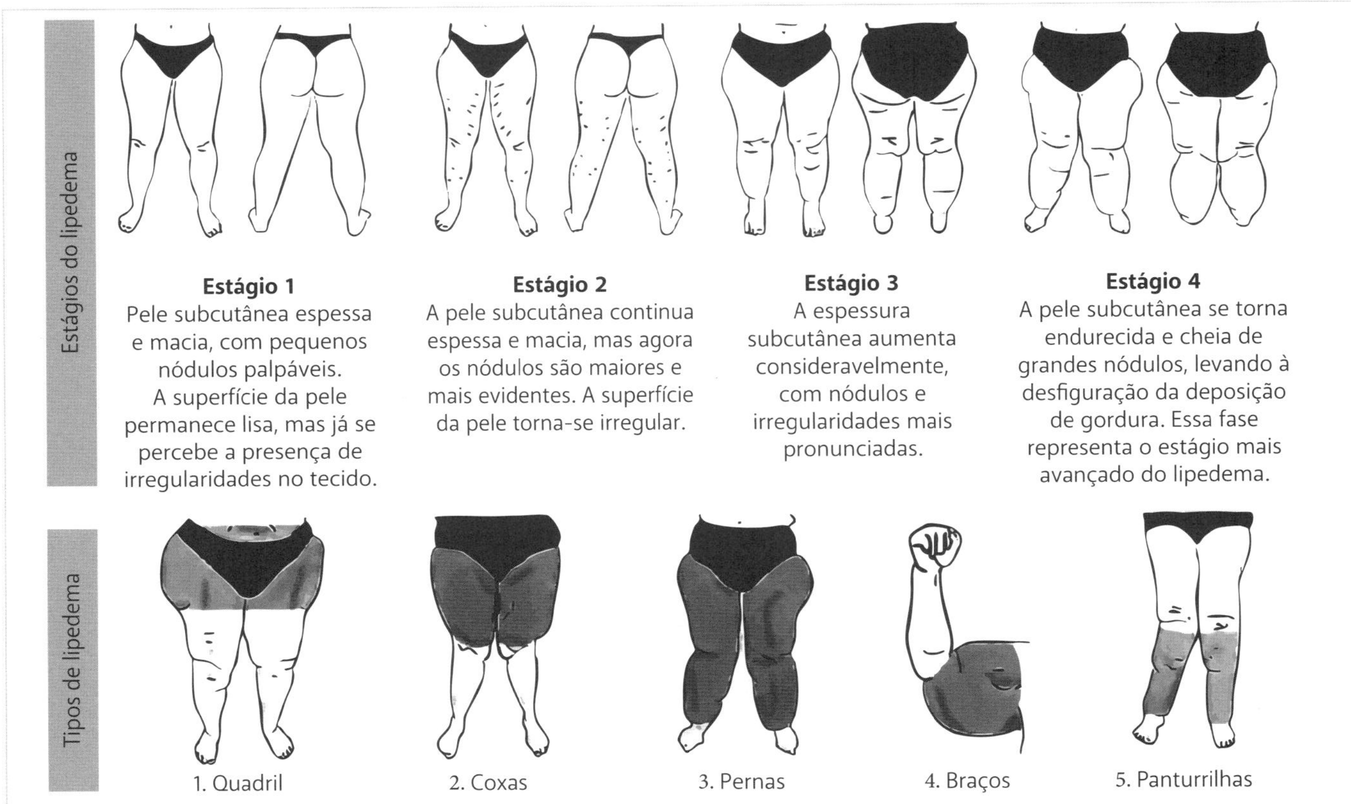

FIGURA 1 Classificação do lipedema.

Fonte: elaboração de Luísa Wolpe, Ana Beatriz Lopes, Suellen Becher, Érika Oliveira, Liliane Gama, Juliana Ditzel e Emanuel Muller.

Como o lipedema é frequentemente confundido com obesidade, muitas portadoras se sentem incompreendidas pelos profissionais da saúde. Estudos indicam que o tempo médio entre o surgimento dos primeiros sintomas e o diagnóstico pode chegar a 18 anos, com variações medianas entre 26 e 40 anos. Além disso, em uma amostra de 1.362 participantes, foi relatado um atraso no diagnóstico de 20 a 25 anos, e mais de 75% das mulheres nos estágios 3 e 4 afirmaram ter sido tratadas de maneira inadequada por seus médicos devido a seu peso.[7]

Diante desse diagnóstico tardio, muitas mulheres percorrem um longo caminho em busca de tratamentos diversos, o que, na ausência de orientação adequada, acaba gerando um ciclo de frustração e impotência. Ademais, a falta de empatia e o desconhecimento da condição por parte de alguns profissionais reforçam preconceitos e invalidam qualquer pequeno progresso que essas pacientes possam ter alcançado ao longo de sua jornada.[6]

DIAGNÓSTICO

O diagnóstico do lipedema apresenta desafios significativos devido à ausência de marcadores específicos, sendo essencialmente baseado no histórico clínico e no exame físico.[8] A anamnese detalhada é crucial para identificar fatores como idade de início, períodos de flutuações hormonais, uso de métodos contraceptivos, padrão de progressão, histórico familiar, áreas afetadas, impacto da dieta, presença de dor, hematomas frequentes, alterações na pele, limitações nas atividades diárias e percepção subjetiva da doença.[1]

O excesso de peso, a obesidade, o sedentarismo, a insuficiência linfática e venosa, os tratamentos hormonais, a gravidez e a menopausa são fatores que podem agravar ou desencadear a progressão do lipedema, mas não são sua causa. Além disso, disfunções endócrinas, como o hipotireoidismo e o hipercortisolismo, podem impactar negativamente a condição, especialmente quando associadas ao sobrepeso, à obesidade e à redução da mobilidade.[9]

Uma ferramenta auxiliar no rastreamento do lipedema é o *Lipedema Symptom Assessment Questionnaire* (LSyQu), que avalia nove critérios autorrelatados, focando a percepção do paciente sobre seu corpo. O questionário investiga a presença de assimetrias nas pernas, desproporção da parte inferior do corpo em relação ao tronco e dificuldades para perder ou ganhar peso em regiões específicas, como coxas, pernas, quadris, nádegas ou braços, especialmente em períodos de flutuação hormonal.[1,10]

O exame físico pode ser complementado por exames de imagem, análises genéticas e avaliações histológicas quando necessário. Embora a tomografia computadorizada e a ressonância magnética sejam úteis para diferenciar lipedema de linfedema, seu alto custo e a disponibilidade limitada representam desafios. Como alternativa, pesquisas recentes apontam o ultrassom de alta resolução como ferramenta promissora na avaliação da condição.[1]

Outra abordagem não invasiva é a absorciometria radiográfica de dupla energia (DXA), utilizada para medir a composição corporal e analisar a distribuição da massa gorda. Esse método oferece critérios objetivos e mensuráveis que complementam a avaliação clínica subjetiva. O DXA permite diferenciar pacientes com lipedema de indivíduos saudáveis ao identificar variações na proporção de gordura corporal, independentemente do IMC e da distribuição regional de gordura.[1]

Devido ao impacto negativo na saúde mental e na qualidade de vida das portadoras de lipedema, uma vez que causa perda de mobilidade significativa, insatisfação corporal e problemas de distúrbios psicológicos, é de extrema importância que os diagnósticos e os tratamentos sejam corretos e precisos.[11]

O IMPACTO NA VIDA DOS PORTADORES

Viver com lipedema vai muito além das alterações corporais visíveis. Essa condição impacta significativamente a qualidade de vida das pacientes, afetando a mobilidade, a saúde mental e até mesmo sua participação na sociedade. Muitas vezes a rotina só é possível sob condições difíceis e o tratamento pode ser financeiramente inacessível tanto para pacientes quanto para seguradoras de saúde.

A dor crônica e o aumento progressivo de peso não apenas dificultam as atividades diárias como criam um ciclo vicioso que compromete a qualidade do sono, a autoestima e a interação social. Estudos mostram que mulheres com lipedema apresentam um nível de sofrimento psicológico muito maior do que aquelas sem a condição, sugerindo que o impacto emocional da doença é tão relevante quanto o físico. Segundo o *guideline* publicado em agosto de 2024, um estudo apontou que 80% dos participantes já apresentaram sofrimento psicológico antes mesmo do início dos sintomas.[8] Dessa forma, as consequências psicológicas, sociais e médicas do lipedema podem aumentar o risco de depressão, ansiedade e transtornos alimentares, tornando relevante uma melhor compreensão dos transtornos psiquiátricos desses pacientes.[11]

O estudo de Clarke et al. de 2024 destaca o fato de o estigma de peso, tanto o externalizado quanto a autopercepção negativa internalizada, exercer um impacto significativo na saúde mental desses pacientes.[7] O acúmulo doloroso de gordura e as mudanças na forma corporal já impõem desafios físicos severos. No entanto, a estigmatização vivida pelos pacientes, principalmente no contato com profissionais de saúde sem preparo, pode levar a sentimentos profundos de vergonha e desvalorização. Muitas mulheres internalizam essa discriminação, culpando-se injustamente por sua condição e desenvolvendo um viés de peso autocrítico. Esse processo de autoestigmatização contribui diretamente para sintomas depressivos e sofrimento emocional. Os achados desse estudo revelam que, mesmo quando o viés de peso internalizado é levado em consideração, o estigma de peso experienciado ainda se mantém como um fator preditor único da depressão. Isso significa que, embora nem todas as mulheres com lipedema internalizem essas percepções negativas, a experiência de ser estigmatizada por seu corpo continua a impactar significativamente sua saúde mental.

Nesse mesmo estudo, estima-se que a depressão afete até 59% dos casos, contribuindo para o aumento dos custos médicos, o agravamento dos sintomas físicos, maior comprometimento funcional, dificuldades no autocuidado e menor adesão ao tratamento. Além disso, mulheres no estágio 3 da condição relataram com mais frequência experiências negativas, como comentários desagradáveis de familiares, dificuldades para encontrar roupas adequadas e discriminação no ambiente de trabalho, em comparação com aquelas nos estágios 1 e 2. Especificamente, o grupo do estágio 3 foi significativamente mais afetado por comentários negativos de outras pessoas em relação ao estágio 1.[7]

Christoffersen et al. exploram em um estudo qualitativo as experiências de mulheres jovens com lipedema, investigando suas interações com profissionais da saúde e a importância do apoio social e do sentimento de pertencimento.[12] Os resultados indicaram que muitas se sentiam estigmatizadas pelos profissionais de saúde, e que aquelas na faixa dos 20 e 30 anos enfrentavam desafios ainda maiores ao receber o diagnóstico, como impactos significativos na autoconfiança e em seus relacionamentos românticos. A reação ao diagnóstico também foi marcada por emoções intensas, como raiva e desilusão. Para muitas, a confirmação da doença trouxe alívio por validar seu sofrimento, mas também revolta por todos os anos de dor e negligência. O sentimento de vergonha e estigma variava de acordo com os recursos de cada mulher para lidar com a doença. O apoio social e a conexão com grupos de apoio ou parceiros foram identificados como fatores essenciais para o manejo do lipedema. Evidenciar essas experiências pode contribuir para maior reconhecimento da condição, reduzindo o estigma e promovendo um atendimento mais equitativo nos serviços de saúde.[12]

Em outro estudo, Wright e Herbst apresentam o caso de uma jovem com acúmulo excessivo de gordura nos membros inferiores que desenvolveu transtornos alimentares e, posteriormente, foi diagnosticada com anorexia nervosa, lipedema e síndrome de Ehlers-Danlos hipermóvel.[5] O relato evidencia que a falta de reconhecimento do lipedema pode contribuir para a insatisfação corporal e comportamentos alimentares disfuncionais, especialmente em mulheres jovens. A resistência do tecido adiposo do lipedema à dieta e ao exercício gerou frustração, levando a restrições severas, purgação e uso de laxantes. Esse estudo destaca a necessidade de maior conscientização sobre o lipedema para evitar diagnósticos tardios e minimizar impactos negativos na percepção corporal e na saúde mental dessas pacientes.[6]

A falta de profissionais qualificados e empáticos acaba levando essas mulheres ao diagnóstico tardio e à busca por tratamentos ineficazes, o que aumenta a sensação de fracasso e impotência.[6] Quase nenhum estudo apresenta a importância da imagem corporal para essas pacientes, como a cobrança estética por um padrão de beleza, a pressão social pelo corpo magro e a influência das mídias sociais, que levam à comparação, à autocobrança e, principalmente, à insatisfação corporal. A exclusão social tanto de familiares quanto de amigos pode agravar ainda mais essa relação.

Considerando todos esses fatores, é necessário que consigamos responder a algumas perguntas: Existe reconhecimento total da forma do corpo? Existe distorção além do que seria fisicamente desproporcional? Existe negligência corporal nas áreas afetadas? Existe controle extremo durante tratamentos ou dietas? Essas questões estão diretamente relacionadas ao sofrimento psicológico, psiquiátrico e a distúrbios alimentares, todos relacionados com a imagem corporal. O Brasil é um dos países líderes em cirurgia plástica e apresenta componentes culturais que permeiam a imagem corporal, principalmente para as mulheres.

A sugestão de que a dieta cetogênica pode ser uma abordagem terapêutica para o lipedema tem sido levantada especialmente pelo Projeto Lipedema, em Boston. No entanto, essa estratégia alimentar levanta questões importantes, como o impacto da restrição cognitiva necessária para a baixa ingestão de carboidratos e o risco de desencadear transtornos alimentares, especialmente em pacientes com uma percepção corporal fragilizada. A valorização excessiva da imagem corporal, frequentemente observada em transtornos alimentares, pode ser exacerbada por dietas restritivas, tornando essencial questionar se a insatisfação corporal no lipedema decorre de uma autocrítica internalizada ou de uma fobia de gordura. Considerando o alto risco dessa população para transtornos alimentares, futuras pesquisas devem investigar os impactos psicológicos dessas intervenções. Os desafios clínicos futuros incluem o desenvolvimento de estratégias mais seguras e eficazes para diagnosticar, tratar e melhorar a qualidade de vida desses pacientes.[6,8]

Intervenções baseadas em compaixão podem ser um caminho promissor para reduzir o viés de peso internalizado e seus efeitos sobre a depressão. Estudos recentes mostram que abordagens focadas na autocompaixão ajudam a diminuir os sentimentos de vergonha corporal e, consequentemente, a gravidade da depressão clínica. Portanto, compreender e enfrentar o estigma do peso no contexto do lipedema é essencial para melhorar tanto a qualidade de vida quanto os desfechos psicológicos dessas mulheres.[8]

CONSIDERAÇÕES FINAIS

O lipedema não tem cura, mas seu gerenciamento pode ser bastante eficaz quando adotadas abordagens adequadas. Os fatores psicológicos dessa doença têm um impacto significativo no bem-estar das mulheres, e a distorção de imagem e os transtornos psiquiátricos são prevalentes nesse grupo. Por isso, é essencial incentivar mais pesquisas para o desenvolvimento de melhores estratégias no tratamento do lipedema. Além disso, a escassez de profissionais capacitados tanto para o diagnóstico quanto para o acolhimento dessas pacientes é um grande desafio que a área da saúde precisa enfrentar.

Práticas que têm o potencial de promover maior bem-estar mental e emocional, como a terapia cognitivo-comportamental e o *mindfulness*, por exemplo, favorecem a ressignificação do modo como as pacientes se enxergam e se relacionam com o próprio corpo. Com mais conscientização, capacitação e estratégias integradas, é possível oferecer um suporte mais completo e humanizado às mulheres com lipedema, ajudando-as a melhorar sua qualidade de vida e autoestima, sem que a doença defina sua trajetória.

REFERÊNCIAS BIBLIOGRÁFICAS

1. Kamamoto F, Baiocchi JMT, Batista BN, et al. Lipedema: exploring pathophysiology and treatment strategies: state of the art. J Vasc Bras. 2025;23:e20240025.
2. Chachaj A, Jeziorek M, Dudka I, et al. Disability and emotional symptoms in women with lipedema: a comparison with overweight/obese women. Adv Clin Exp Med. 2024;33(12):1367-77.
3. Amato ACM, Amato FCM, Amato JLS, Benitti DA. Prevalência e fatores de risco para lipedema no Brasil. J Vasc Bras. 2022;21:e20210198.
4. Kruppa P, Gohlke S, Łapiński K, et al. Lipedema stage affects adipocyte hypertrophy, subcutaneous adipose tissue inflammation and interstitial fibrosis. Front Immunol. 2023;14:1223264.

5. Wright TF, Herbst KL. A young woman with excessive fat in lower extremities develops disordered eating and is subsequently diagnosed with anorexia nervosa, lipedema, and hypermobile ehlers-danlos syndrome. Am J Case Rep. 2021;22:e930840.
6. Paula ACP, Oliveira J. Lipedema: clinical characteristics, complications, and the importance of evidence-based practice. Rev Assoc Med Bras (1992). 2024;70(9):e20240801.
7. Clarke C, Kirby JN, Best T. Beyond the physical: the interplay of experienced weight stigma, internalised weight bias and depression in lipoedema. Clin Obes. 2024;p. e12727.
8. Faerber G, Cornely M, Daubert C, et al. S2k guideline lipedema. J Dtsch Dermatol Ges. 2024;22(9):1303-15.
9. Patton L, Ricolfi L, Bortolon M, et al. Observational study on a large Italian population with lipedema: biochemical and hormonal profile, anatomical and clinical evaluation, self-reported history. Int J Mol Sci. 2024;25(3):1599.
10. Amato ACM, Amato FCM, Benitti DA, Dos Santos RV. Translation, cultural adaptation, and validation of a lipedema symptoms questionnaire. J Vasc Bras. 2020;19:e20200049.
11. Al-Wardat M, Clarke C, Alwardat N, et al. The difficulties in emotional regulation among a cohort of females with lipedema. Int J Environ Res Public Health. 2022;19(20):13679.
12. Christoffersen V, Tennfjord MK. Younger women with lipedema, their experiences with healthcare providers, and the importance of social support and belonging: a qualitative study. Int J Environ Res Public Health. 2023;20(3):1925.

13

Imagem corporal nas doenças dermatológicas

Lyvia Salem

PONTOS-CHAVE

- Desde as cicatrizes que simbolizam superações até a tonalidade que representa heranças genéticas e culturais, a pele é um dos principais aspectos visíveis de uma pessoa. No contexto de doenças dermatológicas, a imagem corporal desempenha papel fundamental.
- A exposição repetida a certas características pode alterar o ideal de beleza, daí a importância da representação nas mídias de uma diversidade maior de corpos. Por que não mostrar pacientes portadores de afecções dermatológicas?
- Diversas afecções cutâneas podem ser causa de distúrbios psíquicos ou agravar condições psicológicas preexistentes. Além disso, muitos pacientes que não têm doenças de pele procuram os dermatologistas com queixas sobre sua aparência.
- Os dermatologistas são os médicos mais procurados por pacientes com transtorno dismórfico corporal. As áreas corporais de maior preocupação são a pele e o cabelo (p. ex., acne, cicatrizes, telangiectasias, afinamento dos cabelos).
- O papel dos profissionais da área vai além do tratamento clínico, exigindo um olhar criterioso e ético para evitar intervenções desnecessárias e garantir a segurança e a saúde emocional dos pacientes.

INTRODUÇÃO: A RELAÇÃO ENTRE PELE, IDENTIDADE E AUTOESTIMA

A pele vai muito além de sua função biológica como barreira protetora do corpo. Ela é nossa interface com o mundo, ao mesmo tempo que pode sinalizar desequilíbrios internos. É um reflexo da identidade de cada indivíduo, carregando marcas, cores e texturas que contam nossa história. Desde as cicatrizes que simbolizam superações até a tonalidade que representa heranças genéticas e culturais, a pele é um dos principais aspectos visíveis de uma pessoa. No contexto de doenças dermatológicas, a imagem corporal desempenha papel fundamental.

Condições como acne, vitiligo, psoríase, melasma e alopecia podem alterar a maneira como o indivíduo se enxerga, como acredita ser e como é visto pelos outros. Em uma sociedade que valoriza padrões estéticos muitas vezes inatingíveis, é comum que alterações na pele gerem insegurança. Elas causam sentimentos de inadequação, vergonha e insegurança, afetando não apenas a vida social, mas também o desempenho profissional dos pacientes.

A PELE E OS PADRÕES DE BELEZA

A percepção da beleza resulta de uma interação entre fatores biológicos, psicológicos, sociais e culturais, variando ao longo do tempo e entre diferentes sociedades. O debate entre padrões universais e critérios subjetivos sugere que a beleza não é totalmente fixa nem inteiramente relativa, mas sim influenciada por múltiplas perspectivas e contextos.[1]

Pesquisas indicam que a exposição repetida a certas características pode alterar o ideal de beleza e que tendemos a achar mais atraentes rostos semelhantes aos nossos. O conceito de "média facial" sugere que a percepção de beleza é influenciada pelos rostos que uma pessoa vê ao longo da vida.[1] Daí a importância da representação nas mídias de uma diversidade maior de corpos. Por que não mostrar pacientes portadores de afecções dermatológicas?

DOENÇAS DERMATOLÓGICAS E SEU IMPACTO PSICOLÓGICO

Acne

A acne é uma das doenças dermatológicas mais prevalentes e pode afetar profundamente a autoimagem e causar sofrimento psicológico em qualquer fase da vida, especialmente durante a adolescência, momento crucial do desenvolvimento da identidade.[2] O rosto, sendo uma das principais formas de expressão e comunicação interpessoal, torna-se um foco de insegurança quando marcado por lesões inflamatórias, pústulas e cicatrizes.

Traços compulsivos são frequentes em mulheres com acne e podem estar associados a quadros de depressão e até mesmo ao risco de suicídio. Estudos indicam que esses aspectos tendem a melhorar após o tratamento.[2]

Além das consequências emocionais diretas, a acne pode afetar escolhas comportamentais e sociais, como a dificuldade em estabelecer relacionamentos interpessoais ou o uso excessivo de maquiagem para camuflagem das lesões. A percepção social da pele acneica muitas vezes reforça a ideia de desleixo ou falta de higiene, o que pode levar ao isolamento e à baixa autoestima.

Os dermatologistas pediátricos também devem estar atentos, pois tanto a acne quanto a dermatite atópica são altamente prevalentes durante a adolescência e estão associadas a um aumento de seis vezes no risco de desenvolver quadros mais graves de transtorno dismórfico corporal (TDC).[3]

Psoríase

A psoríase é uma doença inflamatória crônica que afeta pele, unhas e articulações, causando lesões visíveis que podem levar à exclusão social e à discriminação. O estigma associado resulta em olhares inquisitivos, comentários constrangedores e afastamento, intensificando sentimentos de vergonha e ansiedade. Em casos mais graves, como a psoríase pustulosa, o odor das lesões pode agravar o impacto social e emocional. O isolamento torna-se um mecanismo de defesa, aumentando o risco de depressão e estresse, o que pode piorar a inflamação cutânea.[4]

Vitiligo

O vitiligo é uma desordem autoimune caracterizada pela perda progressiva da pigmentação da pele, resultando em manchas acrômicas. Embora a condição não cause sintomas físicos significativos, seu impacto na autoimagem pode ser profundo, especialmente em sociedades que valorizam padrões homogêneos de beleza. Muitos pacientes enfrentam desafios emocionais significativos, incluindo sentimentos de inadequação, baixa autoestima e medo da rejeição.[5]

A aceitação da imagem corporal no vitiligo é um processo complexo, influenciado por fatores culturais, sociais e psicológicos. Alguns indivíduos conseguem ressignificar a condição e desenvolver uma percepção positiva de si mesmos, enquanto outros experimentam um sofrimento intenso e evitam a exposição da pele, optando por roupas que escondam as manchas ou utilizando maquiagem corretiva.

Enquanto algumas pessoas desenvolvem formas localizadas, outras apresentam o vitiligo universal, no qual quase toda a pele perde melanina. Para pacientes de pele negra, essa condição carrega implicações ainda mais profundas, pois a despigmentação progressiva pode levar a uma transformação radical na identidade visual, afetando a percepção que o indivíduo tem de si mesmo e a maneira como é visto pela sociedade.

Alopecia

A perda de cabelo, seja devido à alopecia androgenética, alopecia areata, eflúvio pós-quimioterapia ou outras formas de perda capilar, pode ser uma experiência extremamente desafiadora. O cabelo está profundamente associado à identidade e à expressão pessoal, sendo frequentemente ligado a padrões de beleza e juventude. Quando essa característica é alterada de maneira abrupta, muitos pacientes relatam um impacto psicológico significativo, incluindo baixa autoestima, ansiedade e sintomas depressivos.[6]

Além do impacto emocional individual, a alopecia pode afetar interações sociais e até mesmo oportunidades profissionais, especialmente em mulheres, para quem o cabelo tem um peso cultural e simbólico ainda mais forte.

Melasma e hiperpigmentação

O melasma é uma condição cutânea crônica caracterizada pelo surgimento de manchas hiperpigmentadas, geralmente em áreas expostas ao sol, como o rosto. Embora não represente risco à saúde física, seu impacto psicológico pode ser significativo, especialmente em mulheres, que são as mais afetadas.

A frustração com tratamentos, que nem sempre proporcionam resultados imediatos, e a necessidade constante de proteção solar e camuflagem com maquiagem podem gerar estresse e baixa autoestima. Muitas pacientes desenvolvem hipervigilância em relação à própria pele, observando obsessivamente qualquer mudança, o que pode contribuir para quadros de ansiedade e até mesmo TDC.

Dermatite atópica

A dermatite atópica é uma doença inflamatória crônica caracterizada por intensa coceira, ressecamento e lesões eczematosas na pele. Além do desconforto físico constante, o impacto psicológico da condição pode ser devastador, pois a coceira persistente interfere no sono, no humor e na qualidade de vida do paciente. Crianças e adolescentes com dermatite atópica frequentemente enfrentam *bullying* devido às lesões visíveis, o que pode afetar seu desenvolvimento emocional e social.

Cicatrizes

As cicatrizes, independentemente de sua origem, podem ter um impacto significativo na autoestima dos indivíduos. Sendo marcas permanentes na pele, muitas vezes carregam um peso emocional que vai além da alteração estética, refletindo experiências passadas e, em alguns casos, relembrando traumas.

O PAPEL DO DERMATOLOGISTA NA IDENTIFICAÇÃO DE COMORBIDADES PSICOLÓGICAS

Diversas afecções cutâneas podem ser causa de distúrbios psíquicos ou agravar condições psicológicas preexistentes. Além disso, muitos pacientes que não têm doenças de pele procuram os dermatologistas com queixas sobre sua aparência.

Um estudo realizado com 500 dermatologistas nos EUA demonstrou que 75% dos dermatologistas questionam rotineiramente seus pacientes sobre aspectos psicológicos, como humor, qualidade de vida e percepção da própria imagem, porém 60% afirmaram não ter recebido treinamento formal em saúde mental.[3]

O transtorno dismórfico corporal e a dermatologia

O TDC é uma condição psiquiátrica frequentemente debilitante categorizada dentro do espectro de transtornos obsessivo-compulsivos e desordens correlatas.[3] Na literatura, essa condição também é descrita como "dismorfofobia" e "hipocondria dermatológica".[7]

Uma revisão sistemática demonstrou que o TDC atinge aproximadamente 1,9% dos adultos na população geral, e a prevalência em contextos dermatológicos chega a 11,3%.[8] Ao mesmo tempo, os dermatologistas são os médicos mais procurados por esses pacientes. As áreas corporais de maior preocupação são a pele e o cabelo (p. ex., acne, cicatrizes, telangiectasias, afinamento dos cabelos).[3,7] Cerca de um terço dos pacientes desenvolvem comportamentos compulsivos como a tricotilomania (arrancar os cabelos) e o *skin-picking* (autoescoriações). Alguns podem passar de 8 a 12 horas manipulando lesões de acne comedoniana ("cravos"), ceratose pilar e pelos faciais, algumas vezes utilizando não só os dedos mas agulhas, barbeadores e até mesmo facas. Isso pode levar a cicatrizes, ulcerações e áreas de alopecia cicatricial, o que intensifica a insatisfação com a aparência. Existem casos também de pacientes com compulsão por bronzeamento por se acharem "muito pálidos", o que pode levar a queimaduras e aumento do risco de desenvolvimento de câncer de pele.[7]

Uma pesquisa entre os membros da Sociedade Americana de Cirurgia Dermatológica (American Society for Dermatologic Surgery) demonstrou que 61% dos médicos fizeram o diagnóstico de TDC apenas após já terem realizado algum procedimento naqueles pacientes, mesmo que 94% deles tivessem ciência da doença e 62% acreditassem que ela era uma contraindicação ao tratamento.[7]

Estima-se que 75% dos pacientes com TDC se submetem a tratamentos cosméticos para "corrigir defeitos". Cerca de 60% desses pacientes obtêm o tratamento desejado, no entanto 16% desenvolvem piora dos sintomas, o que os faz procurar novos procedimentos desnecessários.[1,3,7]

Existe certa controvérsia, no entanto, se casos leves a moderados de TDC poderiam se submeter a procedimentos cosméticos. Somente 30% dos participantes da pesquisa descrita acham que o TDC é uma contraindicação a realizá-los, e foi sugerido inclusive um potencial benefício.[7]

Estudos preliminares em mulheres adultas diagnosticadas com TDC leve a moderado que procuraram realizar rinoplastia e labioplastia demonstraram redução da sintomatologia após os procedimentos. Esses pesquisadores propuseram que, quando os pacientes focam um único incômodo e têm expectativas realistas, podem responder bem ao tratamento cosmético.[7]

Diferença entre insatisfação corporal comum e distúrbios de imagem

Para ser considerada patológica, é necessário que a preocupação do indivíduo com sua aparência impacte nas atividades do dia a dia e leve a comprometimento clínico significativo.

O Questionário de Transtorno Dismórfico Corporal – Versão Dermatológica (BDDQ-DV) é um instrumento validado, com sensibilidade de 100% e especificidade de 93%, que pode ser utilizado na triagem da doença em serviços de dermatologia, disponível no *site* da Proem Health. Ele traz perguntas que permitem elucidar se alguma questão na aparência do indivíduo causa sofrimento clinicamente significativo com impacto nas atividades diárias.[3]

Um estudo analisou a validade de diferentes escalas para medir a satisfação com a imagem corporal em pacientes dermatológicos. A *Body Image Concern*

(BIC), criada para pacientes com câncer, usa uma escala Likert de 10 itens, pontuados de 0 a 3, e já foi aplicada em casos de lúpus cutâneo e tumores de pele. Já a *Cutaneous Body Image Scale* (CBIS), com 7 itens avaliados de 0 a 9, tem sido utilizada para pacientes com psoríase, dermatite atópica e acne. A falta de padronização no uso das escalas dificulta a interpretação dos estudos sobre autoimagem em doenças dermatológicas. Pesquisas adicionais são essenciais para compreender melhor essa relação, possibilitando diagnósticos mais precisos e tratamentos mais eficazes, além de um suporte adequado para pacientes vulneráveis.[9]

O papel das redes sociais e dos filtros na distorção da imagem corporal

O uso das redes sociais está associado a uma percepção negativa da imagem corporal, independentemente do país e do gênero dos participantes, podendo gerar preocupações excessivas e pensamentos repetitivos sobre traços específicos do rosto e do corpo. Além do tempo de exposição, a edição de fotos e o uso de filtros influenciam negativamente essa percepção.[1]

A imagem corporal e o *status* social são de importância crítica na adolescência, e as diferenças, inclusive as visíveis na pele, como dermatite atópica ou acne, podem impactar negativamente a autoimagem e a percepção dos outros. A comparação com imagens com filtros e padrões de beleza inatingíveis pode exacerbar depressão e isolamento entre os adolescentes.[3]

O uso frequente das mídias influencia a maneira como percebemos a atratividade devido ao "efeito de exposição repetida", que nos faz avaliar positivamente estímulos vistos com frequência. Esse fenômeno impacta especialmente os adolescentes, que, em meio ao desenvolvimento emocional e social, podem buscar um ideal estético irreal baseado em imagens editadas e filtradas. Plataformas como Instagram e TikTok intensificam esse efeito ao expor repetidamente os usuários a padrões inatingíveis, moldando sua percepção do que é considerado atraente.[3]

ESTRATÉGICAS TERAPÊUTICAS E ABORDAGEM MULTIDISCIPLINAR

Tratamento dermatológico e o impacto na autoestima

O tratamento dermatológico eficaz vai além da melhora clínica das lesões, impactando diretamente a autoestima e o bem-estar emocional dos pacientes. O uso de terapias adequadas, como medicamentos tópicos, orais, imunobiológicos e procedimentos dermatológicos, ajuda a restaurar a aparência e reduzir o estresse associado à condição. Além disso, a adesão ao tratamento e o acompanhamento contínuo promovem a sensação de controle, diminuindo a frustração e a ansiedade. Para um cuidado completo, é essencial considerar não apenas a abordagem médica, mas também o suporte psicológico e educacional, incentivando a autoaceitação e a conscientização da população para reduzir o estigma.

Psicoterapia e suporte psicológico para pacientes com doenças de pele

A psicoterapia, especialmente a terapia cognitivo-comportamental (TCC), tem demonstrado eficácia na redução do impacto emocional dessas doenças, ajudando os pacientes a lidarem com a ansiedade, a depressão e a baixa autoestima que muitas vezes acompanham essas condições.[9,10] A TCC auxilia na reestruturação de pensamentos negativos sobre a aparência, promovendo uma visão mais realista e saudável da autoimagem.[2,8,10]

Grupos de apoio com atividades terapêuticas podem oferecer suporte emocional e estratégias de enfrentamento, como TCC,[8] e podem ajudar a reduzir o estresse, melhorar a adesão ao tratamento e fortalecer a autoestima por meio da troca de experiências e do acolhimento.

CONSIDERAÇÕES FINAIS

A relação entre pele, identidade e autoestima destaca a importância de uma abordagem integrada que considere tanto a saúde dermatológica quanto o bem-estar mental. Doenças cutâneas e intervenções estéticas impactam profundamente a imagem corporal e a maneira como o indivíduo se percebe e interage com o mundo, especialmente em um cenário de padrões irreais impostos pelas redes sociais. O papel dos profissionais da área vai além do tratamento clínico, exigindo um olhar criterioso e ético para evitar intervenções desnecessárias e garantir a segurança e a saúde emocional dos pacientes. Promover uma relação saudável com a própria imagem não é apenas uma questão estética, sendo fundamental para a qualidade de vida e o equilíbrio emocional.

REFERÊNCIAS BIBLIOGRÁFICAS

1. Laughter MR, Anderson JB, Maymone MBC, Kroumpouzos G. Psychology of aesthetics: beauty, social media, and body dysmorphic disorder. Clin Dermatol. 2023;41(1):28-32.
2. Ramos-e-Silva M, Ramos-e-Silva S, Carneiro S. Acne in woman. Br J Dermatol. 2015.
3. Sejdiu Z, Stitzlein E, Rieder EA, Andriessen A, et al. Appearance dissatisfaction and body dysmorphic disorder in the dermatology patient. J Drugs Dermatol. 2024;23(7):545-50.
4. Nazik H, Nazik S, Gul FC. Body image, self-esteem, and quality of life in patients with psoriasis. Indian Dermatol Online J. 2017;8(5):343-6.
5. Rzepecki AK, McLellan BN, Elbuluk N. Beyond traditional treatment: the importance of psychosocial therapy in vitiligo. J Drugs Dermatol. 2018;17(6):688-691.
6. Dhami L. Psychology of hair loss patients and importance of counseling. Indian J Plast Surg Off Publ Assoc Plast Surg India. 2021;54(4):411-5.
7. Sun MD, Rieder EA. Psychosocial issues and body dysmorphic disorder in aesthetics: review and debate. Clin Dermatol. 2022;40.
8. Veale D, Gledhill LJ, Christodoulou P, Hodsoll J. Body dysmorphic disorder in different settings: a systematic review and estimated weighted prevalence. Body Image. 2016;18:168-86.
9. Kristensen JK, Nielsen C, Haloob N. Patient reported outcome measures (Proms) for body image in dermatology: a systematic review. Skin Health Dis. 2022;2(4):e167.
10. Affleck A, Chouliara Z, Kielty S. Cognitive behavioral therapy for acne and other chronic skin disorders. Int J Dermatol. 2015.

14

Imagem corporal na dependência de substâncias

Talita Di Santi
Patrícia B. Hochgraf
Silvia Brasiliano

PONTOS-CHAVE

- A imagem corporal e a dependência de substâncias se entrelaçam, influenciando na construção da identidade individual.
- Existem fatores socioculturais e biológicos que modulam a imagem corporal e o uso de substâncias psicoativas (SPA).
- A prevalência da comorbidade transtorno por uso de substâncias (TUS) e de transtornos alimentares (TA) é maior no gênero feminino, sendo necessárias abordagens específicas.
- O TUS pode restringir o repertório psicossocial e causar dificuldades interpessoais. Como esses fatores também estão associados à insatisfação da autopercepção, podem atingir a imagem corporal.

INTRODUÇÃO

O olhar para a relação entre imagem corporal com o uso de substâncias psicoativas (SPA) se traduz em uma complexidade de aspectos imbricados. A imagem corporal participa da construção da identidade de um indivíduo e se relaciona com o grau de satisfação pessoal. O uso de SPA pode modular aspectos dessa construção identitária. Sabe-se que existem fatores socioculturais e biológicos específicos que impactam nessa imagem corporal e no uso de SPA. Este capítulo pretende abordar as intersecções desses dois temas de modo a buscar uma compreensão crítica e a mitigar sofrimentos associados.

EPIDEMIOLOGIA: IMAGEM CORPORAL E TRANSTORNO POR USO DE SUBSTÂNCIAS

Há entrelaçamentos diversos relacionados à imagem corporal e à dependência de SPA. Ambos os fenômenos têm uma penetração cultural importante na sociedade, mesmo com diferenças sociodemográficas, econômicas e étnicas. A insatisfação com a imagem corporal e o uso de SPA podem trazer consequências à saúde pública. Nesse sentido, conhecer as prevalências e os fatores associados permite pensar em intervenções mais precisas.

As prevalências mundiais relacionadas ao transtorno por uso de substâncias (TUS) são em torno de 2,2%. A prevalência da dependência de álcool é de 1,5%, enquanto a das demais SPA é de 0,8%.[1] Nos EUA, cerca de 7% da população acima de 12 anos recebeu o diagnóstico de TUS no último ano (n.d.). Já no Brasil, a estimativa de prevalência de TUS, exceto por nicotina, foi de 3% em homens e de 1,4% em mulheres.[2] O álcool é a substância com maior prevalência de dependência no país.

O transtorno por uso de substâncias não prescritas merece atenção especial neste capítulo. Isso porque parte delas é utilizada com a intenção de modificação dos padrões corporais, seja por reduzir apetite e peso (anfetamínicos) ou por aumentar a massa muscular (esteroides anabolizantes), o que tem relação direta com o desejo de um corpo ideal. No entanto, sabe-se que a busca desse corpo por meio do uso de SPA pode causar instabilidade psíquica. A Figura 1 ilustra a prevalência disso.

Os estudos relacionados à imagem corporal referem-se majoritariamente ao gênero feminino, especialmente a mulheres com transtornos alimentares (TA).[3] A insatisfação com a imagem corporal está fortemente associada aos TA, principalmente quando se trata de uma distorção dessa imagem. Brasiliano et al. demonstram que a distorção de imagem corporal pode estar presente em até 48% das mulheres com diagnóstico de TUS e TA.[4]

Já quando se trata do TUS, as mulheres foram frequentemente negligenciadas no campo científico, com generalizações indevidas de pesquisas apenas com gêneros masculinos.[5] Há um preconceito histórico associado ao uso de SPA nesse gênero, por mais que o olhar para isso tenha mudado nos últimos anos.[4]

Existe, ao mesmo tempo que aumenta a prevalência de TUS em mulheres, um aumento da prevalência de comportamentos alimentares desordenados nos últimos anos, principalmente em mulheres jovens,[6] em que há preocupação excessiva com alimentação e corpo. Esses comportamentos não

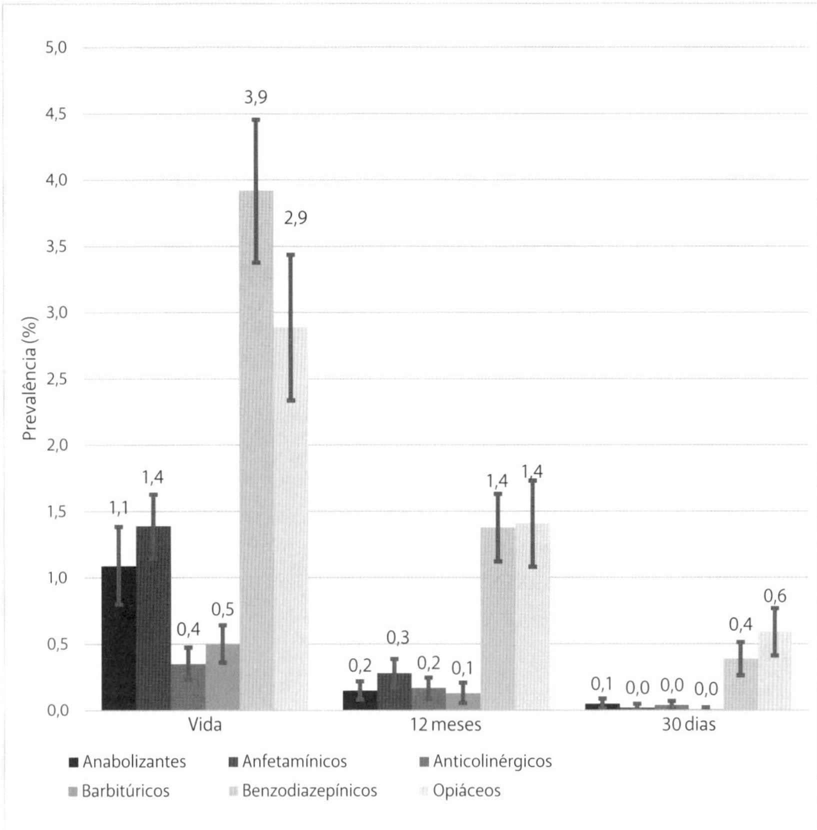

FIGURA 1 Prevalência de uso de medicamentos não prescritos na vida, nos últimos 12 meses e nos últimos 30 dias, por tipo de medicamento.

Fonte: Bastos et al.[2]

necessariamente se enquadram em um TA específico, mas estão presentes em um terço das mulheres.[7]

No geral, as comorbidades associadas ao TUS são prevalentes principalmente no gênero feminino. Segundo Pesquisa Nacional sobre o Uso de Drogas e a Saúde dos EUA, em 2023, 10,8 milhões (8,2%) de mulheres adultas tiveram comorbidade de TUS com outro transtorno psiquiátrico, e 50% delas tinham entre 18 e 25 anos (n.d.). Nesse contexto, a comorbidade entre TUS e TA tem altas prevalências no gênero feminino, com taxas de cerca de 31%.[4] Sabe-se que toda comorbidade está associada a maior gravidade no contexto de tratamento.

Nas últimas décadas, no entanto, a literatura também tem se voltado ao gênero masculino.[8] Sabe-se que ambos os gêneros têm aumento na prevalência do uso de substâncias com a intenção direta de modificar a imagem corporal, denominadas "drogas da imagem corporal",[9] sejam elas suplementos dietéticos, psicoestimulantes ou até mesmo esteroides anabólicos androgênicos.[10] Quanto a estes últimos, 98% das pessoas que usam são do sexo biológico masculino,[11] uma vez que aumentam os músculos e produzem caracteres sexuais secundários, como crescimento de pelos e alteração da voz.

TRANSTORNO POR USO DE SUBSTÂNCIAS: DA CLÍNICA AO TRATAMENTO

O uso de SPA é um fenômeno universal e histórico. Há relatos de uso de álcool desde o período Neolítico (8000 a 10000 a.C.) e de uso de opioides desde 3000 a.C. As SPA são muitas vezes utilizadas em práticas ritualísticas e eventos sociais, fazendo parte da construção identitária de determinados grupos. A partir do século XIX, a comunidade científica passou a relacionar determinados comportamentos do uso dessas SPA com doenças potencialmente prejudiciais.

Há um caráter multifatorial associado ao desenvolvimento do TUS, com fatores psicológicos, sociais e biológicos. É fundamental a escuta atenta para a biografia do indivíduo, evolução do uso da SPA e sua rede de suporte.

A embriaguez pode ser marcada por euforia, prazer e relaxamento, traduzindo uma sensação de plenitude. Trata-se de uma experiência sensorial intensa com graus de distanciamento afetivo, o que pode causar uma desarticulação da história biográfica. O TUS é a repetição dessa embriaguez e desarticulação, o que leva a uma restrição do campo vivencial do indivíduo. Isso pode causar sofrimento e dificuldade em lidar com questões interpessoais. A clínica da pessoa com uso de SPA tende a ser marcada por um repertório de atividades restritas e um esvaziamento existencial.[12]

Nesse sentido, o TUS, segundo a Classificação Internacional de Doenças (CID-11) adotada pela Organização Mundial da Saúde (OMS) em 2018, seria um conjunto de condições em que o uso de SPA (como álcool, drogas ilícitas, medicamentos, entre outros) afeta negativamente a saúde física e mental do indivíduo, comprometendo sua vida social, profissional e/ou familiar.[13] O Manual Diagnóstico e Estatístico de Transtornos Mentais, 5ª edição (DSM-5-TR) também classifica o TUS (Quadro 1).[14]

Com esses sintomas associados, a abordagem precisa ser especializada e multidisciplinar, e o clínico tem um papel importante na condução do

QUADRO 1 Critérios diagnósticos DSM-5-TR

Transtorno por uso de substâncias
Critérios diagnósticos: para o diagnóstico deve-se identificar pelo menos **dois** dos seguintes critérios dentro de um período de 12 meses: 1. **Uso excessivo** da substância, em quantidades maiores ou por um período mais longo do que o planejado. 2. **Desejo persistente** ou tentativas malsucedidas de reduzir ou controlar o uso da substância. 3. **Muito tempo gasto** em atividades necessárias para obter, usar ou se recuperar dos efeitos da substância. 4. **Desejo forte ou compulsão** para usar a substância. 5. **Problemas recorrentes** no cumprimento de obrigações em casa, no trabalho ou na escola devido ao uso da substância. 6. **Uso contínuo**, mesmo sabendo dos problemas sociais ou interpessoais causados ou exacerbados pelo uso. 7. **Redução ou abandono** de atividades importantes (trabalho, recreação etc.) em função do uso. 8. **Uso em situações de risco**, como dirigir ou operar máquinas quando é fisicamente perigoso. 9. **Uso continuado**, mesmo quando há problemas físicos ou psicológicos relacionados ao uso da substância. 10. **Tolerância**: a necessidade de quantidades significativamente maiores da substância para alcançar o efeito desejado ou uma diminuição do efeito ao usar a mesma quantidade. 11. **Sintomas de abstinência**: a síndrome de abstinência ocorre quando a substância é diminuída ou interrompida, ou o uso da substância (ou uma substância relacionada) é realizado para evitar os sintomas de abstinência.

tratamento. É necessária a exclusão de riscos agudos, como intoxicação ou abstinência, e de comorbidades; a construção de um vínculo de confiança entre médico e paciente e a comunicação clara. O seguimento é mais eficiente quando compartilhado em equipe. Nesse sentido, são fundamentais no processo as seguintes abordagens: psicoterapêutica individual e familiar, nutricional, assistência social, enfermagem, entre outros.

INTERSECÇÃO ENTRE A IMAGEM CORPORAL E O TRANSTORNO POR USO DE SUBSTÂNCIAS

Como abordado nos demais capítulos do livro, a imagem corporal, conceito criado por Paul Schilder,[15] é um construto complexo e multidimensional de um indivíduo que perpassa por aspectos históricos, socioculturais e biológicos.[16] A imagem corporal abrange pensamentos, sentimentos, valores e comportamentos relacionados ao corpo físico de uma pessoa. A relação desses aspectos que influenciam na imagem corporal com o uso de SPA torna o tema ainda mais delicado.

De início, tanto a construção coletiva da imagem corporal quanto do uso de SPA transcorrem de fatores socioculturais e biológicos. Existem fatores familiares e genéticos que contribuem para esses comportamentos e até mesmo para o desenvolvimento de um TA. Estudos apontam que cerca de 50% dos comportamentos alimentares podem ser transmitidos transgeracionalmente.[17] Além disso, os hormônios desempenham um papel na autopercepção corporal até mesmo no período intrauterino, como estrógenos e testosterona.[18]

Já é amplamente conhecido o papel da mídia na determinação de padrões estéticos. Fredrickson e Roberts, em 1997, sugeriram que a sexualização e a objetificação promovidas pela mídia devem ser consideradas fatores de risco para atitudes alimentares desordenadas.[19] No mesmo sentido, a mídia influencia no uso de SPA e, consequentemente, no comportamento alimentar e no padrão estético, haja vista as propagandas associadas a anfetaminas e emagrecimento na segunda metade do século XX.

A imagem corporal de um indivíduo é influenciada por questões subjetivas e por variações no tempo e no espaço. Os sentimentos associados a uma autoimagem negativa ou insatisfeita de si podem causar instabilidades no humor, desregulações emocionais e até mesmo comportamentos impulsivos, o que tem relação com o uso de SPA. Nesse contexto, a pessoa pode fazer uso dessas substâncias como forma de se aliviar do sofrimento e/ou de ir em busca de uma imagem que lhe agradaria. Há um risco aumentado de desenvolver a dependência de uma substância. Isso pode ser notado ao observarmos o aumento da prevalência de transtorno por uso de psicoestimulantes, como metilfenidato ou cocaína, com intenção de perda de apetite e de peso, sem que haja indicação médica.

Em relação ao período de vida, sabe-se que a imagem corporal é dinâmica, variando conforme a idade e o contexto da pessoa. O corpo é a primeira via de comunicação com o ambiente externo; por meio dele, apresentamo-nos ao mundo. A importância da imagem corporal pode variar com a idade e com o momento da construção da personalidade, sendo os adolescentes e jovens os mais influenciados por isso. O uso prolongado de mídias sociais por jovens está associado a um formato corporal ideal mais magro,[20] e eles tendem a ter maior preocupação com o corpo e mais alterações emocionais.[21] Do mesmo modo, a experimentação de SPA comumente se inicia na juventude, também sugestionados por grupos ou colegas. Por isso a adolescência é um período de alerta para o desenvolvimento de transtornos alimentares e TUS.

O uso de SPA e a imagem corporal são, da mesma forma, alterados a depender do espaço vivido. Vivências frequentes em locais como festas e eventos sociais podem influenciar o uso de SPA ou mesmo a importância da imagem corporal como forma de comunicação com o mundo.[22] Além disso, existem profissões em que a pressão pelo corpo ideal é maior, como em dançarinos, halterofilistas, atletas e modelos. O espaço em que a pessoa vive pode moldar negativamente o modo como o indivíduo lida com a questão, podendo ser marcado por tensão e ansiedade.[1] Nesse sentido, o uso de SPA também é frequente em determinados contextos profissionais ou sociais. O álcool é uma das principais substâncias usadas com a intenção de obter desinibição social.

Corroborando esses aspectos, existem estratégias possíveis de prevenção e de tratamento pensando em mitigar os impactos associados à imagem corporal e ao TUS. É necessário refletir sobre a imagem corporal com construtos mais realistas e que respeitem as diferentes formas corporais. Além disso, a psicoterapia pode ampliar a crítica sobre o uso de SPA e sobre os desejos do corpo ideal, e o seguimento nutricional é importante para reduzir os impactos do uso de SPA, minimizando os impactos na dieta e no corpo. A intervenção comunitária pode ser importante por meio do treinamento de profissionais para lidar com TUS e TA. Em suma, estratégias focadas em contextos específicos da classe social, idade e gênero.

CONSIDERAÇÕES FINAIS

A relação entre imagem corporal e o uso de SPA é multifacetada, influenciada por fatores socioculturais e biológicos. A busca de mudanças corporais diante de pressões estéticas pode levar ao uso de SPA, o que afeta a saúde mental dos indivíduos. Por outro lado, o uso de SPA pode levar a alterações da percepção da imagem corporal, com subsequentes prejuízos tanto na vigência da patologia como durante o tratamento do TUS.

Pessoas que apresentam tanto TUS quanto TA costumam manifestar sintomas mais graves, persistentes e resistentes ao tratamento em comparação àquelas com apenas um desses transtornos. Tratar somente um deles pode desencadear ou agravar o outro, tornando essencial uma abordagem que considere todas as condições simultaneamente. Programas de tratamento integrados, embora mais complexos, parecem mais efetivos.

Para reduzir a prevalência do TUS, é fundamental reconhecer a importância do cuidado com o corpo em sua totalidade, abrangendo tanto a dimensão física quanto a subjetiva.

REFERÊNCIAS BIBLIOGRÁFICAS

1. Castaldelli-Maia JM, Bhugra D. Analysis of global prevalence of mental and substance use disorders within countries: focus on sociodemographic characteristics and income levels. Int Rev Psychiatry. 2022;34:6-15.
2. Bastos FIPM, Vasconcellos MTL, De Boni RB, et al. III levantamento nacional sobre o uso de drogas pela população brasileira. 2017.
3. Guaraldi GP, Orlandi E, Boselli P, Tartoni PL. Body size perception and dissatisfaction in female subjects of different ages. Psychother Psychosom. 1995;64:149-55.
4. Brasiliano S. Comorbidade entre dependência de substâncias psicoativas e transtornos alimentares: perfil e evolução de mulheres em um tratamento específico para dependência química [tese]. São Paulo: Faculdade de Medicina da Universidade de São Paulo; 2005. Disponível em: ttps://www.teses.usp.br/teses/disponiveis/5/5160/tde-21082007-113755/publico/SilviaBrasiliano.pdf. Acesso em: 25 fev. 2025.
5. Hochgraf P. Alcoolismo feminino: comparação de características sociodemográficas e padrão de evolução entre homens e mulheres alcoolistas. São Paulo, 1995.
6. Fardouly J, Vartanian LR. Negative comparisons about one's appearance mediate the relationship between Facebook usage and body image concerns. Body Image. 2015;12:82-8.
7. Reba-Harrelson L, Von Holle A, Hamer RM, et al. Patterns and prevalence of disordered eating and weight control behaviors in women ages 25-45. Eat Weight Disord. 2009;14:190-8.
8. McCabe MP, Ricciardelli LA. Body image dissatisfaction among males across the lifespan: a review of past literature. J Psychosom Res. 2004;56:675-85.
9. Kanayama G, Hudson JI, Pope HG Jr. Anabolic-androgenic steroid use and body image in men: a growing concern for clinicians. Psychother Psychosom. 2020;89:65-73.
10. Kanayama G, Pope HG, Hudson JI. Body image drugs: a growing psychosomatic problem. Psychother Psychosom. 2001;70:61-5.
11. Pope HG Jr, Kanayama G, Athey A, et al. The lifetime prevalence of anabolic-androgenic steroid use and dependence in Americans: current best estimates. Am J Addict. 2014;23:371-7.
12. Messas G. The existential structure of substance misuse. 2021st ed. Cham, Switzerland: Springer Nature; 2022.
13. International Classification of Diseases (ICD). Disponível em: https://www.who.int/classifications/classification-of-diseases. Acesso em: 25 fev. 2025.
14. DSM-5-TR Online Assessment Measures. n.d. Disponível em: https://www.psychiatry.org/psychiatrists/practice/dsm/educational-resources/assessment-measures. Acesso em: 25 fev. 2025.

15. Schilder P. The image and appearance of the human body. London: Routledge; 2014.
16. Vaquero-Cristóbal R, Alacid F, Muyor JM, López-Miñarro PÁ. Body image; literature review. Nutr Hosp. 2013;28:27-35.
17. Rodgers RF, Faure K, Chabrol H. Gender differences in parental influences on adolescent body dissatisfaction and disordered eating. Sex Roles. 2009;61:837-49.
18. Manning JT, Barley L, Walton J, et al. The 2nd:4th digit ratio, sexual dimorphism, population differences, and reproductive success. Evol Hum Behav. 2000;21:163-83.
19. Fredrickson BL, Roberts T-A. Objectification theory: toward understanding women's lived experiences and mental health risks. Psychol Women Q. 1997;21:173-206.
20. Yumen Y, Takayama Y, Hanzawa F, et al. Association of social networking sites use with actual and ideal body shapes, and eating behaviors in healthy young Japanese women. Nutrients. 2023;15:1589.
21. Karam JM, Bouteen C, Mahmoud Y, et al. The relationship between social media use and body image in Lebanese university students. Nutrients. 2023;15:3961.
22. Merleau-Ponty M. Phenomenology of perception. Routledge; 2023.

15

Imagem corporal nas disfunções sexuais

Oswaldo M. Rodrigues Jr.
Marina Gléria Vasco Mariani

PONTOS-CHAVE

- A sexualidade é importante para o bem-estar geral, pois a saúde sexual se associa às saúdes física, mental e social.
- Queixas sexuais sobre disfunções e interação do casal. As queixas não afetam somente o indivíduo, impactando no relacionamento do casal.
- Formação da imagem corporal: a autoconscientização a respeito de ações e consequências ajuda na compreensão dos limites. No sexo, as atividades que trazem benefícios associados ao prazer sexual são a fonte do mecanismo.
- Disfunções sexuais e seu impacto na imagem corporal: as expressões sexuais incluem o uso do corpo físico e a autocompreensão desse corpo, que medeia as interações sexuais, associando-se à produção de disfunções que também interferem na autopercepção imagética do corpo.

INTRODUÇÃO

A sexualidade é definida pela Organização Mundial da Saúde (OMS) como um fator central na vida das pessoas, compreendendo sexo, identidades de gênero e papéis de gênero, orientação sexual, erotismo, prazer, intimidade e reprodução.[1] A saúde sexual é parte integrante da saúde geral, somando-se às saúdes física, mental e social. A OMS considera quatro pilares para a qualidade de vida de um indivíduo: saúde, família, lazer e trabalho; a sexualidade faz parte do pilar da saúde.

Referências a comportamentos sexuais ocorrem desde a Pré-História, embora o foco tenha sido mais relacionado à reprodução na maior parte da história. A ciência mostrou interesse pela sexualidade humana no século XIX por meio de estudos formais e focados na satisfação sexual e nas práticas sexuais, que passaram a ser publicados no início dos anos 1900.

O trabalho pioneiro de Alfred Kinsey sobre sexualidade,[2,3] que incluiu entrevistas com mais de 10 mil homens e mulheres com mais de 16 anos, começou no fim dos anos 1930, sendo apresentado entre 1948 e 1953.

Nos anos 1960, o casal de pesquisadores William Masters e Virginia Johnson publicou trabalhos de referência em descobertas na área da sexualidade, descrevendo o ciclo de resposta sexual humana fisiologicamente associado a comportamentos.

Os estudos vêm aumentando a quantidade de informações sobre questões sexuais, incluindo as queixas sexuais e as dificuldades de produção de comportamentos que permitam o relacionamento genital.

DISFUNÇÕES OU QUEIXAS SEXUAIS

No contexto de consultórios e do atendimento de saúde, as queixas relacionadas ao desempenho sexual sempre foram importantes, e a necessidade de tratar ou modificar os comportamentos com essas dificuldades é alvo de atenção. As abordagens têm se modificado ao longo dos séculos XX e XXI, de acordo com novos conhecimentos e compreensões epistemológicas.

As definições devem ser percebidas como descritivas, sem que pareçam definir etiologias, e favorecem os tratamentos potenciais. Um fator de importância sempre será o envolvimento do parceiro/parceira sexual desde a avaliação em prol do planejamento e sucesso do tratamento a ser proposto.*

Os homens (ou, mais propriamente, pessoas com pênis) apresentam as seguintes queixas em consultório: disfunção erétil, ejaculação precoce, inibição do desejo, inibição ejaculatória, comportamento hipersexual, dor sexual, anorgasmia e parafilias.

---

* A nomenclatura será diferente de acordo com a base filosófica e a formação acadêmica dos autores, assim como a determinada pela Organização Mundial da Saúde (OMS) ou pela Associação Americana de Psiquiatria (APA).

As mulheres (pessoas com vulva-vagina), por sua vez, apresentam as queixas de anorgasmia, vaginismo, inibição do desejo, fobia sexual, dor durante a relação sexual, comportamento hipersexual e parafilias.

Desejo sexual hipoativo

Trata-se da diminuição ou ausência de desejo sexual ou de interesse em atividades sexuais. Relaciona-se às motivações de buscar atividades e satisfação sexual.

A associação dessa queixa em mulheres que não aceitam o próprio corpo é comum em consultório: desejo sexual diminuído por se sentirem desconfortáveis de ficarem nuas na frente de sua parceria.[4]

Vaginismo/dispareunia

Transtornos da dor ocasionados pela contração involuntária do introito vaginal, impedindo a penetração e provocando dor. A diferenciação se faz com o vaginismo impedindo a penetração (incluindo exames ginecológicos).

Anorgasmia

É a ausência ou dificuldade de atingir o orgasmo. Rara em homens, sempre foi comum em mulheres, de acordo com pesquisas em todos os países no último século.

Disfunção erétil

É a dificuldade do homem de obter ou manter a ereção rígida o suficiente para que ocorra a penetração. A associação com ansiedade e outras emoções que competem com a ereção se associa a comportamentos e crenças. A insatisfação com a autoimagem corporal repercute negativamente por meio de emoções negativas, produzindo "explicações" e justificativas coerentes com crenças debilitantes sobre o desempenho sexual. Pode ainda se associar com incapacidades em outras áreas do comportamento, a exemplo do rendimento profissional e do relacionamento social e familiar.[5]

Ejaculação precoce

Caracteriza-se pela incapacidade do controle voluntário ejaculatório, produzindo a ejaculação mais rápida do que a pretendida.

Embora, fisiologicamente, o homem seja capacitado para ejacular rapidamente, as exigências humanas de relacionamento implicam desenvolver o controle, aumentando o tempo antes da ejaculação. As condições contrárias ao controle se associam a crenças associadas a ansiedades, ou crenças de que a ejaculação rápida é uma característica positiva.

A autopercepção corporal negativa, relacionada a ansiedades, produz a falta de controle ejaculatório voluntário, além de ocasionar um desvio de pensamento, retirando o foco da atividade sexual e da percepção de prazer.

Anejaculação

Poucos homens não ejaculam durante uma relação de penetração. Parecendo ser o oposto da ejaculação precoce, esse comportamento disfuncional pode ter as mesmas causas, embora se associe à falta de aprendizado sexual e a crenças que diminuem o valor da sexualidade e a busca de prazer no relacionamento a dois.

A prevalência de problemas sexuais em mulheres demonstra que mais de 40% delas têm problemas sexuais e que 12% dessas mulheres se preocupam com a possibilidade de desenvolver alguma outra disfunção sexual. Depois de Masters e Johnson, com seu modelo linear da resposta sexual em base fisiológica, a pesquisadora canadense Rosemary Basson introduziu um modelo interconectado não linear que enfatiza a importância da intimidade emocional e da satisfação como componentes integrais do ciclo de resposta sexual feminina. Essa descoberta foi fundamental para apontar a diferença da resposta sexual entre homens e mulheres, embora grupos feministas não percebam essa convicção.[6]

Outras queixas sexuais

Além das falhas de funcionamento individuais apontadas anteriormente, existem outras questões associadas à sexualidade a serem consideradas e listadas.[7]

A primeira é a queixa de inadequação sexual do casal. Pode haver disfunções sexuais de um ou de ambos, mas a insatisfação de pelo menos um cônjuge no relacionamento sexual é o ponto principal. Existem as queixas complementares que passaram por adequação por anos, a exemplo de homem que perde a ereção ao tentar a penetração relacionando-se com uma mulher que não tem como ser penetrada – disfunção erétil e vaginismo complementam-se, mantendo-se ambas as condições disfuncionais.

Ainda considerando casais, pode haver diferença no desejo de frequência coital ou diferenças de "preferências" sexuais (incluindo comportamentos parafílicos).

Outra vertente de queixas sobre sexualidade em consultório relaciona-se à identidade de gênero: transgeneridade e transexualidade. Além das possibilidades disfuncionais aumentadas com procedimentos médicos para modificações corporais, conduzindo a novos procedimentos e à necessidade de desenvolver comportamentos e aprendizagem de obtenção de prazer em corpos modificados, existem novos relacionamentos de casal a serem considerados, incluindo a manutenção do vínculo com as transições feitas ou em elaboração.

Etiologias e sexualidade

De modo simplificado, pode-se encontrar muitas listas de causas orgânicas, fisiológicas e médicas em todas as publicações. Doenças e a consequência dos tratamentos de doenças e cirurgias devem ser consideradas e compreendidas junto às disfunções sexuais para tratamento, incluindo abordagens médicas.

O mesmo ocorre nas etiologias psicológicas.

Dois estados de humor se referem diretamente a causas de queixas sexuais, ansiedade e depressão, e ambas as condições alteram o funcionamento fisiológico sexual genital. Tanto a ansiedade como a depressão afetam os relacionamentos interpessoais e de casal, produzindo mais comportamentos que interferem na realização de expressões sexuais.

As listas de etiologias não devem ser tomadas como causas isoladas, mas em interação com outras etiologias, sejam psicológicas ou orgânicas.

CRENÇAS, IMAGEM CORPORAL E SEXUALIDADE

O sistema de crenças é formado na interação com o mundo externo, por meio da subjetivação de regras existentes no ambiente social e da construção de comportamentos pelo indivíduo, buscando explicar o que lhe ocorre. Necessário apontar que o desenvolvimento de "explicações", que chamamos de crenças, não envolve explicações baseadas em evidências, mas na vivência individual, o que faz delas falsificações da realidade produzidas por mecanismos de distorções cognitivas.

Um exemplo bastante comum em relação às pessoas que chegam ao consultório com queixas sexuais: a cada frustração em atingir o orgasmo nas relações sexuais, a mulher pode desenvolver mecanismos de evitação comportamental, e então pode atribuir a causa da dificuldade pessoal à falta de atração do parceiro em relação ao seu corpo, o que surge como crença de não ser atraente fisicamente.

No caso da ejaculação precoce, há décadas ouvimos homens se justificando ao dizer que a parceira é que é lenta em ter orgasmos.

Assim, existem, em cada situação, distorções cognitivas que tentam explicar a realidade com base em observações individuais.

SEXUALIDADE, AUTOESTIMA, AUTOCONFIANÇA E PRODUTIVIDADE

A sexualidade se relaciona com autoestima e autoconfiança. Se nos sentimos confortáveis com nosso corpo, com nossos desejos e nossa capacidade de dar e receber prazer, nossa autoestima se fortalece. Passamos a nos enxergar de maneira mais positiva, mostrando-nos mais confiantes em nossas interações pessoais ou profissionais, ou seja, a autopercepção positiva se expande para outras áreas de nossas vidas, além da visão do que seja sexual.

Com a percepção de expressões sexuais coerentes com a autopercepção e o autoconceito vem a percepção de autoestima e de autoconfiança generalizada para outras áreas do comportamento humano.[8]

Uma vida sexual ativa, variada e de qualidade se associa a viver o bem-estar geral e melhora o funcionamento fisiológico com o equilíbrio na produção de hormônios.

O PRAZER SEXUAL É FONTE DE BEM-ESTAR FÍSICO E EMOCIONAL

O prazer sexual é fundamental para nosso bem-estar físico e emocional, sendo uma fonte poderosa de bem-estar e resultado dos funcionamentos físicos e emocionais. Durante o orgasmo, nosso corpo libera uma série de hormônios, como a ocitocina e a endorfina. A ocitocina, combinada a outros hormônios, é uma aliada do prazer sexual.

O processo de liberação da ocitocina começa com os primeiros estímulos táteis. Seus níveis se elevam consideravelmente no momento do orgasmo – 300% nos homens e 360% nas mulheres –, quando se atinge o ápice do prazer e a dopamina é liberada em maior quantidade. A ocitocina é o hormônio responsável pela criação de vínculo entre os pares após o ato sexual, além de causar a sensação de prazer, relaxamento e bem-estar.

O equilíbrio hormonal ajuda a reduzir o estresse, a ansiedade e até mesmo a dor. Além disso, uma boa vida sexual contribui para a redução da pressão arterial, melhora a qualidade do sono e fortalece o sistema imunológico.

É importante ressaltar que o prazer sexual não se resume ao orgasmo. Ele engloba toda a experiência sensorial, o toque, o carinho, a intimidade, a conexão com o outro, ou consigo mesmo, permitindo explorar as sensações prazerosas que o corpo é capaz de proporcionar.

Os tabus e a culpa são grandes inimigos de uma vida sexual saudável e prazerosa. Culturalmente fomos ensinados a reprimir nossa sexualidade, a sentir vergonha do nosso corpo e dos nossos desejos, sobretudo as mulheres. Essa repressão pode desencadear uma série de consequências negativas, como baixa autoestima, dificuldade em expressar desejos e necessidades, disfunções sexuais e problemas de relacionamento. Sendo o nosso corpo uma fonte de prazer, muitas vezes encaramos como negativa essa energia sentida e mal compreendida, gerando uma imagem corporal negativa.

FORMAÇÃO DA IMAGEM CORPORAL

Construímos e destruímos nossa imagem corporal em uma sucessão de tentativas de alcançar a imagem e corpos ideais[9] de acordo com a ideologia dominante em um momento histórico e em um ambiente social, com base em nossas emoções, o que influencia diretamente, com o sucesso ou o insucesso, os relacionamentos sexuais.

É um círculo vicioso: a insatisfação com o corpo provoca ansiedade, que gera disfunção sexual, que por sua vez reforça a insatisfação com o corpo: comportamento-interação-cognição.[10]

Autoaceitação e a construção de uma imagem corporal positiva não significam ser "bonito" e estar de acordo com os padrões ideológicos dominantes. É necessário buscar ajuda profissional para diagnóstico e tratamento de disfunções, quando se percebe que a relação com o próprio corpo está interferindo na vida sexual.

A terapia sexual é uma ferramenta eficaz para lidar com dificuldades sexuais. Com a ditadura das redes sociais, o maior uso de telas e câmeras e os padrões de beleza impostos, as pessoas passam a ter mais urgência em se enquadrar nos modelos e são mais estimuladas a subjetivar os padrões e a dedicar esforços a atingi-los. Começam utilizando filtros e aplicativos nas interações mediadas pela internet e então passam a sentir necessidade de produzir o rosto e corpo ideais para a realidade, partindo para procedimentos estéticos.

Nessa busca infinita pela autoimagem perfeita, a sexualidade é diretamente abalada pela preocupação do indivíduo com sua aparência, com a predição de ansiedades e desvios de foco de atenção na sexualidade e o reconhecimento da interação do corpo com a realidade externa. Esse contexto passa a ser incompatível com o compartilhamento da intimidade de uma relação sexual.

Assim, algumas pessoas desenvolvem um tipo de problema específico relacionado ao corpo e à autoimagem.

O transtorno dismórfico corporal (TDC) é um transtorno mental que se caracteriza por afetar a percepção que o paciente tem da própria imagem corporal, levando-o a ter preocupações irracionais sobre defeitos em alguma parte de seu corpo (p. ex., nariz torto, olhos desalinhados, imperfeições na pele).[11]

Estudos científicos usando pesquisa integrativa com base de dados do Sistema Latino-Americano e do Caribe de Informações em Ciências da Saúde (Lilacs) e o Index Psi Periódicos selecionaram oito artigos sobre TDC e imagem corporal publicados nos últimos 10 anos no Brasil. Observou-se que a causa predominante da autoimagem negativa é relacionada à estética, o que gera ansiedade, vergonha, incômodo, irritabilidade e ódio nos indivíduos.[9]

Os pensamentos e sentimentos negativos associados ao TDC e à imagem corporal também se associam a alterações no comportamento, podendo conduzir à compulsividade e à baixa autoestima. Essas pessoas vivem o isolamento social e têm seu desempenho profissional, acadêmico e sexual comprometido.

A sensação de bem-estar sexual das mulheres vem muitas vezes da consciência corporal.* Isso é o que demonstram os estudos realizados em mulheres com e sem dificuldades sexuais utilizando foco sensorial e atenção plena (*mindfulness*) para mulheres com uma série de problemas sexuais.[13] Essa revisão resultou em um resumo de intervenções e estudos laboratoriais sobre consciência corporal, com a decisão de apontar a consciência corporal como componente integral do tratamento da disfunção sexual.[14]

CONSIDERAÇÕES FINAIS

A integração de conceitos como imagem corporal, sexualidade, comportamentos sexuais e crenças sobre sexualidade produz disfunções sexuais em homens e mulheres.

O trabalho psicoterápico com a sexualidade é um meio de favorecer a atenção ao corpo e o funcionamento deste, melhorando a autopercepção ba-

---

* "Apossar-se de forma consciente do corpo, sê-lo verdadeiramente, tornando-o signo axiológico de uma existência humana."[12]

seada na realidade, que pode ser repetida com a vivência de atividades sexuais prazerosas. Esses são facilitadores empregados para manter a saúde sexual.[15,16]

O psicoterapeuta que trabalha as questões relacionadas ao corpo se beneficiará de atentar às questões da sexualidade, em especial às disfunções sexuais. Estudar essas disfunções e maneiras de auxiliar a superá-las facilitará o desenvolvimento da autoimagem que conduz ao bem-estar, possibilitando, assim, o desempenho sexual nas interações desejadas.

REFERÊNCIAS BIBLIOGRÁFICAS

1. World Health Organization (WHO). Defining sexual health – Report of a technical consultation on sexual health 28-31 January 2002, Geneva. Disponível em: https://www.scirp.org/reference/ReferencesPapers?ReferenceID=1998000. Acesso em: 17 mar. 2025.
2. Kinsey AC, Martin CE [1948]. Sexual behavior in the human male. Indiana University Press; 1998.
3. Kinsey AC, Pomeroy WB, Gebhard PH [1953]. Sexual behavior in the human female. Indiana University Press; 1998.
4. Wu T, Zheng Y. Effect of Sexual esteem and sexual communication on the relationship between body image and sexual function in Chinese heterosexual women. The Journal of Sexual Medicine. 2021;18(3)474-86.
5. Abdo C. Da depressão à disfunção sexual (e vice-versa). São Paulo: Segmento; 2019.
6. Conrado LA. Transtorno dismórfico corporal em dermatologia: diagnóstico, epidemiologia e aspectos clínicos. Anais Brasileiros de Dermatologia. 2009;84(6):569-81.
7. Rodrigues Jr. OM (org.) Terapia da sexualidade: volume único. São Paulo: Zagodoni; 2018.
8. Orth U, Robins RW. Is high self-esteem beneficial? Revisiting a classic question. American Psychologist. 2022;77(1):5-17.
9. Hora MP, Oliveira MF, Leite IDC. Mulheres, mídias sociais e cirurgias estéticas: uma revisão integrativa da literatura [trabalho de conclusão de curso de Psicologia]. Faculdade Pernambucana de Saúde; 2023. Disponível em: http://tcc.fps.edu.br:80/jspui/handle/fpsrepo/1730. Acesso em: 28 mar. 2025.
10. McNabney SM. Obesity, body image dissatisfaction, and sexual dysfunction: a narrative review. Sexes. 2022;3(1):20-39.
11. Torres AR, Ferrão YA, Miguel EC. Editorial: Transtorno dismórfico corporal: uma expressão alternativa do transtorno obsessivo-compulsivo? Braz J Psychiatry. 2005;27(2).
12. Habib CMCA. Uma interpretação de consciência corporal como valor humano em um contexto de uma educação e reeducação corporal [dissertação]. Rio de Janeiro: Universidade Castelo Branco; 2001.
13. Seal BN, Meston CM. The impact of body awareness on women's sexual health: a comprehensive review. Sex Med Rev. 2020;8:242-55.

14. Cash TF, Pruzinsky T (eds.). Body images: development, deviance, and change. New York: The Guilford Press; 1990.
15. Rodrigues Jr. OM, Lucena BB, Sardinha A. Psicoterapia e saúde sexual. In: Lopes LS, Paulo GM, Hohl A, et al. (eds.). Tratado brasileiro de medicina sexual. São Paulo: DiLivros; 2024.
16. Zwielewski G, Cruz RM. (eds.). Disfunções sexuais: avanços em psicoterapia. São Paulo: Hogrefe; 2025.

16

Câncer e suas repercussões na imagem corporal

Renata Furlan Viebig

PONTOS-CHAVE

- A satisfação com a imagem corporal é um fator importante na avaliação da qualidade de vida do paciente oncológico. A doença e os tratamentos utilizados podem afetar a autoimagem, a autoaceitação e a autoestima dos pacientes.
- As mudanças na aparência de pacientes oncológicos, principalmente aquelas potencialmente permanentes decorrentes do tratamento cirúrgico, podem afetar significativamente a imagem corporal e provocar sofrimento psíquico.
- Além da aparência, mudanças na funcionalidade do organismo, na sexualidade e nas relações interpessoais, especialmente conjugais, podem afetar a imagem corporal de pacientes oncológicos.
- A maioria dos estudos realizados sobre imagem corporal de pacientes oncológicos foi feita com mulheres com câncer de mama, tornando necessária a realização de mais estudos com homens e outros tipos de câncer.
- Intervenções multidisciplinares, com profissionais sensíveis à importância da imagem corporal para pacientes oncológicos, podem melhorar sua qualidade de vida e otimizar suas expectativas quanto ao futuro.

INTRODUÇÃO

Câncer é um termo que abrange mais de cem diferentes tipos de doenças que têm em comum o crescimento desordenado de células, as quais tendem a ser muito agressivas e incontroláveis, resultando na formação de tumores. Essas doenças se diferenciam segundo o tipo celular (carcinomas em tecidos epiteliais e sarcomas em tecidos conjuntivos), a velocidade de multiplicação e a capacidade de invadir tecidos e órgãos vizinhos ou distantes, conhecida como metástase.[1]

Atualmente, o câncer é considerado o principal problema de saúde pública mundial, sendo responsável por 1 em cada 4 mortes (22,8%) por doenças crônicas não transmissíveis e representando uma barreira para o aumento da expectativa de vida das populações.[2] No Brasil, o câncer já é a primeira causa de morte em algumas regiões, ocupando o lugar das doenças cardiovasculares, como resultado de uma transição epidemiológica.[1]

Inovações tecnológicas no diagnóstico precoce e no tratamento contra o câncer têm propiciado maior sobrevida aos pacientes e melhor prognóstico. No entanto, a própria doença e os tratamentos subsequentes podem levar a uma série de mudanças físicas para o paciente, como alterações cosméticas (perda de cabelos, cílios e sobrancelhas, alterações do peso corporal, cicatrizes e edemas), alterações sensoriais (dores e parestesia) e disfunções diversas (disfagia, disartria e impotência).[3]

As mudanças enfrentadas pelos pacientes oncológicos podem afetar gravemente sua percepção e satisfação com a imagem corporal, o que pode influenciar negativamente sua qualidade de vida. Em pacientes oncológicos se observa sofrimento psicológico resultante das mudanças na aparência, na funcionalidade e na sexualidade. Muitos pacientes experimentam não apenas queixas físicas, mas também problemas psicossociais, como ansiedade e depressão, distúrbios do sono, impacto nos relacionamentos e medo da recorrência do câncer.[3]

Hopwood e Hopwood[4] discutiram os desafios de compreender as complexas e subjetivas mudanças na imagem corporal e avaliar as importantes conexões com o contexto social em pacientes com câncer. Os autores reforçam a importância de adotar uma perspectiva de prática social e avaliação das atividades cotidianas para ir além do ambiente clínico objetivo e explorar as experiências vividas pelos pacientes com câncer, ou seja, a experiência cotidiana de viver com e além do câncer, envolvendo as escolhas e o conhecimento sobre si mesmo e a doença.

Uma pesquisa realizada com 531 pacientes oncológicos da Alemanha, com diferentes tipos de câncer, encontrou níveis significativamente reduzidos de autoaceitação nesses pacientes e menor aceitação do parceiro, independentemente do sexo. Nas participantes do sexo feminino, níveis educacionais mais altos, níveis mais baixos de ansiedade e menor sofrimento específico do câncer se associaram a maior autoaceitação. Além disso, mulheres com câncer de mama e ginecológico relataram escores reduzidos de autoaceitação em comparação com mulheres com câncer visceral.[3]

TIPOS DE CÂNCER E SUA INFLUÊNCIA NA IMAGEM CORPORAL

A maioria dos estudos que investigaram a imagem corporal em pacientes e sobreviventes de câncer foi conduzida exclusivamente com participantes do sexo feminino e se concentrou em mulheres com câncer de mama. Dessa maneira, pouco ainda se conhece sobre a imagem corporal em pacientes com outros tipos de câncer, especialmente homens.[3]

Assim como em outros tipos de câncer, o diagnóstico e o tratamento do câncer de mama têm um impacto negativo no bem-estar físico e psicológico das mulheres. A natureza simbólica da mama, associada a compreensões sociais de feminilidade, atratividade, sexualidade e maternidade, aponta para potenciais traumas decorrentes do câncer de mama e seu tratamento. Dessa forma, embora as mulheres com câncer de mama estejam enfrentando uma doença com risco de vida, a imagem corporal desempenha um papel central para elas; portanto, uma desfiguração pode ameaçar seu bem-estar emocional e sua autoestima.[5]

Em pacientes mais jovens, com idade entre 18 e 40 anos, com câncer de mama, foram observadas alterações comportamentais que resultaram em um espectro de estratégias prejudiciais em resposta ao desconforto em relação à aparência física. Tais estratégias podem abranger controle dietético extremo, imersão em exercícios excessivos, evitação potencial de interações sociais e uma busca persistente de validação externa, que podem resultar em sobreviventes experimentando isolamento social e sofrimento emocional.[6]

Os relacionamentos íntimos são fontes importantes de enfrentamento do câncer. Em mulheres com câncer de mama casadas ou em relacionamentos comprometidos, observa-se o importante papel de um processo conjunto de apoio mútuo como estratégia de enfrentamento eficaz. As relações conjugais, bem como a satisfação conjugal, podem influenciar a dimensão social da autoimagem corporal, especialmente para mulheres, mas também para homens. A satisfação com a imagem corporal parece estar associada à qualidade percebida do relacionamento em homens e mulheres.[3]

Além disso, a disfunção sexual está intimamente ligada ao distúrbio da imagem corporal. Em mulheres com câncer ginecológico, há efeitos de mudança de vida invisíveis, provenientes de tratamentos sistêmicos que podem causar menopausa precoce e infertilidade. Isso afeta a percepção da mulher sobre sua imagem pessoal e social como mulher e mãe. Essas interrupções na normalidade do corpo e nos papéis cotidianos afetam significativamente a imagem corporal incorporada e podem ser negligenciadas no ambiente médico.[5]

Embora os estudos sejam escassos, em pacientes com neoplasias hematológicas tratadas com quimioterapia ou quimioimunoterapia, a sexualidade e a imagem corporal se mostraram afetadas negativamente 1 mês após o tratamento em comparação com a linha de base; após 6 meses, cerca de 50% ainda continuam apresentando repercussões do tratamento na imagem corporal.[7]

No caso de pacientes com câncer de próstata, alterações no funcionamento sexual pós-tratamento são observadas com frequência, afetando sua "masculinidade". Os homens se descrevem como "inúteis para o sexo" e ficam angustiados com a perda da libido e da função. A fadiga e a incontinência refletem de forma negativa nos corpos dos pacientes, assim como as mudanças na aparência. Além disso, durante o tratamento, deixar que outras pessoas toquem e manuseiem seus corpos para procedimentos médicos e cirúrgicos parece criar um senso de vulnerabilidade e vergonha. Alguns homens sofrem, em particular, com suas experiências com cateteres, um sinal visível de doença que traz perda de confiança e vergonha, e enxergam seus corpos como "envelhecidos" pela doença e pelo tratamento.[8]

Ainda com relação ao câncer de próstata, o mais comum entre os homens, o tratamento hormonal cria preocupações psicológicas semelhantes e efeitos deletérios no corpo, na imagem corporal e na vida diária aos das mulheres tratadas para câncer de mama. São relatados por esses pacientes uma feminização angustiante, disfunção sexual e perda de identidade masculina. Tais mudanças corporais são acentuadas pelas expectativas sociais dos corpos, papéis e capacidades dos homens que constituem o que significa ser masculino. Nesses pacientes, o câncer pode criar sentimentos de incerteza e isolamento, mas, como são menos propensos a expressar suas preocupações com a imagem corporal ou procurar ajuda, pesquisadores e profissionais de saúde devem se envolver proativamente com isso por meio de uma abordagem incorporada à imagem corporal.[5]

Em pacientes com câncer de cabeça e pescoço, algum nível de preocupação com a imagem corporal relacionada ao câncer parece persistir na maioria dos sobreviventes muitos anos após o tratamento, enquanto uma pequena proporção de sobreviventes experimenta distúrbios da imagem corporal. Tais preocupações foram associadas à modalidade de tratamento e sintomas dos pacientes.[9] Além disso, os impactos na imagem corporal desses pacientes parecem ser maiores na presença de interrupções funcionais diárias significativas na fala, alimentação e atividade física.[5]

IMPACTO DO TRATAMENTO ONCOLÓGICO NA IMAGEM CORPORAL

O tratamento oncológico pode ser realizado por meio de cirurgias, quimioterapia (QT), radioterapia (RT), hormonioterapia (HT), imunoterapia e transplantes de medula óssea (TMO). Em muitos casos, a abordagem múltipla do tratamento, associando diversas modalidades terapêuticas, costuma gerar melhores resultados em termos de cura, sobrevida e qualidade de vida.[4]

A QT e a RT constituem, juntamente com a cirurgia, o tripé da terapia oncológica. Entretanto, podem causar efeitos colaterais graves, incluindo cardiotoxicidade, nefrotoxicidade, neurotoxicidade, toxicidade gastrointestinal e toxicidade cutânea, provocando alterações que têm efeitos temporários ou permanentes nos pacientes com câncer.[10]

Tratamento cirúrgico

As cirurgias oncológicas visam à retirada total do tumor e do tecido adjacente em risco, para que haja uma margem de segurança. Os procedimentos cirúrgicos estão relacionados a melhor controle e remissão na fase inicial da doença, e, quando não é possível a retirada total do tumor, podem assumir finalidade paliativa, quando o objetivo é reduzir a quantidade de células tumorais ou controlar sintomas que comprometam a qualidade da sobrevivência do paciente.[4]

O tratamento cirúrgico contra o câncer, em geral, implica consequências que envolvem alterações corporais irreversíveis como cicatrizes e amputações, repercutindo de forma importante na percepção e satisfação com a imagem corporal do paciente oncológico, especialmente no câncer de mama, de cabeça e pescoço, colorretal com e sem estoma e câncer anal.[3]

Em pacientes tratados cirurgicamente após o câncer de cavidade oral, por exemplo, a depressão e o medo da interação social influenciaram fortemente a imagem corporal, a atratividade percebida e a insatisfação com a aparência.[11]

Já pacientes com câncer gástrico submetidos à gastrectomia experimentam várias mudanças corporais, como alterações na composição corporal, perda de peso intensa, problemas digestivos e psicológicos, especialmente no primeiro ano após a cirurgia, o que afeta de maneira importante sua qualidade de vida.[12]

No caso de pacientes com câncer de cabeça e pescoço, a recuperação dos tratamentos cirúrgicos pode levar até 36 meses e, frequentemente, inclui sequelas de longo prazo que exigem grandes reajustes na função física, nas atividades diárias e nos papéis desempenhados na vida, afetando particularmente a identidade, as relações sociais e interpessoais e, muitas vezes, levando a altos níveis de angústia e distúrbios da imagem corporal.[5] Os pacientes com câncer de cabeça com distúrbio de imagem corporal são mais propensos a terem realizado RT e tratamento cirúrgico em áreas como rosto e pescoço, o qual provoca mudanças perceptíveis na aparência. Quanto mais extenso e radical é o procedimento cirúrgico, maior a insatisfação com a imagem corporal.[1]

Em mulheres com câncer de mama, autores têm relatado piora da satisfação com a imagem corporal e a sexualidade 1 ano após o tratamento cirúrgico, em especial quando foi realizada a mastectomia total. Após 5 anos da cirurgia, a cirurgia conservadora (retirada apenas de tumor no quadrante específico da mama) tem sido associada a melhor imagem corporal e maior bem-estar psicossocial e qualidade de vida do que a mastectomia.[13] Para algumas pacientes, mesmo que a reconstrução da mama retirada tenha sido realizada, a insatisfação com a imagem corporal e a ausência de desejo de intimidade permanecem.[4]

Por outro lado, o impacto da perda da(s) mama(s) evolui ao longo do tempo, dependendo do contexto de vida, e algumas mulheres se sentem mais positivas sobre certos aspectos da vida. Entretanto, é comum que as pacientes relatem como é ter um corpo alterado e as dificuldades de administrar a menopausa ou lidar com doenças avançadas. A aparência de seus corpos pode parecer estranha e embaraçosa, afetando a identidade pessoal e sexual e os papéis femininos, por "sentir-se como uma estranha".[4] Assim, quando a mastectomia é indicada, recomenda-se que a reconstrução seja oferecida imediatamente para mitigar perturbações da imagem corporal.[13]

Quimioterapia

Na QT é empregada uma vasta gama de medicamentos para o combate do crescimento tumoral, que podem ser administrados por diferentes vias (oral, intravenosa, intramuscular, intratecal, subcutânea e tópica), em nível ambulatorial ou hospitalar, com frequência individualizada de sessões.[4]

Os regimes de QT são essenciais para o tratamento da maior parte dos tipos de câncer. Entretanto, apresentam variados efeitos adversos devido à natureza citotóxica desses medicamentos. Esses efeitos colaterais surgem da ação não seletiva das drogas em células cancerígenas e saudáveis que sofrem divisão rápida, como as dos folículos pilosos, trato gastrointestinal e sistema nervoso. Assim, além dos efeitos desejados nas células cancerígenas, a QT também afeta a divisão rápida das células saudáveis, levando a um amplo espectro de efeitos colaterais.[4]

Um dos efeitos colaterais mais angustiantes do tratamento oncológico é a alopecia induzida pela QT, que afeta profundamente a qualidade de vida, a autoestima e a imagem corporal dos pacientes, relacionando sua aparência diretamente à fragilidade e à doença. A alopecia ocorre devido aos efeitos citotóxicos da QT, e sua incidência geral é estimada em até 65%, podendo variar de acordo com o tipo e o regime dos medicamentos quimioterápicos.[14]

Em pacientes com câncer de ovário tratadas com QT, o impacto psicossocial da alopecia foi considerado profundo, demandando que protocolos para reduzir a queda de cabelo sejam aplicados e cada vez mais otimizados para a melhora da imagem corporal e da qualidade de vida dessas mulheres.[14]

Para a realização da QT, muitas vezes é necessária a implantação de um cateter venoso de longa permanência que modifica a aparência dos pacientes. Mesmo que a implantação seja subcutânea na maioria dos casos, há um impacto na maneira como o paciente vê o seu corpo e como se veste.[9]

Outro aspecto relacionado ao tratamento quimioterápico são as mudanças no peso corporal dos pacientes. As alterações de peso têm valor significativo como fatores prognósticos, com a perda de peso podendo atingir o diagnóstico de caquexia oncológica, comum em uma grande parcela dos pacientes, e o ganho de peso levando a melhor sobrevida geral e livre de progressão da doença. Além disso, é importante realizar o monitoramento tanto da perda quanto do ganho de peso corporal durante a QT, pois tais mudanças também podem gerar implicações importantes na imagem corporal e na autoaceitação dos pacientes.[9]

Em pacientes com câncer de mama tratadas com QT ocorre ganho de peso na maioria das vezes, devido à associação dos antineoplásicos ao uso de glicocorticoides, os quais influenciam na retenção hídrica e no aumento da gordura corporal, resultando em sobrepeso e obesidade. As mulheres submetidas à QT têm um risco 65% maior de ganhar peso quando comparadas àquelas submetidas à RT ou à terapia hormonal, podendo variar de 1 a 5 kg, associado com aumento de gordura corporal e redução de massa magra.[15]

Ainda sobre os efeitos adversos da QT, em um estudo longitudinal dinamarquês com mulheres tratadas para o câncer de mama, os autores encontraram que a maioria das pacientes havia retornado ao trabalho 1 ano após a cirurgia, embora com alterações na percepção da imagem corporal. Entretanto, os efeitos do tratamento com QT adjuvante, quando realizado, associaram-se a menor capacidade de trabalhar em relação às necessidades mentais exigidas, com o retorno ao trabalho postergado e consequentes implicações psicossociais.[13]

Em crianças e adolescentes, a satisfação com a imagem corporal está significativamente relacionada ao sexo, idade, escolaridade e frequência de alterações na aparência causadas pela QT. As meninas parecem mais insatisfeitas do que os meninos, assim como as crianças mais velhas, com alto nível de escolaridade e com mudanças mais frequentes na aparência. Em adolescentes e adultos jovens em tratamento oncológico, a imagem corporal é em grande parte afetada por preocupações sobre como os outros os veem.[16]

Radioterapia

A RT é um tratamento no qual se utilizam radiações ionizantes para destruir as células do tumor ou impedir que elas se multipliquem. As radiações não são vistas durante a aplicação, e o paciente não sente nada durante a aplicação.[4]

A RT, em especial, pode causar queimaduras, irritação da pele, edema, cicatrizes e feridas inflamadas, ocasionando alterações evidentes na aparência física dos pacientes e afetando diretamente sua imagem corporal. Essas mudanças podem causar ansiedade da aparência social em pacientes com câncer. A ansiedade da aparência social é definida como a ansiedade de ser avaliado negativamente pelas pessoas em relação a sua aparência geral, incluindo a forma do corpo.[10]

Assim, a RT afeta negativamente a imagem corporal e a ansiedade da aparência social, especialmente em pacientes com menor escolaridade e nível de renda mais baixo, em estágios mais avançados do câncer e com maior toxicidade da pele, dor, fadiga, constipação, recebimento prévio de RT e em terapia paliativa.[10]

Em pacientes com câncer de mama, a QT parece prejudicar a imagem corporal particularmente a curto prazo, enquanto a RT adjuvante parece ocasionar um impacto negativo adicional sobre a imagem corporal a longo prazo. A RT está associada a um nível de satisfação significativamente menor com a mama e o bem-estar sexual, e esse efeito negativo na imagem corporal é crescente ao longo dos anos por sua associação com reações do tecido mamário irradiado e da pele.[13]

No caso de pacientes com cânceres pélvicos, homens ou mulheres, a RT pode perturbar a função intestinal, da bexiga e sexual, impactando sua satisfação com a imagem corporal mesmo que a aparência não tenha sido comprometida ou alterada.[5]

CONSIDERAÇÕES FINAIS E PERSPECTIVAS

Não há dúvidas de que o diagnóstico de câncer, as consequências da doença e os efeitos dos tratamentos causam impacto importante na percepção e na satisfação com a imagem corporal dos pacientes, mas alguns aspectos relacionados a essa influência necessitam ser mais bem explorados.

Pesquisas que avaliem a satisfação com a imagem corporal de pacientes com os diversos tipos de câncer devem avançar, sendo os resultados comparados com a população geral. A maioria dos estudos já realizados sobre imagem corporal em pacientes com câncer e sobreviventes foi feita com mulheres com câncer de mama, o que levou ao desenvolvimento de instrumentos e questionários específicos e não empregáveis ou validados para pacientes como outros tipos de câncer.

No âmbito clínico, os profissionais de saúde que acompanham esses pacientes devem estar sensibilizados para a importância da imagem corporal em sua qualidade de vida. Intervenções multi e interprofissionais envolvendo orientação psicológica, educação alimentar e cuidado nutricional, educação em saúde e apoio para a prática de atividade física, certamente produzirão melhoras substanciais no processo de aceitação da doença e dos tratamentos e aumento do otimismo quanto ao futuro, repercutindo também em maior satisfação com a imagem corporal.

A participação e o envolvimento de profissionais da área da beleza e da estética no acompanhamento dos pacientes para o enfrentamento conjunto das mudanças causadas pelo percurso oncológico pode ser de grande valia na melhora da autoestima e da satisfação com a imagem corporal. Além disso, a realização de atividades de lazer e geradoras de bem-estar, como a arteterapia, dança, meditação, ioga e outros cuidados integrativos, pode melhorar a maneira como os pacientes experienciam o câncer, seus tratamentos e os efeitos adversos.

REFERÊNCIAS BIBLIOGRÁFICAS

1. Instituto Nacional de Câncer (Inca). O que é câncer? 2025. Disponível em: https://www.gov.br/inca/pt-br/assuntos/cancer/o-que-e-cancer. Acesso em: 24 fev. 2025.
2. Bray F, Laversanne M, Sung H, et al. Global cancer statistics 2022: Globocan estimates of incidence and mortality worldwide for 36 cancers in 185 countries. CA Cancer J Clin. 2024;74(3):229-63.
3. Brederecke J, Heise A, Zimmermann T. Body image in patients with different types of cancer. PLoS One. 2021;16(11):e0260602.
4. Hopwood P, Hopwood N. New challenges in psycho-oncology: an embodied approach to body image. Psychooncology. 2019;28(2):211-8.
5. Henry M, Albert JG, Frenkiel S, et al. Body image concerns in patients with head and neck cancer: a longitudinal study. Front Psychol. 2022;13:816587.
6. Yao H, Xiong M, Cheng Y, et al. The relationship among body image, psychological distress, and quality of life in young breast cancer patients: a cross-sectional study. Front Psychol. 2024;15:1411647.
7. Olsson C, Sandin-Bojö AK, Bjuresäter K, Larsson M. Changes in sexuality, body image and health-related quality of life in patients treated for hematologic malignancies: a longitudinal study. Sex Disabil. 2016;34(4):367-88.
8. Bowie J, Brunckhorst O, Stewart R, et al. Body image, self-esteem, and sense of masculinity in patients with prostate cancer: a qualitative meta-synthesis. J Cancer Surviv. 2022;16:95-110.
9. Khan MS, Butler J, Anker M. Weight gain among cancer patients receiving chemotherapy-facts and numbers. J Cachexia Sarcopenia Muscle. 2025;16(1):e13694.
10. Arikan F, Kartöz F, Karakuş Z, et al. Body image and social appearance anxiety in patients with cancer undergoing radiotherapy: a cross-sectional study. BMC Psychol. 2024;12:363.
11. Chang YL, Huang BS, Hung TM, et al. Factors influencing body image in posttreatment oral cavity cancer patients. Psychooncology. 2019;28(5):1127-33.
12. Wang CJ, Suh YS, Lee HJ, et al. Postoperative quality of life after gastrectomy in gastric cancer patients: a prospective longitudinal observation study. Ann Surg Treat Res. 2022;103(1):19-31.
13. Andersen IS, Jensen DMR, Grosen K, et al. Body image and psychosocial effects in women after treatment of breast cancer: a prospective study. Am J Surg. 2024;237:115895.
14. Gaumond SI, Beraja GE, Kamholtz I, et al. Chemotherapy-induced alopecia in ovarian cancer: incidence, mechanisms, and impact across treatment regimens. Cancers (Basel). 2025;17(3):411.
15. De Cicco P, Catani MV, Gasperi V, et al. Nutrition and breast cancer: a literature review on prevention, treatment and recurrence. Nutrients. 2019;11(7):1-28.
16. Moore JB, Canzona MR, Puccinelli-Ortega N, et al. A qualitative assessment of body image in adolescents and young adults (AYAs) with cancer. Psychooncology. 2021;30(4):614-22.

PARTE IV

Imagem corporal e interseccionalidade

17

Imagem corporal na população LGBTQIAPN+

Andrea Hercowitz

PONTOS-CHAVE

- O preconceito, o julgamento e as violências vividos diariamente por pessoas LGBTQIAPN+ frequentemente têm impacto em sua saúde mental.
- Pessoas LGBTQIAPN+ apresentam alta incidência de insatisfação com a imagem corporal e transtornos alimentares.
- Conhecer as especificidades da população LGBTQIAPN+ e sua vulnerabilidade aos problemas associados à imagem corporal é fundamental para a prevenção, detecção e tratamento de doenças relacionadas à autoimagem.

GLOSSÁRIO

Para compreensão do capítulo, é preciso conhecer alguns dos termos associados à diversidade sexual e de gênero (Quadro 1), assim como as populações representadas pela sigla LGBTQIAPN+ (Quadro 2).

INTRODUÇÃO

A percepção que uma pessoa tem do próprio corpo, seja por meio de sua imagem projetada no espelho ou em pensamento e sentimentos, assim como a sensação de como os outros avaliam sua imagem corporal, é influenciada por diversos fatores, incluindo experiências pessoais, contextos socioculturais,

QUADRO 1 Termos associados à diversidade sexual e de gênero

Orientação sexual	Presença ou ausência de atração ou desejo sexual e a quem ele está direcionado
Identidade de gênero	Compreensão que cada pessoa tem de si mesma em relação ao seu gênero
Cisgênero	Pessoa que se identifica com o gênero designado ao nascimento
Transgênero	Pessoa que se identifica com um gênero diferente daquele designado ao nascimento
Expressão de gênero	Apresentação de gênero que cada pessoa manifesta por meio da sua expressão, tais como aparência física (tamanho, voz, cortes de cabelo, vestimentas) e comportamentos
Disforia de gênero	Sofrimento vivenciado por algumas pessoas que se identificam com um gênero diverso daquele que lhes foi atribuído ao nascimento, com diferentes graus de aceitação/rejeição ao seu corpo ou expressão de gênero

Fonte: Ciasca et al.[1]

QUADRO 2 Comunidade LGBTQIAPN+

L	Lésbicas	Mulheres que sentem atração afetivo-sexual por mulheres
G	*Gays*	Homens que sentem atração afetivo-sexual por homens
B	Bissexuais	Pessoas que sentem atração afetivo-sexual por pessoas de mais de um gênero
T	Transexuais (trans)	Pessoas que se identificam com um gênero diferente do que lhes foi designado ao seu nascimento *Homem trans*: pessoa designada como sendo do gênero feminino ao nascimento, tem identidade de gênero masculina *Mulher trans*: pessoa designada como sendo do gênero masculino ao nascimento, tem identidade de gênero feminina *Travesti*: identidade de gênero feminina, relacionado a um posicionamento histórico brasileiro. Não tem relação com a vontade de realizar ou não modificações corporais

(continua)

QUADRO 2 Comunidade LGBTQIAPN+ (*continuação*)

Q	*Queer*	Pessoas que não se identificam como cisgênero ou heterossexuais
I	Intersexo	Pessoas que nascem com características físicas diferentes da tipicamente masculina ou feminina
A	Assexuais	Pessoas que sentem pouca ou nenhuma atração/desejo sexual por outras pessoas
P	Pansexuais	Pessoas que sentem atração por pessoas independentemente do gênero
N	Não binárias	Pessoas que têm identidade de gênero diferente da binariedade de gênero masculino ou feminino

Fonte: Hercowitz et al.[2]

dinâmicas familiares, influência da mídia e pressão social. A relação entre beleza e sucesso com padrões socioculturais estabelecidos afeta a percepção da imagem corporal e a autoestima do indivíduo.

A partir do momento em que uma pessoa LGBTQIAPN+ se percebe como tal, e, principalmente, após a revelação de sua diversidade sexual e/ou de gênero, ela está sujeita a vivências de preconceito, julgamento e violências, físicas ou psicológicas. Entre as possíveis consequências, observa-se maior vulnerabilidade para o desenvolvimento de transtornos de autoimagem e suas repercussões.

VIVÊNCIAS DA POPULAÇÃO LGBTQIAPN+

A identidade de gênero de todas as pessoas costuma ser percebida em torno de 4 a 6 anos de idade, podendo, desde esse momento, ser identificada como cisgênera ou transgênera. O fato de um adolescente ou adulto nunca ter demonstrado sinais de vivência de variabilidade de gênero quando criança não invalida sua percepção de identidade de gênero diversa. Pessoas não cisgênero, por diversos motivos, podem se perceber como tais em qualquer momento no ciclo da vida, na infância, na adolescência, na vida adulta ou até mesmo na velhice.[1]

A orientação afetivo-sexual começa a ser sentida no início da adolescência, seja ela heterossexual ou não heterossexual (homo, bi, pan ou assexual), mas também pode se modificar com o tempo, de acordo com as vivências de cada um.

Pertencer à minoria sexual ou de gênero na sociedade judaico-cristã ocidental acarreta uma série de vivências desconhecidas da população em geral. A incompreensão e a invalidação por parte das pessoas são exteriorizadas por meio de preconceitos e julgamentos sentidos no dia a dia, evidentes ou disfarçados, passando por situações de discriminações em diversas áreas, desde os ambientes e cuidados em saúde até a carência de leis que garantam seus direitos e consequências no caso de descumprimento dessas. Soma-se a isso o fato de que o Brasil é o país onde mais se matam pessoas LGBTQIAPN+, dados constatados anualmente, desde o início do monitoramento mundial, há mais de 15 anos.

Frequentemente, por conta de suas experiências de vida, e na tentativa de se protegerem, muitas pessoas LGBTQIAPN+ evitam se expressar como gostariam, não revelam suas identidades e vivem uma "fantasia social". Por outro lado, o convívio com pessoas que pertencem à comunidade traz conforto, pois quando estão juntos podem se expressar como querem, sem medo de serem questionados ou agredidos, física ou mentalmente.

Por tudo isso, pessoas com diversidade sexual e de gênero podem desenvolver o que se conhece por estresse de minorias, um conceito que se refere ao estresse crônico devido a fatores como preconceito, discriminação, microagressões (comentários, risadinhas, olhares) e marginalização social. Esse tipo de estresse se relaciona a experiências de exclusão e de ter que lidar com estigmas e desigualdade estrutural diariamente. Isso gera impactos na saúde mental e física, aumentando o risco de ansiedade, depressão, transtornos alimentares e outros.[3]

IMAGEM CORPORAL

Apesar de a maioria dos estudos sobre imagem corporal não ter o recorte de identidade de gênero e orientação sexual, aqueles focados na comunidade LGBTQIAPN+ mostram que pessoas com diversidade sexual e de gênero apresentam maior incidência de insatisfação com a imagem corporal e transtornos alimentares do que pessoas cisgênero e heterossexuais.[4]

Homens cis *gays* e bissexuais

Vários estudos mostram que homens cis *gays* e bissexuais apresentam maior incidência de insatisfação com a imagem corporal, comportamentos alimentares de risco e transtornos alimentares quando comparados com homens cis heterossexuais. Existe, dentro dessa comunidade, uma expectativa de beleza bastante rígida, com um padrão idealizado que relaciona magreza e força à atração física, ou seja, quanto mais magros e mais musculosos, mais atraentes, o que aumenta o risco de insatisfação com a imagem corporal, transtornos alimentares, abuso de esteroides e vigorexia.[5]

Mulheres cis lésbicas e bissexuais

Mulheres cis lésbicas apresentam um risco menor do que mulheres heterossexuais no que diz respeito à insatisfação com a imagem corporal. Justifica-se isso pelo fato de não estarem sob a pressão e o julgamento do olhar masculino, e da associação da beleza com a magreza. Conseguem, por isso, desenvolver uma melhor relação com o corpo. Quanto maior o envolvimento com a comunidade de mulheres lésbicas, maior é a aceitação com a forma corporal. Estudos mostram que mulheres bissexuais, por sentirem atração também por homens, apresentam maior incidência de insatisfação com a imagem corporal do que as mulheres lésbicas.[5]

No que diz respeito aos transtornos alimentares, estudos mais antigos mostravam certa proteção a mulheres cis lésbicas, uma vez que a relação com o corpo é mais saudável. No entanto, pesquisas mais recentes demonstram que elas não estão isentas das pressões de atratividade impostas pela sociedade, o que, somado com a discriminação vivida por sua orientação sexual, aumenta a vigilância e vergonha corporal, podendo acarretar a busca por dietas mais restritivas e maior risco para anorexia.[5]

Pessoas trans, travestis e não binárias

A população trans, por motivos diversos, apresenta maior insatisfação com a imagem corporal do que pessoas cis. Podem ser citados como fatores desencadeantes a disforia de gênero, o estresse de minorias, a busca por um corpo que expresse sua identidade de gênero, às vezes por vontade própria, às vezes sob a pressão de uma sociedade que estabelece padrões rígidos de corpos, baseados na cis-heteronorma. As variações de peso em seus extremos, tanto a magreza excessiva quanto a obesidade, podem ser ferramentas para reduzir a insatisfação com a autoimagem e aproximar os corpos das características do gênero vivenciado.[6]

Os adolescentes são especialmente vulneráveis a problemas com autoimagem e transtornos alimentares, uma vez que apresentam pouca experiência de vida e buscam se encaixar em padrões de beleza socialmente estabelecidos, assim como querem a aprovação de seus colegas, que são, na maioria das vezes, pessoas cisgênero. Por falta de vivência, é mais difícil para eles e seus pares cis entenderem que não serão menos homens ou mulheres por terem corpos diferentes. Além disso, as mudanças da puberdade podem ser extremamente assustadoras para aqueles adolescentes que clamam, desde a infância, por uma identidade de gênero que difere daquela que lhes foi designada ao nascimento. Estudos realizados em diversos países mostram que jovens trans, quando comparados com cis, referem frequência significativamente maior de jejum prolongado, uso de medicação para emagrecer, uso de laxantes, vômitos autoinduzidos, excesso de exercícios físicos e percepção de terem transtornos alimentares.[7]

Mulheres trans e travestis

Mulheres trans podem apresentar muitos conflitos com sua aparência e expressão de gênero, devido à tendência à estatura mais alta, maior facilidade de ganho de massa muscular e voz aprofundada. A busca por uma expressão que seja lida socialmente como feminina frequentemente leva à insatisfação com a autoimagem, grande preocupação com a alimentação, peso e forma corporal. Isso aumenta o risco para dietas restritivas e comportamentos compensatórios, podendo evoluir para transtornos alimentares.

Homens trans

Assim como as mulheres, os homens trans frequentemente apresentam desconforto com sua autoimagem e expressão de gênero, uma vez que costumam ser mais baixos e, se não fizerem uso de testosterona, menos musculosos e com vozes mais finas do que os homens cis. Apresentam maior controle de alimentos ingeridos, maior preocupação com o peso e forma física e frequência de checagem corporal quando comparados com a população geral.

Para minimizar a silhueta dos caracteres sexuais secundários, como mamas, cintura fina e quadris largos, homens trans podem recorrer a dietas restritivas. A desnutrição proteico-calórica pode resultar em amenorreia (interrupção dos ciclos menstruais), que é uma grande causadora de disforia de gênero nessa população, além da redução do volume mamário e das formas lidas socialmente como femininas. Isso acontece por conta da magreza excessiva, que leva ao bloqueio do eixo hipotálamo-hipófise-ovariano e, consequentemente, à redução de produção e ação do estrogênio.

Por outro lado, alguns homens trans recorrem a dietas hipercalóricas, uma vez que corpos maiores aumentam a leitura social de masculinidade e a obesidade reduz a percepção dos seios e outras características físicas relacionadas a corpos femininos.

Pessoas trans não binárias

Pessoas trans não binárias, em decorrência da incompreensão de suas existências, tornam-se ainda mais vulneráveis aos problemas de saúde mental, como ansiedade e depressão, do que pessoas trans binárias (homens trans, mulheres trans e travestis).

No entanto, no quesito autoimagem, apresentam mais insatisfação do que as pessoas cis, porém menos do que as trans binárias. O mesmo ocorre com relação à disforia de gênero, sendo encontrados menores índices entre pessoas não binárias do que nas binárias,[8] possivelmente por não sentirem necessidade de se enquadrarem no padrão masculino ou feminino de corpos e expressão de gênero impostos pela cisnormatividade.

Diferentemente de trans binários, que costumam relatar desconforto com todo o corpo, os não binários se incomodam sobretudo com as partes do corpo que estão mais expostas, e, portanto, são mais visíveis.[9] Além disso, para muitos deles, o gênero não é determinado apenas pela identidade de gênero e pelo corpo, mas por fatores muito mais amplos que envolvem expressão e papel de gênero e outros fatores sociais.[9] Em decorrência disso, buscam menos por modificações corporais, como uso de hormônios e/ou cirurgias genitais. É comum que, quando existe o desejo pela hormonização, esta seja realizada em doses diferentes das que foram padronizadas para a população de homens e mulheres trans e travestis, pois as expectativas com a imagem corporal nem sempre são as mesmas, fugindo ao padrão estabelecido pela cis-heteronorma.

CONSIDERAÇÕES FINAIS

Existem muitas especificidades das pessoas LGBTQIAPN+ que são desconhecidas por profissionais de saúde, pois as instituições de ensino reproduzem a invisibilização social dessa comunidade, que hoje abrange cerca de 12% da população do país, de acordo com estudo realizado em 2022 pela Universidade de São Paulo (USP), em conjunto com a Universidade Estadual Paulista (Unesp).

É preciso que profissionais da saúde reconheçam a vulnerabilidade dessa população à insatisfação com a imagem corporal, assim como aos transtornos alimentares. Cientes disso, devem direcionar a anamnese para o rastreamento e a detecção de possíveis sintomas associados a esses distúrbios.[10]

Para não repetir as violências vividas diariamente por pessoas pertencentes às minorias sexual e de gênero, é preciso criar um ambiente acolhedor e realizar um atendimento que demonstre respeito e conhecimento das especificidades dessa população, lembrando, porém, que cada ser é único e apresenta experiências diferentes de vida e em relação ao próprio corpo. Não se pode presumir os desejos e expectativas de ninguém em relação a si mesmo, nem padronizar as condutas. Somente com cuidado respeitoso e individualizado é possível construir uma boa relação entre o profissional e seus pacientes, o que favorece a prevenção, a identificação e o tratamento de possíveis problemas associados à insatisfação com a imagem corporal.

REFERÊNCIAS BIBLIOGRÁFICAS

1. Ciasca SV, Hercowitz A, Junior AL. Definições da sexualidade humana. In: Ciasca SV, Hercowitz A, Junior AL. Saúde LGBTQIA+ práticas de cuidado transdisciplinar. Santana de Parnaíba: Manole; 2021. p.12-7.
2. Hercowitz A, Fernandes EC, Crenzel G. Incongruência de gênero e orientação afetivo-sexual. In: Tratado de pediatria. 5. ed. Barueri: Manole; 2022. p.910-5.
3. Meyer IH. Prejudice, social stress, and mental health in lesbian, gay, and bisexual populations: conceptual issues and research evidence. Psychological Bulletin. 2003;129(5):674.
4. McClain Z, Peebles R. Body image and eating disorders among lesbian, gay, bisexual, and transgender youth. Pediatric Clinics. 2016 1;63(6):1079-90.
5. Baptista VC, Hercowitz A. Problemas associados à imagem corporal. In: Ciasca SV, Hercowitz A, Junior AL. Saúde LGBTQIA+ práticas de cuidado transdisciplinar. Santana de Parnaíba: Manole; 2021. p.420-5.
6. Hercowitz A, Skibelski CI. Nutrição e incongruência de gênero na adolescência. In: Incongruência de gênero: infância, adolescência e fase adulta da vida. Santana de Parnaíba: Manole; 2024. p.246-52.
7. Parker LL, Harriger JA. Eating disorders and disordered eating behaviors in the LGBT population: a review of the literature. Journal of Eating Disorders. 2020;8:1-20.
8. Burstall J, Tan KJ, de la Piedad Garcia X, Anderson JR. Experiences of body image in the gender non-binary community: a qualitative analysis. Body Image. 2024;51:101762.
9. Huisman B, Verveen A, de Graaf NM, et al. Body image and treatment desires at clinical entry in non-binary and genderqueer adults. International Journal of Transgender Health. 2023;24(2):234-46.
10. Linsenmeyer WR, Katz IM, Reed JL, et al. Disordered eating, food insecurity, and weight status among transgender and gender nonbinary youth and young adults: a cross-sectional study using a nutrition screening protocol. LGBT Health. 2021;8(5):359-66.

18

Imagem corporal da mulher negra: desconstruir para ressignificar

Andreza Miranda
Ariel El Kobbi

PONTOS-CHAVE

- A imagem corporal da mulher negra brasileira é marcada por um histórico de preconceito, de estigma e de exclusão.
- Observa-se uma escassez na literatura científica brasileira de estudos específicos voltados para a imagem corporal da mulher negra no Brasil considerando contextos socioculturais.
- Ações afirmativas da sociedade civil organizada são importantes para a desconstrução de estigmas e estereótipos negativos associados à imagem corporal da mulher negra.
- Conexão e orgulho em relação à ancestralidade são fatores protetivos da saúde mental e da promoção de bem-estar de mulheres negras.

INTRODUÇÃO

"Na rua me chamam de gostosa
E o gringo acha que eu nasci pra dar
No postal mais vendido em qualquer loja
Tô *lá eu de costas contra o mar*
Falam que meu cabelo é ruim
É bombril, toin-oin-oin, é pixaim
O olhar tipo porta de serviço
É um míssil invisível contra mim"[1]

As estrofes que introduzem ao tema deste capítulo são da música "Pra matar preconceito", composta no ano de 2014 por Raul Di Caprio e Manu da Cuíca.

Essa escolha se deve a sua pertinência e completude artística, que permitem nortear a proposta de investigação dos aspectos científicos, econômicos e culturais que incidem na construção social do corpo da mulher negra, assim como as implicações, os desafios e as estratégias de abordagens que favorecem a promoção da saúde e do bem-estar dessas mulheres.

Imagem corporal é um conceito multifacetado, que envolve as percepções, crenças e atitudes de um indivíduo em relação a seu próprio corpo. Ela é influenciada por fatores biológicos, psicológicos, sociais e culturais que interagem ao longo da vida.

No caso da população negra, a construção da imagem corporal é marcada por um histórico de preconceito, de estigma e de exclusão, em grande parte decorrentes da imposição de padrões estéticos eurocêntricos agravados pelo racismo estrutural introjetado na sociedade brasileira.

Tratar da questão da imagem corporal das mulheres negras no Brasil requer entender a complexidade sócio-histórica do tema, e o primeiro desafio científico reside na carência de estudos consistentes segmentados para essa população.

Nas estrofes introdutórias há uma indicação precisa dos estereótipos negativos comuns atribuídos a mulheres negras brasileiras: textura do cabelo, objetificação sexual e ocupações profissionais marginalizadas.

Lélia Gonzalez, em 1984, também problematiza a retratação do corpo da mulher preta, ora em posições sociais invisibilizadas como cozinheira e faxineira, ora em posição de objetificação sexual, como no carnaval.

Estereótipos como a "mulata sensual" e a "mãe preta" surgiram nessa época, moldando a percepção social sobre mulheres negras e suas características corporais. Esses estigmas reforçam a objetificação de seus corpos, limitando suas identidades a papéis de subserviência ou hipersexualização.[2]

No campo científico, a busca por publicações com o critério "body image" e "black women" no título ou no resumo na base de dados *Web of Science (WoS)** resulta em 309 publicações, 47% delas nos campos de conhecimento da psicologia e psiquiatria, aludindo a uma patologização da imagem corporal da mulher negra associada ao campo dos transtornos.

---

* *Web of Science* (WoS) é uma plataforma de base de dados de citações e referências bibliográficas amplamente utilizada para pesquisa acadêmica e científica. Ela indexa artigos, conferências, patentes e outros tipos de publicações em diversas áreas do conhecimento, como ciências, tecnologia, humanidades e ciências sociais.

Essa produção, com acentuado crescimento nos últimos 3 anos, é liderada pelos EUA, com 76% das 235 publicações, seguidos pelo Brasil e pelo Canadá, ambos em segundo lugar, com 21 publicações cada (7%).

No Brasil, segundo o último levantamento do IBGE (2022), mulheres pretas e pardas representam 54,5% da população, ou seja, a maioria. Apesar de não haver correspondência direta entres essas categorias no censo demográfico americano, nos EUA mulheres negras e afro-americanas representaram 6% da população no Censo de 2020.

Portanto, há acentuada escassez de literatura científica brasileira, considerando as especificidades dessa população, quando comparada à produção científica dos EUA.

A partir da não correspondência das categorizações entre EUA e Brasil, será utilizado o termo "mulheres negras" devido ao volume de publicações americanas como referência a achados que se entende enquadrarem as mulheres pretas e pardas brasileiras.

Apesar disso, no Brasil, houve um crescimento de mulheres autodeclaradas pretas e pardas de 2,5% em relação ao censo anterior, realizado em 2010. Esse aumento pode ser atribuído à conscientização racial e valorização identitária, resultado de movimentos como o afrofuturismo.*

A promoção de letramento racial também se mostra um importante instrumento de ação afirmativa para que a sociedade possa compensar a lacuna histórica de invisibilidade promovida e sustentada pelo racismo estrutural.

Evidências apontam que há diferenças de percepção de imagem corporal entre mulheres brancas e pretas/pardas. Segundo Keigan et al.,[3] mulheres pretas e pardas apresentam uma percepção mais distorcida da imagem corporal, com maiores chances de insatisfação em relação à magreza. Essa constatação aponta para a desvalorização do padrão corporal da mulher negra em relação ao ideal magro europeu disseminado.

Lowy et al.[4] revisaram e atualizaram a literatura sobre imagem corporal entre mulheres negras e apontaram lacunas na literatura global que considerem a interseccionalidade de raça, gênero e classe, assim como abordagens culturalmente sensíveis às vivências de mulheres negras.

---

* O afrofuturismo é um movimento cultural, artístico e filosófico que combina elementos da ficção científica, fantasia, realismo mágico e histórias da diáspora africana para explorar e reimaginar o futuro e o passado a partir de uma perspectiva negra. Ele busca questionar e subverter narrativas tradicionais, muitas vezes eurocêntricas, e criar novas possibilidades de identidade, tecnologia, espiritualidade e resistência.[5]

ESPECIFICIDADES DE ABORDAGEM DA IMAGEM CORPORAL DE MULHERES PRETAS E PARDAS

> "Sou criola
> Neguinha, mulata e muito mais, camará!
> Minha história
> *É suada igual dança no Ilê*
> Ninguém vai me dizer o meu lugar"[1]

O ideal de beleza amplamente difundido em sociedades ocidentais privilegia características eurocêntricas, como pele clara, cabelos lisos e corpos esguios. Esses padrões excluem as características mais comuns em pessoas negras, como cabelos crespos, pele escura e corpos mais curvilíneos ou robustos. A imposição desses padrões gera efeitos profundos na autoestima e na construção da identidade corporal da população negra.

Um estudo de Hall[6] sobre a internalização de padrões estéticos eurocêntricos revela que mulheres negras frequentemente enfrentam pressões sociais para modificar suas características naturais, seja alisando o cabelo, seja submetendo-se a procedimentos estéticos invasivos. Além disso, a estigmatização do cabelo crespo, muitas vezes considerado "não profissional" em ambientes corporativos, contribui para a perpetuação de uma relação negativa com o corpo.

Keigan et al.[3] demonstraram que mulheres negras e pardas com maior identidade étnico-racial são mais propensas a internalizar ideais de corpos grossos/curvilíneos, assim como maior satisfação com cabelo e tom de pele. Isso indica a importância do surgimento de movimentos civis como o Movimento Negro enquanto facilitadores de proteção e promoção de saúde.

Lowy et al.[4] também encontraram evidências de que as mulheres negras enfrentam pressões únicas para se adequarem a ideais de beleza eurocêntricos que marginalizam características físicas, e concluíram que pesquisas futuras considerem adotar perspectiva interseccional e culturalmente informada para apoiar e compreender ações que promovam a saúde e o bem-estar de mulheres negras, celebrando a diversidade corporal.

A imagem corporal é caracterizada pela multidimensionalidade. Segundo estudo com mulheres nigerianas e kenianas,[7] a noção das dimensões corporais interagem com aspectos cognitivos, afetivos e socioeconômicos dessas mulheres de forma variada.

Os impactos de padrões estéticos excludentes e do racismo estrutural são evidentes na saúde mental da população negra. Estudos mostram que mulheres negras enfrentam taxas crescentes de transtornos alimentares, como bulimia e compulsão alimentar, frequentemente relacionados à tentativa de se enquadrar em padrões eurocêntricos de beleza.[8]

Stanton et al.[9] indicam que a objetificação racial sexualizada e de gênero afeta a imagem corporal e a saúde mental de mulheres negras, associando-se a maior insatisfação corporal e a sintomas depressivos porque contribui para uma autoimagem negativa internalizada pela mulher negra.

Uma forma de combate a essa sexualização racializada pode ser vista nas práticas de religiões de matriz africana. A indumentária das tradicionais baianas, além de vestir elegantemente as mulheres de candomblé com um estilo que valoriza padrões curvilíneos, exalta o aspecto sagrado da corporeidade da mulher negra no culto ancestral.

No entanto, também há resiliência e expressão cultural por meio da corporeidade negra. Danças afro-brasileiras, como o samba e a capoeira, exemplificam como o corpo negro pode ser uma ferramenta de celebração cultural e resistência política. Além disso, o afrofuturismo tem reinventado o corpo negro como símbolo de inovação, liberdade e empoderamento.[10]

IDENTIDADE COMO FATOR DE PROTEÇÃO

> "Sou Zezé, sou Leci
> Mercedes Baptista, Ednanci
> Aída, Ciata
> Quelé, Mãe Beata e Aracy
> Pele preta nessa terra
> *É bandeira de guerra porque eu vi*
> Se é Conceição ou Dandara
> Pra matar preconceito, eu renasci"[1]

A estigmatização da imagem corporal da população negra remonta ao período colonial, quando corpos negros foram desumanizados e reduzidos a instrumentos de trabalho e reprodução. Durante a escravidão, os corpos negros foram hipersexualizados e frequentemente tratados como propriedades descartáveis.

Esse processo desumanizador estabeleceu uma base histórica para a marginalização da estética negra, cujos efeitos ainda reverberam na contemporaneidade.

Trazer a referência a mulheres pretas e pardas que representam variadas formas de resistência ao racismo estrutural é um modo abrangente e eficaz de fortalecimento de identidade étnica, ao mesmo tempo que desvia o olhar da objetificação sexual da mulher preta e parda porque enfatiza outras formas de reconhecimento.

Na estrofe que introduz este tópico, os compositores aludem a personalidades femininas negras de destaque nas artes cênicas, na música e na religião, ou seja, uma ação afirmativa de combate às históricas mulatas do Sargentelli, um apresentador e empresário da noite que promovia a exploração racial e de gênero instrumentalizando mulheres negras para o entretenimento da elite branca no século XIX.

Stanton et al.[9] enfatizam a necessidade de intervenções que promovam a resiliência e a autoaceitação entre mulheres negras. Por meio de abordagens terapêuticas e comunitárias, devem considerar o contexto sociocultural específico de mulheres negras para apoiar sua saúde mental e bem-estar.

Boutté, Burnette e Mazzeo[11] indicaram que o grau de conexão e orgulho em relação à própria herança cultural nas mulheres negras universitárias atuou como mediador significativo na relação entre o índice de massa corporal (IMC) e distúrbios alimentares; sendo a identidade étnica mais forte, foram menos afetadas negativamente quando tinham IMC mais alto em relação ao desenvolvimento de transtornos alimentares.

No mesmo estudo há evidências de que essas mulheres universitárias com maior apreciação corporal também apresentaram menor probabilidade de desenvolver comportamentos alimentares patológicos ainda que tivessem IMC mais alto.

O estudo conclui que a promoção da apreciação corporal e o fortalecimento da identidade étnica podem ajudar a mitigar os efeitos negativos de um IMC mais alto em relação à saúde mental e também funcionar como estratégia de prevenção de distúrbios alimentares.

É essencial que profissionais de saúde estejam preparados para abordar essas questões de maneira culturalmente competente, reconhecendo as especificidades das vivências negras.

Movimentos como "black is beautiful" e "cabelo crespo é resistência" têm desempenhado um papel fundamental na valorização da estética negra. Essas iniciativas incentivam a aceitação e o orgulho das características naturais, promovendo uma mudança cultural significativa em relação aos padrões estéticos dominantes.[12]

A corporeidade refere-se à experiência do corpo no mundo, incluindo suas interações sociais, culturais e políticas. Para a população negra, a corporeidade é atravessada por múltiplas camadas de estigmatização e resistência. O corpo negro é muitas vezes tratado como um "território político", carregando marcas de racismo estrutural e opressões históricas.[13]

A análise da imagem corporal na população negra exige uma abordagem interseccional, considerando as maneiras como gênero, raça e classe se cruzam para moldar as experiências dos indivíduos. Mulheres negras enfrentam a dupla opressão do racismo e do sexismo, o que frequentemente resulta na hipersexualização de seus corpos. Essa construção limita suas possibilidades de expressar a individualidade e reforça estigmas que afetam sua autoestima.

Para promover uma imagem corporal positiva na população negra, é fundamental adotar estratégias que valorizem a diversidade e enfrentem o racismo estrutural. Algumas dessas estratégias incluem:

- Educação antirracista: incluir a história e a cultura negra nos currículos escolares para desconstruir estereótipos e promover a valorização da diversidade.
- Representatividade na mídia: ampliar a presença de pessoas negras em campanhas publicitárias, séries e filmes, mostrando corpos negros em diferentes formas e contextos.
- Apoio psicológico: oferecer serviços de saúde mental culturalmente sensíveis, que considerem os impactos do racismo na autoestima e na imagem corporal.
- Celebração da cultura afro: organizar eventos culturais que promovam a estética negra, como feiras de beleza afro e desfiles de moda que valorizem cabelos naturais e outros elementos da identidade negra.

A imagem corporal da população negra é um tema complexo, atravessado por séculos de discriminação, exclusão e resistência. Embora desafios persistam, os movimentos de valorização da estética negra e as iniciativas de representatividade têm desempenhado um papel crucial na promoção de uma visão mais positiva e inclusiva.

REFERÊNCIAS BIBLIOGRÁFICAS

1. DiCaprio R, da Cuíca M. Pra matar preconceito [música]. Brasil: Independente; 2014. Disponível em: https://www.youtube.com/watch?v=WyQGC-YckqI. Acesso em: 9 fev. 2025.
2. Collins PH. Black feminist thought: knowledge, consciousness, and the politics of empowerment. Routledge; 2000.

3. Keigan J, De Los Santos B, Gaither SE, Walker DC. The relationship between racial/ethnic identification and body ideal internalization, hair satisfaction, and skin tone satisfaction in black and black/white biracial women. Body Image. 2024;50:101719.
4. Lowy AS, Rodgers RF, Franko DL, et al. Body image and internalization of appearance ideals in black women: an update and call for culturally-sensitive research. Body Image. 2021;39:313-27.
5. DeepSeek: Plataforma de inteligência artificial avançada. 2025. Disponível em: https://www.deepseek.com. Acesso em: 5 fev. 2025.
6. Hall RE. The Eurocentric beauty standard and its impact on African American women. Journal of Black Studies. 2020;51(5):477-92.
7. Balogun-Mwangi O, Robinson-Wood TL, DeTore NR, et al. Body image and black African women: a comparative study of Kenya and Nigeria. Body Image. 2023;45:331-42.
8. Harrison MS. Racialized body image and eating disorders in African American women. Psychology of Women Quarterly. 2017;41(1):31-44.
9. Stanton AG, Avery LR, Matsuzaka S, Espinel S. Black women's experiences of gendered racial sexual objectification, body image, and depressive symptoms. Body Image. 2022;41:443-52.
10. Dery M. Black to the future: interviews with Samuel R. Delany, Greg Tate, and Tricia Rose. Afrofuturism Journal. 1994.
11. Boutté G, Burnette D, Mazzeo A. Culturally relevant pedagogy, Afrofuturism, and social justice: Creating hopeful and equitable futures for Black youth. Theory Into Practice. 2022;61(3):233-243.
12. hooks, bell. Black looks: race and representation. South End Press; 1992.
13. Santos MA, Oliveira JF. Corporeidade negra e resistência: o corpo como espaço de reivindicação. Revista Brasileira de Estudos Culturais. 2018;14(3):45-59.

19

Orientais: um olhar para o Leste Asiático

Fernanda Naomi Sakurai Pieracciani

PONTOS-CHAVE

- Muito se fala sobre imagem corporal no Ocidente, em mulheres jovens e brancas. Mas o que se sabe sobre imagem corporal no Oriente, mais especificamente no Leste Asiático?
- A mídia ocidental contribui fortemente para a internalização do ideal magro no Leste Asiático, mas muitos contrapõem o fato de que a própria mídia asiática exerce maior influência na imagem corporal dessa população.
- Valores e crenças do passado se misturam com ideais do Ocidente e da modernidade para moldar novos padrões de beleza, cada vez mais inalcançáveis, contribuindo para maior insatisfação corporal da população do Leste Asiático.

INTRODUÇÃO

Você já ouviu falar em *k-beauty* ou *dorama*? Nos últimos anos, no Brasil e no mundo, tem-se falado muito sobre a cultura sul-coreana, seja pela culinária, pela indústria cinematográfica, com filmes premiados e *k-dramas* (termo usado para se referir às novelas coreanas, também chamadas de *doramas*), ou, inevitavelmente, pelas intervenções estéticas, cirúrgicas ou não, como a *k-beauty* (rituais de cuidados com a pele, e dermocosméticos). Esse movimento pode ser atribuído a diversos fatores, como o significativo investimento governamental da Coreia do Sul na indústria criativa, a expansão da tecnologia e da internet – que ampliou o consumo de imagens e vídeos – e a competitividade coreana, exemplificada pelo sucesso do *k-pop* e da cultura do *idol*, que gira em torno de competições nas quais apenas os melhores candidatos (e, na maioria dos casos, os mais bonitos) alcançam o estrelato.

No entanto, toda essa exposição e pressão podem acarretar sérios riscos à saúde mental tanto dos artistas, que se esforçam ao máximo para se manterem no topo, quanto do público, que consome cada vez mais conteúdos que ditam padrões de beleza e comportamentos globais.

IMAGEM CORPORAL DAS MULHERES DO LESTE ASIÁTICO

A imagem corporal é um fenômeno complexo e multifacetado que compreende vários aspectos, que vão desde a maneira como pensamos até o modo como nos comportamos e nos sentimos sobre nosso próprio corpo. Porém, o que sabemos sobre esse fenômeno é quase totalmente baseado em estudos focados em mulheres jovens, brancas e ocidentais, já que poucos estudos investigam esse tema em um contexto intercultural.[1]

O modelo dos três fatores (*tripartite influence model*)[2] predita que a imagem corporal é influenciada por três principais elementos: família, pares e mídia. Ele sugere que a pressão praticada por esses fatores sobre a aparência das pessoas leva à internalização do ideal de beleza e a maior comparação com outros corpos.[3] Quando determinados corpos estão o tempo todo na TV, em vídeos na internet ou em redes sociais no celular, fica mais fácil associá-los ao que seria o "normal".

Um estudo de 2014[4] baseado na Pesquisa Nacional Coreana de Exame de Saúde e Nutrição (2011) observou que 21% das mulheres entre 19 e 29 anos estavam com baixo peso corporal. No entanto, a maioria das universitárias considerava formas corporais anormalmente magras desejáveis e apresentava uma perspectiva distorcida em relação à imagem corporal. Outro estudo observou que, entre todas as mulheres com índice de massa corporal (IMC) normal, 32,8% achavam que estavam acima do peso, o que levava muitas delas a adotar comportamentos inadequados de controle de peso, podendo resultar em problemas de saúde. Por exemplo, em uma análise estatística conduzida pela Divisão de Gestão de Sangue da Cruz Vermelha Coreana em 2012, 30,9% das voluntárias para doação de sangue não estavam aptas a doar sangue por motivos de anemia por deficiência de ferro, baixa hemoglobina, pressão arterial baixa, baixo peso corporal e outros fatores relacionados.[4]

Padrões semelhantes são observados em outros países do Leste Asiático. Hanson[1] comparou estudos realizados na China e observou que várias mulheres relatam uma forte internalização do corpo magro como ideal. Comparações interculturais sugerem que as mulheres chinesas estão mais insatisfeitas com seus corpos do que as croatas, mas menos do que as japonesas e as norte-americanas. Um estudo com mais de 2 mil jovens chinesas mostrou que 73% delas tomaram providências para perder peso nos últimos 6 meses, e 57% expressaram o desejo de ser "muito mais magras", embora apenas 2% estivessem acima do peso ou obesas.[5]

Além de dietas e dermocosméticos, muitas mulheres jovens do Leste Asiático buscam cirurgias plásticas, inclusive na esperança de melhorar suas oportunidades de emprego e carreira. Em 2011, a China ocupou o terceiro lugar no *ranking* global de cirurgias estéticas, atrás apenas dos EUA e do Brasil.[6] Embora essa posição seja alta, o número absoluto ainda representa uma pequena parcela da população. O que mais chama a atenção é o fato de que mais de 70% dos procedimentos foram realizados em mulheres em idade escolar e universitária.[5]

Autores que examinam tendências em padrões de cirurgia estética na China apontam que as características ideais femininas chinesas incluem, além da magreza, características faciais como "pálpebras duplas" e olhos grandes, um rosto em formato de melão e um queixo pequeno e definido, o que é perpetuado pela indústria da beleza doméstica do país.[5]

Influência da mídia

A exposição a ideais de beleza ocidentais tem sido apontada como um dos principais motivadores dessas tendências.[5] Ao discutir o desejo de ser mais magra expresso por muitas mulheres de peso médio e abaixo do peso em sua amostra, alguns autores sugeriram que a exposição à mídia ocidental foi o que levou à adoção de ideais de beleza ocidentais que substituem ideais corporais anteriormente preferidos, como corpos mais robustos. Outros apontaram que o aumento da exposição à mídia ocidental na China foi acompanhado por mudanças macroestruturais que afetaram a imagem corporal da população feminina, incluindo o aumento da urbanização, a modernização e o consumismo, mudanças nas oportunidades de emprego das mulheres chinesas e maior consumo de mídia de nações asiáticas mais desenvolvidas, como a Coreia do Sul.[5] Por exemplo, as demissões em massa de mulheres de organizações estatais na década de 1990 resultaram em um projeto nacional de reemprego que destacou salões de beleza como uma fonte lucrativa de trabalho para mulheres. Assim, a atratividade física tornou-se um atributo cada vez mais valorizado.[5]

Dessa perspectiva, os efeitos da ocidentalização e da mídia ocidental não são facilmente desvinculados das mudanças domésticas simultâneas em larga escala que promoveram a atratividade física como atributo cada vez mais importante para as mulheres chinesas. Além disso, vários autores documentam exemplos da magreza como ideal feminino ao longo da história chinesa, independentemente do contato com as nações ocidentais.[5]

Portanto, não se pode afirmar que o ideal de aparência feminina magra é novo na China e que foi importado recentemente da moda e da mídia ocidentais.

Por outro lado, é provável que o impacto da mídia ocidental na insatisfação corporal seja mediado pelo contexto cultural em que aparece. Estudos observaram que tanto o Japão quanto Taiwan foram fortemente expostos à mídia ocidental, tendo ambas as populações tamanhos corporais relativamente semelhantes. Ainda assim, as universitárias japonesas relatam uma insatisfação corporal muito maior do que as taiwanesas.[7] Estudos observaram que meninas adolescentes que consumiam a mídia de massa (programas de televisão, filmes, música) de países asiáticos eram significativamente mais propensas a se julgarem acima do peso, enquanto as que consumiam mídia de massa dos EUA tinham relações mais fracas e não significativas com as percepções de peso.[8] Em trabalhos mais recentes, jovens chinesas relataram mais pressão e preferências mais fortes por representações de aparência física na mídia asiática do que na ocidental.[5]

O que pode estar causando esses efeitos é a maior similaridade percebida na aparência física, linguagem e normas sociais dos participantes dos estudos com mulheres em representações da mídia de aparência asiática.[5] Contudo, além da maior internalização do corpo magro como o ideal de beleza, as influências da mídia de aparência asiática também estão mais relacionadas a uma alimentação desordenada, preocupações com a gordura e com a aparência facial dessas mulheres.

No Japão, também vemos ideais de beleza diferentes dos ideais ocidentais que, apesar de enfatizarem a magreza e, no geral, se alinharem e amplificarem os ideais ocidentais, dão destaque a características como tamanho de cabeça menor e pernas mais longas, além da ênfase no conceito japonês de *kawaii* (termo usado para descrever características femininas e ingênuas que enfatiza um grau de infantilidade e inocência), que se alinha com características tradicionalmente consideradas femininas, como subserviência, magreza e fragilidade.

Essas construções culturalmente específicas de ideais de beleza e aparência são influenciadas por ideais e estruturas filosóficos e espirituais que remontam ao período pré-moderno, incluindo a relação com a natureza, bem como crenças relacionadas a sinais externos de elevação espiritual.[9]

Apesar dessas variações culturais, no geral a literatura confirma as relações entre a pressão da mídia e o endosso de ideais promovidos pela mídia, e da imagem corporal com preocupações alimentares entre meninas adolescentes e mulheres jovens japonesas.[9] Embora seja difícil desassociar as influências da mídia ocidental da mídia que retrata valores culturais mais tradicionais, algumas pesquisas mostram que a maior orientação para valores "ocidentais" e "modernos" está associada a maiores níveis de preocupação com a imagem corporal em meninas adolescentes japonesas. Junto a isso, há também uma relação semelhante entre a identificação com valores japoneses "modernos" e a insatisfação corporal associada a maior influência da mídia.[9]

Assim, percebemos que a mídia constitui uma fonte complexa de influência sobre a imagem corporal no Japão, e que o endosso de ideais da mídia e a identificação individual com os valores promovidos em suas mensagens podem impactar sua associação com a imagem corporal entre meninas adolescentes e mulheres jovens japonesas.

IMAGEM CORPORAL DOS HOMENS DO LESTE ASIÁTICO

No entanto, quando se trata da imagem corporal dos homens no Leste Asiático, o cenário segue uma lógica um pouco diferente das mulheres. Um estudo comparou imagens de homens em revistas ocidentais e taiwanesas e avaliou os níveis de insatisfação corporal em homens taiwaneses. Nele, notou-se que as revistas taiwanesas raramente retratavam homens asiáticos nus, em comparação com as inúmeras representações de homens ocidentais nus em revistas ocidentais e asiáticas, e que os homens taiwaneses relataram significativamente menos insatisfação corporal do que seus colegas ocidentais. Os mesmos autores concluíram que Taiwan – cuja população e cultura são predominantemente descendentes da China continental – está menos preocupada com a imagem corporal masculina do que os países ocidentais. A masculinidade na cultura tradicional chinesa está mais intimamente relacionada ao caráter de um homem do que ao seu físico, apesar de alguns autores sugerirem que a estatura, mais do que a musculatura, é uma característica física bastante valorizada.[7]

Podemos perceber, portanto, que, apesar de se preocuparem com algumas características físicas, por estarem menos expostos a modelos de corpos de padrão inalcançável, os homens asiáticos sofrem menos insatisfação com o próprio corpo.

Já na Coreia do Sul, o ideal de imagem masculina é conhecido como *kkonminam*, ou "menino flor", marcado por um físico mais fino (não volumoso), definido, conectado às tendências de moda, com o uso de maquiagem e cosméticos, bem como uma aversão a corpos altamente musculosos.[10]

É importante que não confundamos concepções de masculinidade, identidade de gênero e orientação sexual, pois esses ideais corporais são parte do modelo de masculinidade hegemônica na Coreia do Sul e não entram em conflito com ideologias heteronormativas locais. Pelo contrário, são tidos como autoconfiantes, profissionalmente competentes, atentos ao conforto dos outros e com o desejo de manter a coesão social.[10] Aliás, como a beleza masculina vem sendo valorizada há muitos séculos entre os coreanos, juntamente com a moda e o modelo de corpo ideal, que (re)emergiu em popularidade na Coreia do Sul pós-ditadura, a dita "beleza" passou a ser entendida como um elemento "natural" e "instintivo" de autocuidado, fazendo com que práticas sob os preceitos de *lookism* (ou discriminação com base na aparência) sejam consideradas normais no dia a dia.[10] Aliás, diversos estudos sugerem que homens e mulheres coreanos estão igualmente sujeitos ao *lookism* e vivenciam ansiedades relacionadas à discriminação de aparência ainda nos dias de hoje.[10]

Surpreendentemente, por volta de 2019 a 2021, percebeu-se uma onda de maior aumento na apreciação de corpos maiores e musculosos, apesar de características "atraentes" ainda estarem mais intimamente associadas aos *kkonminam*. Com isso, uma masculinidade híbrida emergente tenta combinar a beleza facial e a moda com o corpo mais musculoso. Contudo, muitos daqueles que buscam essa forma ainda relatam preocupações com se tornarem "muito" musculosos e parecerem incultos, pouco profissionais ou envolvidos em gangues.[10]

INFLUÊNCIA DA FAMÍLIA

Outro ponto que pode influenciar a imagem corporal das novas gerações do Leste Asiático é a diferença de valores e visão de mundo e sociedade entre as gerações. Enquanto os jovens da China[7] e do Japão[9] estão abraçando valores ocidentais enfatizando autonomia, independência e sucesso pessoal, seus pais foram criados para valorizar a cooperação, a obediência e a coesão de grupo. Essas discrepâncias culturais provavelmente impedem a comunicação eficaz entre pais e filhos em relação a questões de imagem corporal e dieta, que são altamente relevantes para o desenvolvimento pessoal ao longo da infância e adolescência.[7]

Como a influência dos pais tem impacto direto e indireto no desenvolvimento do padrão de beleza de corpos nas crianças, uma vez que encorajam hábitos alimentares e de exercício físico, bem como adotam esses hábitos e discutem suas próprias preocupações com a imagem corporal na presença dos filhos, no Leste Asiático vários aspectos mais específicos entre pais e filhos têm sido associados a transtornos alimentares em adolescentes, incluindo a necessidade de controle sobre a própria vida (p. ex., quando os pais são vistos como restritivos e supercontroladores, uma característica comum em famílias chinesas), o dilema entre crescer e permanecer jovem e o conflito interno sobre perseguir objetivos pessoais ou atender às expectativas dos pais.[7]

Em conclusão, a abordagem da mídia ocidental em relação à imagem corporal pode ser culturalmente distinta dos valores do Leste Asiático, e seu impacto depende do contexto local. Fatores como diferenças geracionais e a exposição a padrões de beleza irreais por meio de mídias sociais regionais contribuem para a internalização de ideais inalcançáveis, exacerbando a insatisfação corporal nessa população.

REFERÊNCIAS BIBLIOGRÁFICAS

1. Hanson LN, Gott A, Tomsett M, et al. Examining body appreciation in six countries: the impact of age and sociocultural pressure. PLoS One. 2024;19(7):e0306913.
2. Thompson JK, Heinberg LJ, Altabe M, Tantleff-Dunn S. Exacting beauty: theory, assessment, and treatment of body image disturbance. Washington, DC: American Psychological Association; 1999.
3. Burke NL, Schaefer LM, Karvay YG, et al. Does the tripartite influence model of body image and eating pathology function similarly across racial/ethnic groups of White, Black, Latina, and Asian women? Eat Behav. 2021;42:101519.
4. Jun EM, Choi SB. Obesity, body image, depression, and weight-control behaviour among female university students in Korea. J Cancer Prev. 2014;19(3):240-6.
5. Jackson T, Cai L, Chen H. Asian versus Western appearance media influences and changes in body image concerns of young Chinese women: a 12-month prospective study. Body Image. 2020;33:214-21.
6. International Society of Aesthetic Plastic Surgery. Isaps international survey on aesthetic/cosmetic procedures performed in 2011. 2011. Disponível em: https://www.isaps.org/discover/about-isaps/global-statistics/global-survey-2011-full-report/. Acesso em: 25 fev. 2025.
7. Xu X, Mellor D, Kiehne M, et al. Body dissatisfaction, engagement in body change behaviors and sociocultural influences on body image among Chinese adolescents. Body Image. 2010;7(2):156-64.
8. Xie B, Chou C, Spruijt-Metz D, et al. Weight perception and weight-related sociocultural and behavioral factors in Chinese adolescents. Prev Med. 2006;42(3):229-34.

9. Ando K, Giorgianni FE, Danthinne ES, Rodgers RF. Beauty ideals, social media, and body positivity: a qualitative investigation of influences on body image among young women in Japan. Body Image. 2021;38:358-69.
10. Monocello LT, Dressler WW. Cultural consonance, body image, and disordered eating among young South Korean men. Soc Sci Med. 2022;314:115486.

20

Imagem corporal em atletas

João Motarelli

> **PONTOS-CHAVE**
>
> - A imagem corporal no esporte é moldada por fatores biológicos, psicológicos e socioculturais, incluindo pressões específicas de modalidades e padrões sociais.
> - A insatisfação corporal em atletas está ligada a transtornos alimentares, dietas restritivas e treinos excessivos, prejudicando saúde e desempenho.
> - Esportes estéticos e de peso-categoria têm maior prevalência de insatisfação corporal, agravada por pressões de treinadores, mídia e redes sociais.
> - Terapia cognitivo-comportamental (TCC), *mindfulness* e *mindful eating* ajudam a melhorar a relação com o corpo e a alimentação, reduzindo comportamentos disfuncionais.
> - Abordagens multidisciplinares são fundamentais, priorizando saúde e desempenho em vez de metas estéticas.

INTRODUÇÃO

A imagem corporal é uma construção que vai além da percepção física do próprio corpo, refletindo dimensões cognitivas, emocionais e comportamentais relacionadas à maneira como os indivíduos se veem e interagem com o corpo. No contexto esportivo, essa temática assume nuances complexas, já que a composição corporal frequentemente se torna objeto de análise rigorosa, guiada por metas específicas da modalidade esportiva e, muitas vezes, influenciada por padrões sociais e culturais de ideal corporal.[1]

Todo o espectro, desde os comportamentos alimentares disfuncionais até os transtornos alimentares, tem se mostrado mais prevalente entre atletas de elite adultos do sexo masculino e feminino em comparação aos controles não atletas.[2] A prevalência é menor entre atletas do sexo masculino em comparação com atletas do sexo feminino.[1] Sugere-se que o ambiente esportivo pode tornar os atletas ainda mais vulneráveis aos fatores de risco para transtornos alimentares em comparação com não atletas, com o agravante de que a busca por tratamento se apresenta de forma menos recorrente e mais tardia quando comparada a não atletas, principalmente pelo estigma do diagnóstico no ambiente esportivo.[3]

O corpo do atleta é frequentemente visto como uma ferramenta de trabalho e, ao mesmo tempo, como uma representação visual do desempenho e da dedicação ao esporte. Essa dualidade cria uma relação complexa entre imagem corporal, rendimento esportivo e saúde mental, na qual a percepção do corpo pode tanto impulsionar quanto prejudicar o bem-estar e o desempenho.[3]

Os maiores índices de insatisfação com a imagem corporal entre atletas recaem, dentre outras causas, em fatores peculiares, como a intensa pressão, não apenas de cunho social, mas também inerente ao próprio esporte, para que tenham um corpo que, além de "perfeito" e socialmente aceito, esteja dentro dos padrões competitivos exigidos pela modalidade. Essa dupla exigência, social e esportiva, também denominada "imagem corporal contextural", pode potencializar a insatisfação corporal nesse público e favorecer o desenvolvimento de transtornos alimentares, comprometendo a saúde física e mental dos atletas.[2,4]

A cultura esportiva desempenha um papel central na construção de padrões corporais idealizados, que variam de acordo com a modalidade esportiva. Em esportes de estética, como ginástica, balé e patinação artística, a magreza é frequentemente associada ao sucesso e à elegância. Por outro lado, em esportes de força, como levantamento de peso e musculação, corpos musculosos e volumosos são mais valorizados. Esses padrões, muitas vezes irreais, são reforçados por treinadores, colegas de equipe, pela mídia e até mesmo pelo público. Além disso, as redes sociais amplificam a exposição dos atletas, promovendo imagens idealizadas que intensificam a comparação social.[2,5] Pesquisas também indicam que o uso de determinados trajes esportivos pode contribuir para maior preocupação com a imagem corporal e o envolvimento em dietas não saudáveis, além de facilitar comportamentos de constantes comparações corporais.[6]

A pressão estética não afeta apenas atletas de elite, mas também jovens em formação e praticantes amadores, que frequentemente veem no esporte uma oportunidade de alcançar aceitação ou reconhecimento. Como resultado, muitos atletas desenvolvem uma relação disfuncional com seus corpos, na qual a aparência física passa a ser tão importante quanto, ou até mais, que o desempenho esportivo. Esse cenário cria um ambiente de constante vigilância corporal, que pode ser prejudicial não só ao rendimento, mas também à saúde mental e ao equilíbrio emocional.[3]

É importante considerar também que transtornos alimentares e comportamentos alimentares disfuncionais não são totalmente explicados pelas perturbações da imagem corporal, como discutido em uma revisão sistemática de Li et al.[7] Dois dos estudos analisados apontaram que, mesmo quando atletas estavam satisfeitos com sua imagem corporal, ainda apresentavam comportamentos de transtorno alimentar. Por exemplo, ginastas de elite e não elite relataram imagem corporal positiva, mas frequentemente adotavam práticas alimentares restritivas. De forma semelhante, lutadores com alta satisfação corporal também exibiram comportamentos prejudiciais à saúde, motivados pela busca por maior musculatura.[2,7]

Esses achados reforçam que a relação entre imagem corporal e transtornos alimentares em atletas é complexa e multifatorial. Embora a insatisfação corporal possa ser um fator preditivo em alguns casos, outros mecanismos parecem desempenhar um papel crucial. Fatores como a busca por desempenho esportivo, alimentação "limpa" e definições individuais de sucesso podem levar a comportamentos disfuncionais, mesmo entre atletas satisfeitos com sua aparência. Por exemplo, atletas do sexo feminino frequentemente acreditam que ajustes no peso podem melhorar seu desempenho, adotando práticas dietéticas extremas. Além disso, em esportes que enfatizam a estética ou a musculatura, a pressão por padrões corporais ideais pode intensificar o controle dietético, contribuindo para o desenvolvimento de transtornos alimentares.[2,7]

Diante desse cenário, torna-se essencial compreender os fatores que determinam a insatisfação corporal nos atletas, os impactos que ela pode causar no desempenho e na saúde mental e as estratégias clínicas disponíveis para lidar com essa questão. Este capítulo abordará esses tópicos em profundidade, destacando a importância de intervenções multidisciplinares para promover a saúde integral dos atletas e minimizar os efeitos negativos da insatisfação corporal.

FATORES DETERMINANTES DA IMAGEM CORPORAL EM ATLETAS

A imagem corporal em atletas é formada por uma interação complexa de fatores biológicos, psicológicos e socioculturais, que influenciam diretamente a maneira como esses indivíduos percebem e se relacionam com seus corpos. Essa construção é moldada por variáveis como idade, sexo, predisposição genética, autoestima, perfeccionismo e ansiedade, que desempenham papéis importantes, especialmente em ambientes esportivos de alta exigência.[8,9] Compreender como esses fatores operam e interagem é essencial para entender as dinâmicas que envolvem a relação dos atletas com sua imagem corporal. Para tanto, é necessário embasar a análise em modelos teóricos e evidências científicas que sustentem as discussões e ampliem a aplicabilidade do conhecimento para profissionais da área.

Os fatores biológicos têm impacto direto e significativo na maneira como o corpo é percebido e moldado no contexto esportivo. Elementos como a idade, o sexo e a predisposição genética influenciam aspectos como composição corporal, distribuição de gordura, proporção de massa muscular e resposta metabólica ao treinamento. A idade, por exemplo, é um elemento crítico, especialmente em atletas adolescentes, que enfrentam um período de intenso desenvolvimento físico e emocional. Durante essa fase, mudanças hormonais e corporais naturais podem entrar em conflito com os padrões corporais idealizados exigidos em algumas modalidades esportivas, aumentando o risco de insatisfação corporal. Estudos indicam que adolescentes envolvidos em esportes estéticos, como a ginástica artística, apresentam maiores níveis de insatisfação corporal em comparação com atletas adultos, devido à vulnerabilidade emocional e à imaturidade psicológica associadas à idade. Atletas adultos, por outro lado, geralmente têm maior maturidade emocional e recursos psicológicos para lidar com as pressões externas, o que pode atenuar a insatisfação corporal.[4,9]

O sexo também é uma variável marcante na construção da imagem corporal em atletas. As mulheres frequentemente enfrentam maiores pressões relacionadas à aparência física, especialmente em esportes que valorizam a estética, como o balé, a ginástica rítmica e o fisiculturismo.[2] Essas modalidades frequentemente promovem corpos magros e definidos como padrões ideais, o que pode gerar conflitos com características biológicas femininas, como a maior tendência à retenção de gordura corporal devido a fatores hormonais. Essa discrepância entre as demandas esportivas e as características biológicas pode resultar em comportamentos prejudiciais, como dietas restritivas e treinamentos extenuantes, que comprometem a saúde física e mental das atletas.[3] Além disso, a predisposição genética desempenha um papel relevante na percepção corporal, uma vez que características como estrutura óssea, proporção de massa muscular e capacidade de desenvolvimento físico variam entre os indivíduos. Quando essas características são percebidas como inadequadas para atender às demandas de uma modalidade esportiva específica, os atletas podem recorrer a estratégias extremas, como o uso de substâncias ergogênicas ou práticas alimentares inadequadas, para tentar modificar a composição corporal.[2]

Além dos fatores biológicos, aspectos psicológicos desempenham um papel central na construção da imagem corporal dos atletas. A autoestima, por exemplo, é uma variável crucial nessa relação, sendo amplamente estudada no campo da psicologia do esporte. De acordo com Cash e Smolak, indivíduos com baixa autoestima tendem a ser mais críticos em relação aos próprios corpos, especialmente em contextos esportivos que reforçam a ideia de que a aparência física é um componente essencial do sucesso.[8] No caso dos atletas, essa autocrítica pode ser exacerbada por padrões corporais idealizados frequentemente promovidos pela mídia esportiva e por treinadores.

Outro fator psicológico relevante é o perfeccionismo, característica comum em atletas de alto rendimento. Embora o perfeccionismo adaptativo possa ser uma força motivadora para alcançar altos níveis de desempenho, o perfeccionismo desadaptativo está associado a uma visão distorcida do próprio corpo e à insatisfação persistente. A literatura científica já apresenta evidências de que atletas com altos níveis de perfeccionismo desadaptativo apresentam maior risco de desenvolver transtornos relacionados à imagem corporal, como a dismorfia muscular ou transtornos alimentares.[2]

A ansiedade, especialmente a relacionada ao desempenho, também exerce influência significativa sobre a imagem corporal. Muitos atletas internalizam a ideia de que alcançar um "corpo ideal" é indispensável para o sucesso esportivo, o que cria um ciclo de pressão constante. Essa ansiedade pode ser intensificada por treinadores, colegas de equipe e pela mídia, que frequentemente reforçam padrões corporais inatingíveis. Como resultado, os atletas podem adotar comportamentos prejudiciais, como dietas extremamente restritivas, treinamentos extenuantes e estratégias de controle de peso que comprometem tanto a saúde física quanto o bem-estar psicológico. Nesse sentido, a teoria do modelo tripartite, proposta por Thompson et al.,[14] é particularmente relevante para compreender como os fatores socioculturais moldam a imagem corporal. De acordo com esse modelo, a influência de pais, amigos e da mídia é mediada pela internalização de ideais corporais e pela comparação social. No caso dos atletas, as influências são intensificadas pelas pressões específicas do ambiente esportivo, como as expectativas de treinadores e familiares.

Os treinadores desempenham um papel ambíguo no contexto da imagem corporal dos atletas. Embora sejam fundamentais para o desenvolvimento técnico e físico, podem inadvertidamente reforçar padrões corporais irreais, especialmente em modalidades que exigem controle rigoroso do peso ou enfatizam a aparência física. Essa dinâmica é evidente em esportes estéticos, de peso-categoria e de resistência. Em esportes estéticos, como dança e ginástica, a aparência física é frequentemente associada ao desempenho, colocando os atletas sob intensa pressão para atender a padrões corporais específicos. Nos esportes de peso-categoria, como judô e boxe, o controle do peso pode levar a ciclos rápidos de perda e ganho, com impactos negativos na saúde física e mental. Já nos esportes de resistência, como corrida de longa distância, a pressão para manter um corpo magro pode resultar em déficits energéticos crônicos, maior risco de lesões e no desenvolvimento de transtornos alimentares. Mesmo em esportes coletivos, nos quais o foco na aparência é menor, há demandas relacionadas à composição corporal, como força e agilidade, que podem gerar insatisfação corporal.[2]

Além disso, a imagem corporal dos atletas pode variar conforme o contexto, um fenômeno descrito em 2011 como "imagem corporal contextual". Estudos qualitativos confirmaram que os atletas têm múltiplas percepções de seus corpos, como a "imagem corporal atlética" e a "imagem corporal social". Por exemplo, jogadoras de rúgbi valorizam a forma de seus corpos fortes e musculosos no ambiente atlético, enxergando-os como ferramentas para o desempenho. No entanto, sentem que esses mesmos corpos não atendem aos padrões de beleza feminina predominantes na sociedade ocidental. Por outro lado, atletas de modalidades estéticas e de resistência podem experimentar maior satisfação com sua imagem corporal no ambiente social, pois seus corpos magros se alinham aos ideais culturais. Assim, alguns atletas podem estar menos expostos a preocupações excessivas com a imagem corporal ao se aproximarem dos padrões considerados ideais na sociedade.[4,9]

Além disso, o ambiente esportivo frequentemente reforça comparações sociais, que desempenham um papel central na insatisfação corporal. Atletas que se comparam constantemente com colegas de equipe ou adversários tendem a desenvolver percepções negativas sobre seus próprios corpos, independentemente do tipo de modalidade esportiva. Estudos demonstram que 35% dos atletas que se envolvem em comparações sociais frequentes relatam insatisfação corporal, evidenciando o impacto dessas dinâmicas no ambiente esportivo.[10]

Portanto, a imagem corporal em atletas é moldada por uma interação dinâmica e multifacetada entre fatores biológicos, psicológicos e socioculturais. A compreensão dessa complexa relação é essencial para profissionais que atuam no esporte, como treinadores, psicólogos e nutricionistas, que podem desempenhar um papel ativo na promoção de uma imagem corporal saudável. Intervenções baseadas em educação, suporte emocional e práticas éticas podem contribuir para mitigar os efeitos negativos das pressões externas, promovendo o bem-estar físico e mental dos atletas em diferentes modalidades esportivas.

IMPACTOS DA IMAGEM CORPORAL NO DESEMPENHO E NA SAÚDE MENTAL DO ATLETA

A insatisfação com a imagem corporal está intimamente ligada à saúde mental e ao desempenho esportivo, criando um ciclo prejudicial no qual o bem-estar psicológico e físico do atleta é comprometido. Esse fenômeno não apenas influencia o estado emocional, mas também interfere diretamente na *performance* esportiva, já que atletas insatisfeitos com sua aparência frequentemente enfrentam dificuldades para manter o foco no treinamento e nas competições. Além disso, a relação entre saúde mental e desempenho é amplamente reconhecida, e compreende-se que atletas que enfrentam maior pressão estética ou sofrem com transtornos relacionados à imagem corporal tendem a apresentar também menor autoconfiança e aumento no risco de *overtraining*, o que prejudica diretamente seus resultados em competições.[2,3]

As perturbações com a imagem corporal estão intimamente ligadas a comportamentos prejudiciais, como a prática de dietas restritivas, treinos excessivos e o uso de substâncias inadequadas, como anabolizantes e diuréticos. Essas práticas comprometem a saúde física e aumentam o risco de condições graves, como fadiga crônica, lesões recorrentes e disfunções metabólicas permanentes. Um exemplo crítico dessas consequências é a **deficiência energética relativa no esporte** (em inglês, *relative energy deficiency in sport* – RED-S), um estado em que a ingestão energética não é suficiente para atender à energia gasta no treinamento e nas funções fisiológicas básicas do corpo. De acordo com o Comitê Olímpico Internacional (COI),[11] a RED-S não afeta apenas a saúde física, mas também tem impactos significativos no desempenho esportivo, incluindo redução da força muscular, diminuição da resistência, comprometimento da coordenação e aumento do risco de lesões. Além disso, a RED-S pode levar a alterações hormonais, como a supressão do ciclo menstrual em mulheres (amenorreia), a redução dos níveis de testosterona em homens e a perda de densidade óssea, aumentando o risco de fraturas por estresse.[11]

Esses comportamentos prejudiciais também estão associados a problemas de saúde mental, como ansiedade, depressão e transtornos alimentares. A constante pressão para atingir padrões estéticos irreais, somada às exigências de alto desempenho no esporte, intensifica o sofrimento psicológico e pode levar a quadros graves, como anorexia nervosa, bulimia nervosa e transtorno de compulsão alimentar. Esses transtornos, por sua vez, impactam negativamente a *performance* esportiva ao comprometerem a energia disponível, a concentração e o equilíbrio emocional do atleta, criando um círculo vicioso no qual a busca pela perfeição corporal compromete tanto a saúde quanto o desempenho.[3,11]

Além disso, a influência da mídia e das redes sociais tem desempenhado um papel crucial na amplificação da insatisfação corporal entre atletas. A exposição constante a imagens idealizadas de corpos considerados "perfeitos", muitas vezes editadas ou irreais, reforça a busca por padrões inatingíveis. Atletas frequentemente se comparam a essas representações, o que pode levar a uma percepção distorcida de suas próprias aparências e aumentar a pressão para modificar seus corpos. Essa dinâmica não apenas afeta a saúde mental como prejudica a *performance* esportiva, já que o foco excessivo na estética pode desviar a atenção dos objetivos técnicos e estratégicos das competições. Estudos recentes indicam que atletas que passam mais tempo em redes sociais relatam maior insatisfação corporal e maior incidência de sintomas de ansiedade e depressão, fatores que impactam diretamente sua capacidade de competir em alto nível.[10]

Modalidades esportivas que demandam controle rigoroso do peso ou valorizam a magreza apresentam maior prevalência de transtornos alimentares. Essas condições, caracterizadas por comportamentos extremos relacionados à alimentação e ao peso corporal, podem levar a consequências físicas e emocionais graves, como desequilíbrios hormonais, desnutrição severa, lesões permanentes e até mesmo risco de morte. Outro transtorno relevante nesse contexto é o transtorno dismórfico corporal (TDC), caracterizado por uma preocupação irracional e excessiva com supostos defeitos na aparência física, muitas vezes inexistentes ou mínimos. No caso dos atletas, essa condição pode ser agravada pela constante exposição pública e pela pressão para atender a padrões corporais específicos. Atletas com TDC frequentemente desenvolvem comportamentos compulsivos, como verificar repetidamente sua aparência, evitar situações sociais ou buscar intervenções estéticas desnecessárias, prejudicando tanto sua saúde mental quanto sua qualidade de vida.[2]

Esses transtornos frequentemente coexistem com outras comorbidades psicológicas, como ansiedade, depressão e baixa autoestima. A constante comparação com outros atletas e a pressão por resultados, aliadas à busca por padrões corporais irreais, intensificam esses problemas e criam um ambiente de vulnerabilidade emocional. Tanto o COI quanto o American College of Sports Medicine (ACSM) enfatizam a necessidade de evitar um foco excessivo no peso corporal e na pesagem como indicadores de desempenho ou sucesso.[12] Para evitar situações como essas, treinadores e equipes devem estar cientes das estratégias adotadas por atletas e da sintomatologia dos transtornos alimentares e suas comorbidades para que sejam encaminhados e devidamente acompanhados por abordagens e práticas baseadas em evidências. Algumas dessas intervenções serão exploradas a seguir.

INTERVENÇÕES CLÍNICAS

As intervenções clínicas voltadas para a imagem corporal de atletas devem considerar tanto os aspectos psicológicos quanto as demandas específicas do ambiente esportivo. A avaliação pode ser feita utilizando instrumentos específicos para identificar distorções perceptivas e insatisfações corporais para orientar as estratégias terapêuticas.

Escalas e questionários validados, como o *Body Shape Questionnaire* (BSQ) e o *Multidimensional Body-Self Relations Questionnaire* (MBSRQ), adaptados para a população brasileira, são amplamente utilizados para mensurar esses aspectos. No entanto, como muitos desses instrumentos foram desenvolvidos para populações gerais, é essencial adaptá-los ao contexto esportivo, especialmente para captar as nuances relacionadas à relação entre desempenho e composição corporal. Além disso, no Brasil, estudos locais que abordam a imagem corporal em atletas ainda são limitados, mas existem esforços crescentes para explorar essa temática.[9]

Diante da prevalência de insatisfação corporal em atletas, é indispensável adotar abordagens terapêuticas baseadas em evidências. A **terapia cognitivo-comportamental** (TCC) tem se destacado por sua eficácia na modificação de pensamentos disfuncionais relacionados à autoimagem, promovendo uma percepção corporal mais realista e saudável. Além disso, a TCC auxilia no manejo de comportamentos prejudiciais, como restrições alimentares extremas e treinos excessivos, frequentemente associados a padrões corporais rígidos. Contudo, a adesão de atletas a essa abordagem pode ser limitada devido às intensas rotinas de treino e competições, exigindo adaptações práticas, como sessões mais curtas ou realizadas em formatos híbridos (presenciais e *online*).[3]

Outra abordagem promissora envolve práticas baseadas em *mindfulness*, autocompaixão e *mindful eating*.[13] Segundo Wang et al.,[14] essas práticas ajudam os atletas a desenvolverem uma relação mais equilibrada com o corpo e a alimentação, reduzindo a autocrítica e promovendo maior aceitação corporal. O *mindful eating*, por exemplo, tem mostrado benefícios significativos, como o aumento da consciência sobre os sinais de fome e saciedade, a redução de comportamentos compulsivos ou restritivos e a melhora na relação com a comida. Além disso, o *mindfulness* pode ajudar os atletas a lidarem com a pressão por resultados, promovendo um estado mental mais equilibrado e resiliente.

Intervenções baseadas em *mindfulness* podem ser integradas ao treinamento esportivo por meio de práticas curtas, como exercícios de respiração consciente antes das refeições ou durante intervalos de treino. Isso facilita a implementação no contexto de *alta performance* e reduz os conflitos entre a busca por desempenho e a necessidade de equilíbrio emocional. No entanto, é fundamental que essas práticas sejam conduzidas por profissionais capacitados, que compreendam as demandas específicas do ambiente esportivo.[14]

Além das intervenções clínicas, diretrizes internacionais oferecem orientações importantes para o manejo da imagem corporal em atletas, enfatizando que a saúde e o desempenho devem ser priorizados em detrimento de metas corporais baseadas exclusivamente na estética. O COI recomenda o uso de abordagens multidisciplinares, envolvendo psicólogos, nutricionistas, treinadores e médicos, para tratar questões relacionadas à imagem corporal e aos transtornos alimentares.[11,12] De forma complementar, o ACSM e o consenso do COI alertam que a composição corporal não deve ser centralizada como preditor de desempenho. Em vez disso, sugerem focar em indicadores mais amplos, como níveis de aptidão física, tempos recordes, força, potência, fadiga e bem-estar geral.[11,12]

Essas diretrizes também destacam a necessidade de evitar práticas inadequadas, como dietas restritivas e pesagens excessivas, que podem desencadear comportamentos alimentares desordenados ou até mesmo práticas transtornadas. Além disso, ressaltam a pressão vivenciada pelos atletas para atingir padrões corporais frequentemente irreais, especialmente em curtos períodos. Evidências reforçam que a composição corporal deve ser avaliada apenas quando estritamente necessária, sempre considerando critérios funcionais e de saúde.[1,12]

CONSIDERAÇÕES FINAIS

O corpo do atleta é constantemente visto como instrumento de trabalho e é ainda mais exigido em esportes estéticos, ou que dependem do peso corporal como medida de classificação de categorias (p. ex., judô), ou para melhor desempenho, como salto em distância com esqui. Isso leva muitas vezes à insatisfação corporal e à busca por atingir padrões muitas vezes irreais.

Nesse contexto, a influência da mídia e das redes sociais desempenha um papel crucial ao amplificar a insatisfação corporal entre atletas. Quanto maior o nível de insatisfação corporal, maior a probabilidade do atleta seguir dietas restritas, de usar estratégias inadequadas para controle de peso e de desenvolver transtornos alimentares. Comparados aos não atletas, os atletas apresentam maior prevalência de transtornos alimentares, variando de sintomas subclínicos ao diagnóstico clínico.

Uma abordagem multiprofissional com psicólogos, nutricionistas, treinadores e médicos, respeitando a individualidade do atleta, é essencial para auxiliá-lo na busca por desempenho com equilíbrio emocional e sem comprometer sua integridade física.

REFERÊNCIAS BIBLIOGRÁFICAS

1. Anderson CM, Petrie TA, Neumann CS. Effects of sport pressures on female collegiate athletes: a preliminary longitudinal investigation. Sport Exerc Perform Psychol. 2012;1(2):120-34.
2. Bonfanti RC, Melchiori F, Teti A, et al. The association between social comparison in social media, body image concerns and eating disorder symptoms: a systematic review and meta-analysis. Body Image. 2025;52:101841.
3. Bratland-Sanda S, Sundgot-Borgen J. Eating disorders in athletes: overview of prevalence, risk factors and recommendations for prevention and treatment. Eur J Sport Sci. 2013;13(5):499-508.
4. Burgon RH, Beard J, Waller G. Body image concerns across different sports and sporting levels: a systematic review and meta-analysis. Body Image. 2023;46:9-31.
5. Cash TF, Smolak L. Body image: a handbook of science, practice and prevention. 2011.
6. De Bruin AP, Oudejans RRD, Bakker FC, Woertman L. Contextual body image and athletes' disordered eating: the contribution of athletic body image to disordered eating in high performance women athletes. Eur Eat Disord Rev. 2011;19(3):201-15. Disponível em: https://pubmed.ncbi.nlm.nih.gov/21584913/. Acesso em: 31 jan. 2025.
7. Li Q, Li H, Zhang G, et al. Athlete body image and eating disorders: a systematic review of their association and influencing factors. Nutrients. 2024;16(16):2686. Dis-

ponível em: https://www.mdpi.com/2072-6643/16/16/2686/htm. Acesso em: 31 jan. 2025.

8. Motarelli JHF, Japur CC. Mindful eating e comportamento alimentar. In: Quaresma MVL dos S, Chemin S (orgs.). Nutrição na prática clínica baseada em evidências: atualidade e desafios. Rio de Janeiro: Guanabara Koogan; 2021.
9. Mountjoy M, Sundgot-Borgen JK, Burke LM, et al. IOC consensus statement on relative energy deficiency in sport (RED-S): 2018 update. Br J Sports Med. 2018;52(11):687-97. Disponível em: https://pubmed.ncbi.nlm.nih.gov/29773536/. Acesso em: 31 jan. 2025.
10. Petrie TA, Greenleaf CA. Eating disorders in sport: from theory to research to intervention. In: Handbook of sport psychology: 3.ed. 2012. p.352-78. Disponível em: https://onlinelibrary.wiley.com/doi/full/10.1002/9781118270011.ch16. Acesso em: 31 jan. 2025.
11. Reardon CL, Hainline B, Aron CM, et al. Mental health in elite athletes: International Olympic Committee consensus statement (2019). Br J Sports Med. 2019;53(11):667-99. Disponível em: https://pubmed.ncbi.nlm.nih.gov/31097450/. Acesso em: 31 jan. 2025.
12. Thomas DT, Erdman KA, Burke LM. Position of the Academy of Nutrition and Dietetics, Dietitians of Canada, and the American College of Sports Medicine: nutrition and athletic performance. J Acad Nutr Diet. 2016;116(3):501-28. Disponível em: https://pubmed.ncbi.nlm.nih.gov/26920240/. Acesso em: 31 jan. 2025.
13. Thompson JK, Heinberg LJ, Altabe M, Tantleff-Dunn S. Exacting beauty: theory, assessment, and treatment of body image disturbance. 2004.
14. Wang Y, Lei SM, Fan J. Effects of mindfulness-based interventions on promoting athletic performance and related factors among athletes: a systematic review and meta-analysis of randomized controlled trial. Int J Environ Res Public Health. 2023;20(3). Disponível em: https://pubmed.ncbi.nlm.nih.gov/36767403/. Acesso em: 31 jan. 2025.

21

Similitudes e diferenças em facetas da imagem corporal entre mulheres e homens

Pedro Henrique Berbert de Carvalho

PONTOS-CHAVE

- Este capítulo apresenta similitudes e diferenças em facetas da imagem corporal entre mulheres e homens.
- A literatura aponta a magreza como ideal de corpo para as mulheres, o que tem ocasionado elevada insatisfação com o peso e a forma do corpo, assim como maiores sintomas de transtornos alimentares e outros comprometimentos à saúde e qualidade de vida.
- Os homens apresentam maior insatisfação com a muscularidade, faceta da imagem corporal que se relaciona a aspectos da masculinidade e a alguns transtornos, como a dismorfia muscular, também comprometendo a saúde e a qualidade de vida.

INTRODUÇÃO

A imagem corporal é construto multifacetado, influenciado por diversos fatores, incluindo os fisiológicos/biológicos, socioculturais e psicológicos. Neste capítulo serão abordadas similitudes e diferenças em facetas da imagem corporal a partir de um recorte de gênero, mais especificamente utilizando como base a literatura especializada que avaliou o sexo atribuído ao nascimento dos participantes, incluindo pessoas autodeclaradas homens ou mulheres cisgênero.

É importante considerar esse recorte, pois facetas da imagem corporal também sofrem influência da identidade de gênero e da orientação sexual dos sujeitos.[1] Este capítulo não abordará essas facetas de estudo da imagem corporal, que podem ser mais bem observadas no Capítulo 17.

IMAGEM CORPORAL DE MULHERES E HOMENS: SIMILITUDES

Grande parte da literatura especializada no estudo da imagem corporal foi construída com base em pesquisas que utilizaram amostras de meninas, adolescentes, mulheres jovens e jovens adultas. Alguns fatores contribuíram e ainda contribuem para esse fato, como a maior vinculação do estudo da imagem corporal com os transtornos alimentares e transtornos dismórficos corporais, uma vez que ambos são mais prevalentes em mulheres.

Outro fator relevante é o estereótipo criado em torno da imagem corporal de mulheres, mais especificamente a noção de que a insatisfação com o próprio corpo é um sentimento "normativo" para esse grupo. Para Rodin, Silberstein, e Streigel-Moore,[2] as mulheres padecem de um "descontentamento normativo com seu próprio corpo", o que colocou os homens em posição de "não participação" em estudos sobre a imagem corporal durante um relativo tempo.

Ao longo dos anos, os pesquisadores destinaram elevados esforços à pesquisa sobre a insatisfação corporal em mulheres, por entenderem que essa população apresentaria com maior frequência e intensidade distúrbios de imagem corporal. De certo modo, faz sentido investir cientificamente em um grupo que necessita de maior atenção em estudos de prevenção e intervenção. No entanto, tais esforços culminaram em atraso no entendimento sobre a vivência de homens em relação a sua imagem corporal, bem como a compreensão sobre os possíveis impactos de distúrbios de imagem corporal nessa população.

Fato é que, após alguns anos, pesquisadores observaram que distúrbios de imagem corporal não ocorrem exclusivamente em mulheres, e que o descontentamento com o próprio corpo também atinge os homens.[2] O avanço foi obtido ao compreender que a imagem corporal tem inúmeras facetas e que, a depender da dimensão ou componente da imagem corporal avaliado, poder-se-ia observar e compreender melhor as similitudes e diferenças entre as diferentes facetas da imagem corporal entre os sexos.

A título de ilustração, caso o foco seja a avaliação da preocupação com o corpo como um todo ou com a gordura corporal, certamente serão observados maiores escores das mulheres em instrumentos de avaliação dessas facetas da imagem corporal em comparação com os homens. Contudo, se a intenção fosse investigar a preocupação com a muscularidade corporal ou a internalização de ideais atléticos e musculosos, ficaria evidenciada a maior preocupação dos homens com essas facetas da imagem corporal. Ainda assim, é preciso destacar que preocupações com a gordura corporal/ corpo magro e com a muscularidade não são mutuamente excludentes, e podem ocorrer concomitantemente em homens e mulheres,[3] ainda que em diferentes graus/intensidades.

A primeira conclusão a que se pode chegar é que distúrbios de imagem corporal podem estar presentes tanto em mulheres quanto em homens, similitude essa que permite atualmente considerar ambos os sexos em pesquisas de imagem corporal, bem como a necessidade de abordagem clínica para esses distúrbios em ambos os sexos.

Estudos têm demonstrado que influências socioculturais, por exemplo, a influência de pais, amigos e da mídia, geram impacto significativo na internalização de ideais de corpo, comparação social e insatisfação corporal de mulheres e homens brasileiros.[4,5] Essas facetas da imagem corporal são preocupantes e estão associadas a inúmeros desfechos negativos para a saúde de pessoas de ambos os sexos, como elevada sintomatologia de transtornos alimentares, transtornos dismórficos corporais, ansiedade e depressão.[6] Pode-se destacar, ainda, menores traços de autoestima, apreciação corporal, respeito pelo próprio corpo, senso de autoeficácia, além de outros sentimentos negativos em relação a si mesmos.[6]

A segunda conclusão é a de que distúrbios de imagem corporal estão associados a desfechos negativos de saúde em ambos os sexos. Ainda que a literatura especializada possa indicar diferenças na magnitude de relação e/ ou impacto da imagem corporal em tais desfechos, deve-se considerar que distúrbios de imagem corporal estão associados a pior saúde física, mental e emocional, tanto em mulheres quanto em homens. Por isso, avaliar e observar a presença de insatisfação corporal nos pacientes, por exemplo, é fundamental e deve ser feito independentemente do sexo atribuído ao nascimento.

Apesar dessas duas primeiras conclusões sobre as similitudes entre mulheres e homens em relação à imagem corporal, é preciso destacar algumas diferenças, o que será abordado com mais detalhes a seguir.

IMAGEM CORPORAL DE MULHERES E HOMENS: DIFERENÇAS

A busca por um corpo magro (do original, *drive for thinness*) e a insatisfação com o peso e a forma do corpo talvez sejam as facetas mais destacadas quando se apresentam dados científicos sobre as diferenças entre mulheres e homens em relação à imagem corporal. A busca por um corpo extremamente magro, longilíneo e com baixo percentual de gordura se mostrou, durante anos, o ideal de corpo para mulheres.[4,7]

Parte dessa busca se relaciona à vinculação do próprio corpo como representativo de si mesmo, de modo que a identidade de mulheres se mostra diretamente dependente do quanto elas se aproximam de determinado estereótipo/biotipo corporal.[7] Isso se deve à ausência de uma definição clara sobre sua própria identidade, o que permite que mulheres busquem fontes/modelos externos que auxiliam no processo de construção da própria identidade.[7] O autoconceito das mulheres pode desempenhar um papel no desenvolvimento de distúrbios de imagem corporal, tornando-as mais vulneráveis (ou protegendo-as) em relação à internalização de padrões sociais de atratividade corporal.[7]

Os estudos são conclusivos ao apontar que a preocupação com um corpo magro se mostra mais evidente em mulheres do que em homens. Essas evidências, em geral, associam esse resultado à expectativa social de adoção de um papel de gênero, bem como à elevada objetificação do corpo feminino.[6,7] Estudo realizado no contexto brasileiro com jovens adultos de ambos os sexos identificou que a maioria das mulheres avaliadas relatou o desejo de ser mais magra, enquanto os homens estavam igualmente divididos entre aqueles que desejavam pesar menos e aqueles que desejavam pesar mais (ou ser mais musculosos).[8] Logo, conclui-se que uma das diferenças notáveis entre mulheres e homens está na expectativa de corpo ideal, o que reflete necessariamente diferenças na imagem corporal entre os sexos.

Em relação aos homens, a literatura especializada indica elevada preocupação com a quantidade de músculos e um sentimento negativo em relação ao próprio corpo relacionado à crença de que o corpo não é suficientemente grande ou musculoso.[9] Esses aspectos se relacionam com desfechos negativos para a saúde de homens, aumentando o risco para o aparecimento de distúrbios alimentares, abuso de esteroides anabólicos e o desenvolvimento de dismorfia muscular.[9,10]

Uma revisão sistemática com metanálise indica que a preocupação com a muscularidade está diretamente associada a questões relativas à masculinidade.[10] Nessa revisão, as associações mais fortes foram encontradas entre estudos que relacionaram o estresse de masculinidade às preocupações com a muscularidade, apoiando a hipótese de que a busca pela muscularidade (do original, *drive for muscularity*) pode representar um meio de reforçar a masculinidade ameaçada, resultado consistente com a teoria da masculinidade precária. Nesse estudo também foi observado que as preocupações com a muscularidade foram significativamente correlacionadas com as pontuações totais de um inventário de normas sociais masculinas.[10]

Logo, o papel social do homem, assim como crenças sobre virilidade, força e outros atributos relativos à masculinidade, parecem explicar parcialmente a elevada busca pela muscularidade em homens. Conclui-se que uma das principais diferenças na expectativa de corpo entre mulheres e homens está no grau de muscularidade, maior em homens.

Apesar dessa conclusão, é interessante destacar que a busca por um corpo atlético e definido (do original, *drive for leanness*) parece crescer em mulheres no contexto atual. Estudos apontam o crescimento das preocupações com a muscularidade de mulheres, indicando que estas estão mais preocupadas com um corpo tonificado, definido e atlético.[11,12] Merece destaque a associação das preocupações com a muscularidade em mulheres com preocupações com o peso e a forma do corpo, a busca pela muscularidade, a internalização do ideal de corpo, a checagem corporal, o comer transtornado, preocupações com a gordura corporal e o engajamento na prática de exercício físico.[11]

Embora em menor grau, as preocupações com um corpo definido, mais torneado e tonificado parecem ser alvo de algumas mulheres, abrindo um novo horizonte de pesquisas, uma vez que o corpo magro não é mais o único ideal de corpo para as mulheres. Nesse contexto, cabe enfatizar que a relação entre imagem corporal e transtornos alimentares abre espaço para novos caminhos de pesquisa e de atuação clínica, por exemplo, o estudo da dismorfia muscular, transtorno dismórfico corporal mais frequentemente observado em homens, mas que também pode estar presente em mulheres.[9]

CONSIDERAÇÕES FINAIS

Neste capítulo foram abordadas similitudes e diferenças entre homens e mulheres em relação a algumas facetas da imagem corporal. Em relação às similitudes, conclui-se que ambos os sexos apresentam distúrbios de imagem corporal e que estes estão associados a desfechos negativos de saúde em mulheres e homens. No tocante às diferenças, enfatiza-se a maior preocupação com a magreza e a definição muscular em mulheres, enquanto se observa maior preocupação com o volume e o tamanho muscular em homens.

Ao longo deste capítulo foi destacada a importância de fatores socioculturais com a expectativa de corpo, os papéis sociais, a objetificação corporal e as normas relativas às masculinidades na construção da imagem corporal de mulheres e homens. Espera-se, assim, que profissionais de saúde, clínicos e pesquisadores compreendam melhor idiossincrasias entre os sexos quando nos referimos à imagem corporal.

Apesar desses destaques e conclusões, assevera-se que a imagem corporal tem intersecção com outros aspectos das identidades dos sujeitos.[13] Uma análise da literatura está fadada ao contexto de pesquisa produzido com amostras de mulheres brancas, cisgênero, sem deficiência e com elevada escolaridade.[13] Este capítulo fez um recorte de estudos com base no sexo atribuído ao nascimento dos participantes.

Os estudos em imagem corporal e a prática clínica relativa a esse construto devem ter como base a inclusão e a interseccionalidade. Por esse motivo, sugere-se a utilização da abordagem socioestrutural-interseccional da imagem corporal.[13] Somente por meio de uma abordagem interseccional será possível compreender mais plenamente as experiências de imagem corporal daqueles com corpos racializados e minorizados.

REFERÊNCIAS BIBLIOGRÁFICAS

1. Richburg A, Abigail JS. Body image among sexual and gender minorities: an intersectional analysis. J Homos. 2024;71(2):319-43.
2. Tantleff-Dunn S, Rachel DB, Jessica GL. It's not just a "woman thing:" the current state of normative discontent. Eat Disord. 2011;19(5):392-402.
3. Kelley CCG, Neufeld JM, Musher-Eizenman DR. Drive for thinness and drive for muscularity: opposite ends of the continuum or separate constructs? Body Image. 2010;7(1):74-7.
4. Carvalho PHB, Alvarenga MS, Ferreira MEC. An etiological model of disordered eating behaviors among Brazilian women. Appetite. 2017;116:164-72.
5. Carvalho PHB, Ferreira MEC. Disordered eating and body change behaviours: support for the tripartite influence model among Brazilian male university students. Cien Saude Colet. 2020;25:4485-95.
6. Rodgers RF, Laveway K, Campos PF, Carvalho HBC. Body image as a global mental health concern. Camb Prisms: Global Ment Health. 2023;10:e9.
7. Vartanian LR. When the body defines the self: self-concept clarity, internalization, and body image. J Soc Clin Psychol. 2009;28(1):94-126.
8. Laus MF, Costa TMB, Almeida SS. Gender differences in body image and preferences for an ideal silhouette among Brazilian undergraduates. Eat Behav. 2015;19:159-62.
9. Carvalho PHB, Bagolin V, Junqueira ACP, et al. Validation and measurement invariance of the Muscularity-Oriented Eating Test among Brazilian men and women. Int J Eat Disord. 2023;56(4):708-20.
10. Murnen SK, Dunn AC, Karazsia BT. Masculinity and men's drive for muscularity: a meta-analytic review. Psychol Men Masculinities. 2023;24(4):381-93.

11. Campos PF, Almeida M, Neves CM, et al. Assessing the rising emphasis on muscularity for women: psychometric properties of the Brazilian version of the Female Muscularity Scale. Sex Roles. 2021;85(5):313-25.
12. Girard M, Rodgers RF, Chabrol H. Prospective predictors of body dissatisfaction, drive for thinness, and muscularity concerns among young women in France: a sociocultural model. Body Image. 2018;26:103-10.
13. Landor AM, Winter VLR, Thurston IB, et al. The sociostructural-intersectional body image (Sibi) framework: understanding the impact of white supremacy in body image research and practice. Body Image. 2024;48:101674.

PARTE V

Intervenções corporais

22

Imagem corporal e atividade física: uma abordagem integrativa para a saúde

Paula Costa Teixeira
Mireille Coelho Almeida
Marcela Nunes Paulino de Carvalho

PONTOS-CHAVE

- O exercício usado como método compensatório pode aumentar a insatisfação corporal.
- A percepção distorcida do corpo pode levar à prática de uma atividade física disfuncional.
- A busca por aceitação e as comparações afetam a relação com a atividade física.
- A atividade física, quando utilizada como estratégia terapêutica, pode transformar positivamente a imagem corporal.

INTRODUÇÃO

A prática regular de atividade física é uma premissa básica para garantir saúde e qualidade de vida. Inclusive, é a principal prescrição indicada para aqueles que sofrem de obesidade ou que se sentem insatisfeitos com sua imagem corporal. Uma pessoa considerada ativa é vista como bem-sucedida, dada a prevalência do sedentarismo. No entanto, a prática de atividade física exerce influência nas multifacetas da imagem corporal, com resultados que podem ser positivos ou negativos, dependendo da motivação.

Na contemporaneidade, o aumento no número de praticantes de atividade física ocorre em paralelo ao crescimento da prevalência de problemas de saúde mental como depressão, ansiedade e transtornos alimentares. Na prática clínica, observa-se que pessoas ativas fisicamente ainda podem apresentar sofrimento psíquico. Este capítulo busca promover uma reflexão sobre a relação entre atividade física e imagem corporal, uma área que ainda carece de estudos aprofundados.

A ATIVIDADE FÍSICA E A CONSTRUÇÃO DA IMAGEM CORPORAL

Todos os profissionais de saúde reconhecem a importância de ser uma pessoa ativa. No entanto, ao entender a relevância da imagem corporal para a saúde mental, é preciso pensar a atividade física como ferramenta para além do gasto energético e da estética corporal. A atividade física precisa ser vista como uma ferramenta necessária para o corpo reconhecer e interpretar o espaço que ocupa no mundo e permitir a construção de uma imagem corporal saudável. Além disso, a atividade física deve ser compreendida como coadjuvante terapêutica para aqueles que sofrem de questões relacionadas à imagem corporal.[1,2]

O PAPEL DO MOVIMENTO, DA PROPRIOCEPÇÃO E DO ESQUEMA CORPORAL

Partindo do pressuposto que a imagem corporal é constituída pelo sistema nervoso central (SNC), uma das funções dos feixes nervosos que se espalham por todo o nosso corpo é mapeá-lo, e isso se dá por meio do movimento. O movimento do corpo, especialmente na infância, facilita a comunicação celular e o mapeamento corporal, permitindo, assim, a construção de nosso esquema corporal.[3]

A propriocepção é um sentido fundamental que nos informa sobre a posição e o movimento do corpo, desempenhando um papel crucial em nossa autopercepção e na formação do esquema corporal. Apesar de não ser um processo consciente, a propriocepção influencia diretamente nossa consciência sobre nós mesmos, afetando a maneira como aprendemos e interagimos com o mundo. A aprendizagem e o modo como nos relacionamos com o mundo, portanto, estão intimamente ligados à autopercepção individual, que, por sua vez, conecta-se à percepção do próprio corpo. Essa percepção corporal, essencial para a construção do esquema corporal, é moldada por diversos sentidos, incluindo a propriocepção.[4]

O esquema corporal é definido como a "experiência imediata de uma unidade do corpo" e uma "imagem tridimensional" que cada indivíduo tem de si mesmo, abrangendo também um componente postural. Diferentemente, a imagem corporal refere-se à "figuração do corpo formada na mente", ou seja, ao modo como o corpo se apresenta para cada pessoa. O corpo é vivenciado por meio de experiências emocionais e relacionais, e os desenvolvimentos motor, visual e tátil são elementos constituintes do esquema corporal. A experiência corporal é abordada de maneira biopsicossocial, englobando aspectos neurológicos, psicológicos e sociais, assim como a atividade física, que também permeia todos esses aspectos.[5,6]

As experiências infantis por meio do corpo em movimento são os principais meios de interação com o mundo, possibilitando a distinção entre o eu e o ambiente. Essa interação permite a compreensão e a interpretação dos estímulos, abrangendo habilidades de cognição, linguagem e coordenação motora. A imagem corporal é estruturada com um componente perceptual (esquema corporal), que se refere à precisão na percepção do próprio corpo, e um componente atitudinal (afeto, cognição e atitude), que engloba os sentimentos em relação ao corpo.[7]

INTEROCEPÇÃO, CONEXÃO COM O MOVIMENTO E IMAGEM CORPORAL

A dificuldade de reconhecimento do corpo, seja por restrição de movimento, inatividade física ou experiências sensoriais limitadas (p. ex., restrição alimentar), pode levar a problemas de interocepção, definida como a capacidade de perceber e interpretar as sensações internas do corpo. A ínsula, região cerebral fundamental para a interocepção, monitora essas sensações internas, como as viscerais, e as integra com o sistema de atenção, planejamento e ação. Alterações na ínsula estão associadas a dificuldades na consciência interoceptiva e no reconhecimento dos sinais internos do corpo, como a fome, a saciedade, a sede ou as emoções.[8,9]

Um exemplo disso está nos estudos que investigaram os transtornos alimentares. Encontrou-se que, tanto na anorexia nervosa quanto na bulimia nervosa, a disfunção da ínsula se relaciona com dificuldades na interocepção, na percepção de recompensas e na satisfação com o próprio corpo. Pode-se inferir que o sedentarismo, muitas vezes causado pelo excesso de tecnologia desde cedo, pode prejudicar a exploração do corpo e, portanto, limitar as experiências sensoriais. E, por sua vez, essa falta de exploração do corpo pode levar a problemas de interocepção.[10]

A depender do tempo acumulado de exposição a telas, por exemplo, há certa fadiga neurológica pelo excesso de estímulos. E ela pode ser vista como um fator que contribui para a dificuldade de identificar os sinais do corpo, já que o indivíduo pode estar sobrecarregado com estímulos visuais e auditivos, negligenciando as sensações corporais e precipitando alterações interoceptivas.

Alterações na interocepção, como as que ocorrem em transtornos alimentares, podem levar a dificuldades na percepção dos sinais internos do corpo e dos próprios sentimentos, contribuindo para problemas de imagem corporal (distorção e/ou insatisfação). A cognição está presente em todo o corpo e depende de um corpo em movimento para gerar sensações, percepções e aprendizados. A experiência do corpo em movimento envolve a integração de diversas dimensões, incluindo o sistema nervoso periférico e o central, bem como as dimensões cognitivas e perceptuais.[11,12]

CORPO-MENTE: UM SISTEMA INTEGRADO QUE CORPORIFICA O MOVIMENTO

A construção da imagem corporal se dá por meio de um processo dinâmico influenciado por laços relacionais, emocionais, atitudinais e sistemas de crenças. A abordagem da cognição corporificada (*embodied cognition*) enfatiza o papel crucial do corpo e do contexto na formação da cognição, desafiando a visão tradicional que centraliza a cognição exclusivamente na mente. A experiência corporal, portanto, não é meramente neurológica ou mental, mas uma integração complexa de aspectos biológicos, psicológicos e sociais.[13]

As sensações corporais internas, como a interocepção e a propriocepção, desempenham um papel fundamental na construção da imagem corporal, reforçando a ideia de que a cognição não se restringe ao cérebro, abrange todo o corpo. Em vez de um sistema estático de armazenamento de informações, a cognição é entendida como um processo dinâmico e adaptativo que emerge da interação entre o corpo, o cérebro e o ambiente. O cérebro, por sua vez, não é um mero receptor passivo do mundo, mas um órgão ativo que interage com o ambiente de maneira complexa, construindo uma representação da realidade que é tanto subjetiva quanto dependente do contexto.[3]

O movimento, por meio de uma prática corporal, não é apenas uma ação física, mas um processo que envolve a cognição e a percepção, influenciando o modo como interagimos com o ambiente e construímos nossa realidade psíquica. Corpo-mente é uma unidade inseparável, na qual a atividade física desempenha um papel fundamental na manifestação e expressão dessa integração.

Por isso, em termos de saúde pública, é relevante e efetivo combater o sedentarismo, especialmente a inatividade causada pelo excesso de tecnologia desde a tenra idade, pois o prejuízo causado pela falta da exploração do corpo por meio do movimento limita as experiências sensoriais. E a falta de exploração do corpo, potencializada pelo excesso de tecnologia, pode agravar os problemas de interocepção e, consequentemente, gerar alterações na imagem corporal, o que, por sua vez, é um dos maiores fatores de risco para transtornos alimentares.

Essa abordagem integrativa reconhece a importância de considerar tanto os aspectos objetivos quanto os subjetivos da experiência do corpo em movimento. Nesse contexto, a atividade física, ao promover a interação do corpo com o ambiente e estimular a propriocepção e a interocepção, torna-se uma ferramenta valiosa para aprimorar a consciência corporal e a integração da experiência corporal, contribuindo para o bem-estar físico e, principalmente, mental.

ATIVIDADE FÍSICA: PROTAGONISTA NA CONSTRUÇÃO DA IMAGEM CORPORAL E INFLUÊNCIAS SOCIAIS

Vimos que a atividade física contribui para o desenvolvimento da propriocepção, por meio do movimento e da exploração corporal (especialmente na infância), e se revela com um papel crucial do ponto de vista neurofisiológico (no mapeamento do corpo e na comunicação celular). A atividade física promove a interação do corpo com o ambiente e estimula a propriocepção e a interocepção. O sedentarismo pode prejudicar a exploração do corpo e contribuir para problemas de interocepção.[14]

Além de seus benefícios fisiológicos, a atividade física apresenta um importante aspecto social, que se manifesta por meio de diferentes modalidades, promovendo o sentimento de pertencimento a grupos e a comparação social. A participação em esportes ou modalidades em grupo proporciona um senso de pertencimento e aceitação social que é particularmente relevante para adolescentes em busca de aprovação e prevenção do isolamento social. Esse pertencimento contribui para a formação da identidade social, na medida em que o indivíduo se reconhece e é reconhecido como parte de um grupo com valores, interesses e objetivos em comum.

A prática de atividade física em grupo também é um espaço de comparação social, no qual os indivíduos avaliam seus corpos e habilidades em relação aos outros. Essa comparação pode contribuir para a consciência de gênero e a internalização de normas sociais sobre competitividade e padrões de beleza. Normas sociais sobre competitividade e padrões corporais começam a ser descobertas desde cedo, influenciando a percepção do corpo. A comparação social pode impactar a percepção do corpo, a autoestima e a satisfação corporal, influenciando a identidade social ao moldar o modo como o indivíduo se vê e se apresenta no contexto social.

Entretanto, a busca por pertencimento e aprovação, impulsionada pela cultura contemporânea, pode levar a comportamentos disfuncionais relacionados ao *fitness* e à saúde. A exposição excessiva do corpo nas redes sociais e a pressão para se encaixar em padrões estéticos podem aumentar a insatisfação com o corpo e contribuir para transtornos alimentares. Nesses casos, o exercício físico pode se tornar um método compensatório disfuncional, mantendo o ciclo do transtorno alimentar. É crucial investigar as motivações da prática de atividade física para além de seus benefícios para a saúde.

MODELAGEM PARENTAL E INFLUÊNCIA DO AMBIENTE

A modelagem parental exerce influência significativa na relação que o indivíduo desenvolve com o próprio corpo e com a prática de exercícios. Os pais, como principais cuidadores, transmitem, consciente ou inconscientemente, crenças, valores e atitudes em relação ao corpo, à saúde e à atividade física. Quando os pais apresentam uma relação saudável e equilibrada com o exercício, praticando atividade física de maneira prazerosa e sem obsessões, tendem a influenciar positivamente os filhos, incentivando a adoção de hábitos saudáveis e a construção de uma imagem corporal positiva.[15]

No entanto, cobranças excessivas, comparações com outras crianças ou irmãos ou a imposição de padrões estéticos irreais podem ter o efeito oposto, levando à baixa autoestima e a comportamentos disfuncionais, como a prática excessiva de exercícios (exercício disfuncional) ou a restrição alimentar. A falta de aprovação parental e o sentimento de não corresponder às expectativas dos pais podem gerar um impacto negativo no autovalor e aumentar o risco de depressão e transtornos alimentares.

Além disso, a cultura e o ambiente em que o indivíduo está inserido desempenham um papel fundamental no modo como ele percebe e reage ao próprio corpo. As normas sociais sobre competitividade, padrões corporais e a valorização excessiva da magreza ou da musculatura podem influenciar a percepção corporal. A exposição excessiva a imagens idealizadas nas redes sociais e a pressão para se encaixar em padrões estéticos inatingíveis podem aumentar a insatisfação com o corpo e também contribuir para o desenvolvimento de problemas de saúde mental.

ATIVIDADE FÍSICA DISFUNCIONAL E PROBLEMAS DE IMAGEM CORPORAL

Quando o impulso que leva o indivíduo a se interessar por uma prática de atividade física, seja qual for a modalidade, é algo relacionado à imagem corporal, um sinal de alerta se acende e merece atenção. A depender de outros aspectos, como predisposição genética, familiares e socioculturais, a atividade física pode se tornar um mantenedor da distorção e/ou insatisfação corporal. Um corpo com erro de julgamento sobre o lugar que ocupa no mundo, quando se exercita, lida com uma percepção alterada do corpo, podendo levar a problemas como excesso de exercício, lesões e desequilíbrios energéticos (osteoporose, degradação muscular). Essa percepção alterada, também conhecida como distorção da imagem corporal, é um dos sintomas centrais em quadros de anorexia nervosa e de dismorfia muscular.[16]

A prática de atividade física motivada pelo desejo de queimar calorias e compensar a ingestão de comidas que geram culpa torna o treino uma ferramenta de alívio da angústia pelo medo de engordar ou uma punição por não ter conseguido "controlar a boca". Essa prática exclusivamente compensatória caracteriza uma atividade física disfuncional. Ademais, os treinos focados apenas na busca pela muscularidade, em que o tônus e o volume muscular não são suficientes apesar de adequados (sintoma de dismorfia muscular), levando o indivíduo a praticar exercícios intensos compulsivamente, também são considerados atividade física disfuncional.

Em razão do valor social atribuído às pessoas que se mantêm regularmente ativas, muitas vezes a disciplina que beira o excesso no nível de compromisso com seus treinos não é identificada como um comportamento disfuncional, mascarando um problema de sofrimento com o corpo, que coexiste silenciosamente na vida desses indivíduos. A implicação disso é o adiamento da busca por ajuda, devido à falta de crítica sobre os prejuízos físicos, psíquicos e sociais, que só se tornam perceptíveis após um longo tempo, o que torna complicado o bom prognóstico do quadro.[17]

ESTRATÉGIAS PARA UMA IMAGEM CORPORAL POSITIVA POR MEIO DA ATIVIDADE FÍSICA

Recomendar a prática de atividade física para aumentar a consciência corporal é a estratégia para construir um corpo-mente capaz de constituir uma imagem corporal positiva. Nesse sentido, é preciso romper com o discurso reducionista de estimular uma vida mais ativa apenas pelo viés do gasto energético ou da prevenção de doenças e elevar a importância do movimento como um meio de compreender o próprio ser no mundo.[18]

Com o sedentarismo atingindo as crianças nas idades mais tenras e o excesso do uso da tecnologia, os problemas de imagem corporal tendem a aumentar ainda mais. Por isso, é necessário educar pais, professores e profissionais da saúde sobre a relevância dos aspectos neurofisiológicos da imagem corporal, para além dos sociais. Incentivar a atividade física como meio de apropriação do corpo e experimentar diferentes modalidades pode ajudar a mitigar os efeitos negativos do excesso de informação tecnológica.

Experimentar o corpo em diferentes modalidades, para senti-lo, conhecer suas capacidades, aprender a nomear as sensações corporais e a tolerar os desconfortos naturais de se colocar em movimento, também são estratégias necessárias no contexto social contemporâneo. Entendam-se aqui como desconforto as alterações fisiológicas pertinentes a qualquer corpo que se movimenta: mudança de temperatura, suor, cansaço, aumento da frequência cardíaca, enfim, todas essas sensações que podem causar estranhamento para aqueles que crescem se movimentando cada vez menos e que podem ser julgadas como percepções ruins, quando, na verdade, são alterações naturais.[19]

Além de todos os problemas de saúde decorrentes da inatividade física já bem estabelecidos na literatura científica, o avanço das neurociências permite levantar mais esse sério problema que certamente está contribuindo com os problemas de transtornos alimentares e obesidade. Em vez de seguir padrões externos que ditam modismos, seguir o ritmo dos outros e desrespeitar seus limites, ou, ainda, escolher sua prática corporal em função da que gasta mais calorias, é necessário focar a importância de seguir as informações internas do corpo (isto é, os sinais interoceptivos) como sinalizadores de que o limite deve ser respeitado. Alguns exemplos práticos são pausar o esforço quando sentir fadiga muscular, reduzir a amplitude de um alongamento quando a articulação ou a musculatura estender demasiadamente, escolher ajustar a intensidade do treino de acordo com o nível de cansaço do dia e até mesmo escolher não treinar em um dia em que a rotina ficou sobrecarregada devido a poucas horas de sono ou por não ter conseguido fazer as refeições como de costume, uma vez que o praticante está buscando saúde e não alta *performance*, como no caso de atletas de elite.

Esses são alguns dos princípios básicos da abordagem exercício intuitivo, que tem como objetivo central promover a apreciação corporal por meio do reconhecimento das alterações fisiológicas como reguladores do esforço físico. Essa estratégia permite maior consciência corporal, nomeação e apropriação do funcionamento do corpo, ampliando a propriocepção e a percepção corporal. Associada às teorias da autoeficácia, autocompaixão e do estado de fluência, a prática de atividade física se torna uma oportunidade de se vincular de maneira mais respeitosa e responsável com o corpo, a fim de reconhecê-lo como um organismo vivo, repleto de células autônomas, e valorizá-lo como ser único, corpo-mente, estabelecendo, assim, uma parceria com o corpo. É uma abordagem com foco em aumentar a satisfação e a gratidão pelo corpo, como estratégia de prevenção e até mesmo tratamento de comportamentos disfuncionais que acarretam problemas de imagem corporal.

CONSIDERAÇÕES FINAIS

A propriocepção, apesar de ser um processo subconsciente, é um sentido fundamental na construção de nossa autopercepção e esquema corporal. Por meio dela, tomamos consciência da posição e do movimento do nosso corpo, influenciando diretamente o modo como nos percebemos, aprendemos e interagimos com o mundo. Compreender sua importância e seu funcionamento é fundamental para a promoção da saúde física e mental e para o desenvolvimento de intervenções terapêuticas eficazes em casos de disfunções relacionadas à percepção corporal. A atividade física é apontada como um fator que contribui para o desenvolvimento da propriocepção.

É crucial discutir a imagem corporal como um tema de saúde pública para nortear programas que incentivem um estilo de vida ativo, ampliando o olhar para a saúde mental e física, em vez de reduzir o discurso ao balanço energético e à prevenção de doenças metabólicas. Um profissional capacitado deve ser um mediador do processo e não um julgador, ajudando a pessoa a se apropriar e a se relacionar melhor com seu corpo.

A apropriação do corpo leva a níveis de relaxamento, que, por sua vez, podem ajudar a sentir menos ansiedade e a ter menor senso de inadequação, fatores que levam a maior saúde mental. A prática de atividade física, então, deve ser incentivada como estratégia de lazer, manejo de estresse, autocuidado com o corpo, autoconhecimento das próprias capacidades e habilidades, recuperação e/ou manutenção da percepção corporal, e não ser recomendada apenas para promover mudanças de percentual de gordura e/ou peso corporal. Reconhecer a diversidade corporal também é promover uma imagem corporal positiva.

Por fim, é crucial que o profissional de saúde tenha sensibilidade e discuta os casos mais desafiadores em iniciativas interdisciplinares com frequência para adequar o tratamento às necessidades específicas do indivíduo, dado que a imagem corporal é multifacetada e exige atenção de um olhar abrangente e integrado.

REFERÊNCIAS BIBLIOGRÁFICAS

1. Shang Y, Xie HD, Yang SY. The relationship between physical exercise and subjective well-being in college students: the mediating effect of body image and self-esteem. Front Psychol. 2021;12.
2. Teixeira PC, Portella CG. Transtornos alimentares e atividade física. In: Transtornos alimentares e nutrição: da prevenção ao tratamento. Barueri: Manole; 2020. p.263-92.
3. Neagu A, Rainer FI. Body image: a theoretical framework. Proc Rom Acad, Series B. 2015;17(1):29-38.
4. Proske U, Gandevia SC. The proprioceptive senses: their roles in signaling body shape, body position and movement, and muscle force. Physiol Rev. 2012;92(4):1651-97.
5. Morasso P, Casadio M, Mohan V, et al. Revisiting the body-schema concept in the context of whole-body postural-focal dynamics. Front Hum Neurosci. 2015;9:83.
6. Schilder P. A imagem do corpo. São Paulo: Martins Fontes; 1980.
7. Blanke O, Slater M, Serino A. Behavioral, neural, and computational principles of bodily self-consciousness. Neuron. 2015;88(1):145-66.
8. Lazzarelli A, Scafuto F, Crescentini C, et al. Interoceptive ability and emotion regulation in mind-body interventions: an integrative review. Behav Sci. 2024;14:1107.
9. Simona R, Boccia M, Di Vita A, et al. The body across adulthood: on the relation between interoception and body representations. Front Neurosci. 2021;15.
10. Carvalho MNP, Dias MCF, Nogueira TDR, et al. Body image alterations in eating disorders patients: a systematic review of neuroimaging studies. Deleted Journal. 2024;1(1).
11. Arnold AJ, Winkielman P, Dobkins K. Interoception and social connection. Front Psychol. 2019;10.
12. Koreki A, Goeta D, Ricciardi L, et al. The relationship between interoception and agency and its modulation by heartbeats: an exploratory study. Sci Rep. 2022;12:13624.
13. Stein DJ, Nielsen K, Hartford A, et al. Philosophy of psychiatry: theoretical advances and clinical implications. World Psychiatry. 2024;23(2):215-32.
14. Winter L, Huang Q, Sertic JVL, Konczak J. The effectiveness of proprioceptive training for improving motor performance and motor dysfunction: a systematic review. Front Rehabil Sci. 2022;3.
15. Naivar Sen CK, Gurleyik D, Psouni E. The role of physical activity on parental rejection and body image perceptions. Int J Environ Res Public Health. 2020;17(7):2176.
16. Brooks KR, Mond JM, Stevenson RJ, Stephen ID. Body image distortion and exposure to extreme body types: contingent adaptation and cross adaptation for self and other. Front Neurosci. 2016;10.1.

17. Palermo M, Rancourt D, Juarascio A. Athlete-specific risk factors for the development of disordered eating behaviors in first-year college athletes. J Am Coll Health. 2024;72(8):3015-24.
18. Gast J, Madanat H. Intuitive eating: associations with physical activity motivation and BMI. Am J Health Promot. 2012;26(3):e118-e123.
19. Tsakiris M. The multisensory basis of the self: from body to identity to others. Q J Exp Psychol. 2017;70(4):597-609.

23

Imagem corporal e cirurgias plásticas

Jessica de Araujo Martani

PONTOS-CHAVE

- Contexto histórico das cirurgias plásticas e sua transição de fins reparadores para fins estéticos.
- O impacto da tecnologia e das redes sociais na comparação e na saúde mental.
- Efeitos psicológicos positivos e negativos das intervenções estéticas.
- O papel da psicoprofilaxia.
- A indústria da beleza e ilusão de cirurgias milagrosas.

INTRODUÇÃO

A correlação entre saúde mental e percepção da **imagem corporal** tem sido amplamente discutida na ciência e gerado reflexões. Com o avanço tecnológico, a popularização de redes sociais, bem como questões socioculturais, os padrões de beleza vêm se modificando, o que ocasiona insatisfação e frustração com a imagem corporal.

Todo esse contexto leva à busca constante por procedimentos estéticos invasivos e minimamente invasivos. No entanto, é importante entender que esses procedimentos podem trazer tanto benefícios quanto riscos. Este capítulo discute a história das cirurgias plásticas, seus impactos na saúde mental e as correlações com as intervenções estéticas, bem como o papel da psicoprofilaxia na avaliação e orientação dos pacientes que desejam se submeter a tais procedimentos.

CONTEXTO HISTÓRICO DAS CIRURGIAS PLÁSTICAS E INTERVENÇÕES ESTÉTICAS

Historicamente, as cirurgias plásticas tiveram como função inicial a reconstrução e a reparação em face de situações de trauma e alterações congênitas.[1] Foi no século XX, com a Primeira Guerra Mundial, que essa área se consolidou, trazendo grandes avanços tecnológicos.

Os procedimentos e cirurgias para fins estéticos englobam desde procedimentos minimamente invasivos até cirurgias reconstrutivas. Com o avanço tecnológico, a maior acessibilidade a tais procedimentos e a crescente pressão para atingir padrões estéticos, houve mudanças nas demandas sociais dessas cirurgias, ou seja, ao longo do tempo, elas deixaram de ter apenas a finalidade reparadora para atingir objetivos exclusivamente estéticos.[1]

O que antes era pautado em padrões altamente qualificados e restritos acabou se popularizando com a disseminação de clínicas, tornando o procedimento mais acessível financeiramente, porém muitas vezes sem a mesma exigência de qualificação dos profissionais e vigilância.

A busca por procedimentos invasivos e não invasivos aumentou tanto em mulheres quanto em homens. Segundo a Sociedade Internacional de Cirurgia Plástica e Estética (Isaps), o aumento de procedimentos no mundo foi de 19,3%.[2]

Nesse panorama, o Brasil é o segundo maior consumidor de cirurgias plásticas do mundo.[2] Entre as mais procuradas destacam-se a lipoaspiração, a colocação de implantes mamários, a blefaroplastia e a abdominoplastia. No consumo de procedimentos minimamente invasivos o Brasil ocupa posições de destaque; são muito comuns em mulheres de 20 a 40 anos os preenchimentos com ácido hialurônico e a aplicação de toxina botulínica.[2]

REDES SOCIAIS, IMAGEM CORPORAL E A INDÚSTRIA DA BELEZA

Na sociedade contemporânea, a exposição de vidas e corpos em redes sociais, aliada a filtros e inteligências artificiais que retiram imperfeições, fez com que traços humanos considerados normais passassem a ser "problemas", sendo considerados por vezes "defeitos". Estudos demonstraram aumento de ansiedade, maior insatisfação com a própria imagem corporal e sentimentos de inferioridade, principalmente em adolescentes.[3,4]

O uso dessas mídias, bem como os padrões socioculturais e influência familiar, entre outros fatores, têm modulado os padrões do que é ser belo e mostrado uma beleza que transpassa os limites do corpo, tornando-se utópica.

É por isso que muitas vezes, mesmo após procedimentos, há "dissonância digital", pela qual a pessoa não consegue atingir o efeito dos filtros e ajustes digitais, ocasionando frustração e múltiplas intervenções em busca de um resultado impossível.[5]

A indústria da beleza, a publicidade e as redes sociais contribuem para a insatisfação com a imagem corporal, promovendo produtos e "intervenções milagrosas" sem o cuidado de alertar sobre riscos, efeitos colaterais e complicações. Também não são levados em consideração a genética, hábitos de vida, a condição social, entre outros elementos, o que dá a sensação de que atingir tais padrões é fácil. Porém, o fato de não se atingir esses resultados facilmente aumenta a sensação de frustração e provoca uma corrida desenfreada em busca de procedimentos estéticos miraculosos.[1]

Todo esse contexto transforma os atributos físicos em algo valioso e gera o desejo de alcançá-los. Segundo a **teoria do capital corporal,** descrita pelo sociólogo francês Pierre Bourdieu, a aparência dá acesso a privilégios, fazendo mais indivíduos buscarem esse tipo de investimento.[3,5]

Todo esse contexto de pressão social e culto à aparência, aliado a avanços nas tecnologias, fez com que os procedimentos estéticos deixassem de ser um tabu para serem cada vez mais naturalmente aceitos e em idades cada vez mais precoces.

A RELAÇÃO DAS INTERVENÇÕES COM A PSICOLOGIA

A **psicodermatologia estética** é uma nova área da ciência que visa à intersecção entre a dermatologia e a psicologia. Seu foco está em analisar questões psicológicas dos pacientes que se submetem a procedimentos estéticos.

As buscas por procedimentos estéticos podem ser a ponta de um *iceberg* muito grande, que esconde questões psíquicas profundas. A frequência de transtornos psiquiátricos em pacientes que se submetem a procedimentos é alta, podendo chegar a 50%.[3] Isso significa que a imagem corporal inadequada pode muitas vezes não justificar um procedimento, escondendo questões complexas como **depressão, ansiedade, transtorno dismórfico corporal, anorexia, bulimia,** dentre outros. Nesses casos, os resultados das intervenções estéticas podem nunca estar à altura da expectativa, que por vezes transcende a relação com o espelho e tem origens mais profundas na psiquê.

IMPACTOS PSICOLÓGICOS DAS INTERVENÇÕES ESTÉTICAS

Os procedimentos estéticos podem gerar benefícios psicológicos como melhora da autoconfiança, melhora da autoestima e da qualidade de vida;[4] porém, quando há a comorbidade com transtornos psiquiátricos, pode haver um agravamento importante dos sintomas.

Um dos principais transtornos que se pode citar é o **transtorno dismórfico corporal** (TDC).[5] Pacientes com esse transtorno raramente se sentem satisfeitos com sua aparência, e essa deturpação da imagem corporal leva a múltiplas intervenções, por vezes desnecessárias.[6] A prevalência de TDC na população geral é de 1 a 3%, e nos indivíduos que buscam cirurgia estética a prevalência pode variar de 5 a 15%, podendo chegar a 50%.

Os **transtornos de personalidade** também estão correlacionados a maior necessidade de atenção do meio médico, já que muitas vezes impulsividade, hipersensibilidade a rejeição, perfeccionismo, labilidade emocional, problemas em face da própria identidade e expectativas irreais podem ocasionar problemas com a equipe de saúde, baixo grau de satisfação perante os resultados dos procedimentos estéticos, que podem ou não gerar processos judiciais, ou mesmo piora dos sintomas psíquicos.[5,7]

A grande maioria de estudos mostrou benefícios dos procedimentos em pacientes com depressão leve e com ansiedade leve. Esses benefícios, tanto dos procedimentos cirúrgicos quanto de procedimentos estéticos não invasivos, têm caráter não apenas físico, mas também psicológico, como melhora na confiança social, na função sexual, na autoestima e redução de sintomas depressivos.[3] Apesar dos benefícios dos procedimentos, o transtorno depressivo maior é delicado; pacientes com sintomas depressivos de moderados a graves apresentam níveis de insatisfação até cinco vezes maiores no pós-operatório,[5] o que é preocupante, pois, dependendo da gravidade, as consequências podem levar a situações graves como automutilação e tentativas de suicídio.

Em relação aos transtornos alimentares, a insatisfação e a distorção da imagem corporal são critérios diagnósticos para a doença e também um fator motivador importante para a busca de intervenções estéticas. Nesses pacientes há grande expectativa quanto aos resultados das cirurgias, uma vez que eles acreditam que ter o corpo idealizado resolverá todos os seus problemas. Entretanto, essas intervenções não tratam a raiz do problema, podendo exacerbar os sintomas e gerar dependência em relação aos procedimentos.[2]

IMPACTO EM CIRURGIAS ESPECÍFICAS

Como em todo procedimento, os benefícios psicológicos são mais evidentes em pacientes com expectativas realistas.[7] Quanto à **rinoplastia**, estudos sugerem que pacientes submetidos a essa cirurgia apresentam melhora da autoconfiança,[7] mas nessa cirurgia se aponta prevalência importante de pacientes com TDC, e esse diagnóstico está associado a mais desfechos negativos.

No caso da **mamoplastia** redutora, pacientes submetidas a esse procedimento demonstram desfechos favoráveis quanto à imagem corporal e à autoestima.[7] No entanto, um resultado desfavorável em uma cirurgia intimamente ligada à identidade feminina pode gerar desfechos graves e alarmantes, especialmente em pacientes psiquiátricas mais graves, nos quais estudos demonstraram riscos potenciais de suicídio até quatro vezes maiores do que na população em geral. Fatores que colaboram com desfechos desfavoráveis são o uso de substâncias e a falta de rede de apoio.[7]

CUIDADOS COM A SAÚDE MENTAL NOS PROCEDIMENTOS ESTÉTICOS

Algumas condições apresentam maior risco de **evolução psicossocial** ruim no pós-operatório. São elas: pacientes com alto grau de exigência, pacientes com insatisfação diante de procedimento prévio, pacientes candidatas a implantes mamários, pacientes com deformidades de difícil percepção, motivações vagas, adolescentes, pessoas que estão fazendo a cirurgia por terceiros ou movidas por problemas de relacionamento e baixa autoestima. Outros fatores de alerta são o TDC, o transtorno depressivo e internações psiquiátricas prévias.[7]

É por isso que a **psicoprofilaxia cirúrgica** visa alinhar expectativas e deixar claros os riscos e benefícios das intervenções, o que inclui a triagem psicológica, essencial para identificar transtornos psiquiátricos e expectativas irrealistas. Daí a importância de incluir profissionais da área da saúde mental na equipe pré-cirúrgica, como psicólogos e psiquiatras, a fim de oferecer o suporte emocional necessário, garantindo que os pacientes estejam preparados para o difícil momento pós-cirúrgico e também para evitar cirurgias desnecessárias.[3]

Nesses procedimentos a ansiedade é extrema, e corrobora sentimentos como medo, indecisão e desconfiança entre os pacientes.[3] Uma vez que não têm controle sobre o resultado, estes ficam vulneráveis perante a cirurgia, o que impacta em dependência da equipe médica e em altas expectativas em torno da resolução não apenas de questões físicas, mas também culturais, sociais e psicológicas que não serão resolvidas com o procedimento.

Por isso é importante o cirurgião ter em mente que as intervenções estéticas não devem focar apenas o objetivo cirúrgico, mas também a satisfação do paciente com o resultado apresentado.

CONSIDERAÇÕES FINAIS

As intervenções cirúrgicas podem melhorar o bem-estar e a autoestima e impactar nas relações interpessoais e sociais dos indivíduos. Porém, grande parte dos pacientes que se submetem a esses procedimentos tem questões psiquiátricas e psíquicas importantes, por isso é tão necessária uma pré-avaliação para alinhamento de expectativas, explicações sobre a complexidade do procedimento e os possíveis efeitos adversos.

Quando o paciente fica satisfeito com o resultado, há um impacto psicológico positivo em sua vida, com melhora na autoestima, podendo inclusive modificar suas relações interpessoais. Caso contrário, os problemas emocionais e os transtornos psiquiátricos e psicológicos podem se agravar. É por isso que a entrevista prévia com o paciente é essencial, a fim de falar sobre os resultados possíveis e de fazer a correta seleção dos pacientes que estão aptos a uma intervenção estética, além de identificar questões psíquicas.[3]

A interação entre intervenções estéticas, cirurgias plásticas, saúde mental e imagem corporal é complexa, envolvendo tanto benefícios quanto riscos, por isso é necessária a abordagem biopsicossocial por parte dos profissionais envolvidos.

REFERÊNCIAS BIBLIOGRÁFICAS

1. Comfort W, Freitas M. The neuroscience of beauty. In: Boggio PS, Wingenbach TSH, Coêlho MLS, et al. (eds.). Social and affective neuroscience of everyday human interaction: from theory to methodology. Springer; 2023. p.53-9.
2. Sociedade Brasileira de Cirurgia Plástica (SBCP). Dados e estatísticas sobre cirurgias plásticas no Brasil. 2023 Disponível em: https://www.isaps.org/media/hdmi0del/2021-global-survey-press-release-portuguese-latam.pdf. Disponível em: 25 fev. 2025.
3. Freudmann R, Henderson-King D. Perceptions of cosmetic surgery among college women and men. Body Image. 2015;12:65-72.
4. Gilman S. Making the body beautiful: a cultural history of aesthetic surgery. Princeton (NJ): Princeton University Press; 1999.

5. Scherer F, Faria AN, Moreira TS, et al. Prevalence of body dysmorphic disorder in plastic surgery and dermatology patients. Aesthetic Plast Surg. 2017;41(5):1124-31.
6. Sarwer DB, Crerand CE. Body image and cosmetic medical treatments. Body Image. 2008;5(1):50-8.
7. von Soest T, Kvalem IL, Roald HE, Skolleborg KC. The effects of cosmetic surgery on body image, self-esteem, and psychological problems. J Plast Reconstr Aesthet Surg. 2011;64(9):1238-45.

24

Marcar o corpo como experiência cultural, social e subjetiva

Fabiana Gama Pereira
Ilana Tawil Schwartzman
Maurício Lopes da Silva

PONTOS-CHAVE

- O corpo, suas marcas e a cultura: tatuagens, *piercings*, escarificações.
- Marcas corporais e suas implicações a partir das cirurgias plásticas.
- Cortes no corpo: um ato sem símbolo.

INTRODUÇÃO: O CORPO COMO UMA TELA

Desde a mais remota antiguidade até os dias de hoje e em várias culturas, o ser humano sempre se apropriou das mais diferentes técnicas com a finalidade de marcar e modificar o corpo. As ciências sociais, notadamente a antropologia, buscaram compreender os simbolismos presentes em um ato humano que impressiona pela riqueza de significados validados socialmente.

Além dos aspectos culturais, o significado subjetivo também está implicado no ato de marcar o corpo. A psicanálise, por sua vez, oferece uma valiosa contribuição para compreender a constituição da imagem corporal, desde as primeiras interações do bebê com o mundo externo. O corpo é o ponto de partida para o contato com o outro, e seu desenvolvimento físico e psíquico se inicia nessas relações primordiais. Em outras palavras, essas interações, fundamentais para a sobrevivência do bebê, também moldam sua imagem corporal. Portanto, o corpo emerge como um espaço compartilhado, inscrito pelas interações com seu cuidador, criando um vínculo indelével com o outro.

Todos enfrentamos o desafio de sermos sujeitos dentro de um corpo e, ao mesmo tempo, objetos do olhar do outro. Essa dualidade impõe dificuldades contínuas ao longo da vida, exigindo que integremos o significado de nossa corporeidade à percepção de quem somos. Muitas vezes essa integração é mediada por modificações na aparência do corpo, como procedimentos estéticos, tatuagens, *piercings* e escarificações. Para alguns, essas intervenções podem expressar conflitos inconscientes projetados na superfície corporal, funcionando como meios de aliviar dores psíquicas. Para outros, é uma tentativa de torná-lo mais desejável e atraente; também pode ser um ato de reapropriação ou até mesmo um modo antiestético de confrontar um padrão hegemônico, como será visto ao longo deste capítulo.

Em certos casos, as marcas corporais podem envolver violência contra si mesmo, demonstrando a necessidade de manipulação física mesmo quando isso implica riscos consideráveis. Não é possível generalizar as motivações por trás dessas práticas, pois elas são tão diversas quanto complexas. Métodos aparentemente semelhantes podem ter propósitos completamente diferentes. O corpo é, e sempre será, uma tela na qual nossa cultura, histórias, lutas e desejos mais profundos são inscritos.

O CORPO: UM "VEÍCULO CULTURAL DE COMUNICAÇÃO"*

A relação do ser humano com seu corpo é bastante peculiar, e somente ele é capaz de alterar a própria aparência. Tatuagens, escarificações, perfurações auriculares, trepanações cranianas, mutilações de diferentes partes do corpo, entre outras práticas, estão presentes em diferentes culturas, com os mais diversos significados. Não se sabe muito bem a origem, mas, segundo pesquisadores,[2] ela estaria no Egito antigo, onde foram encontrados vestígios de tatuagens em múmias.

É muito curioso o modo como essas práticas foram e, em alguns casos, são usadas ainda hoje. As primeiras etnografias realizadas por antropólogos em regiões da África, Austrália, Polinésia e América constam de diversos relatos que envolvem a relação do nativo com seu corpo, havendo todo um sistema simbólico por trás de cada adorno ou ritual.

Como meio de sedução, em certas regiões na Índia, as mulheres tatuam com henna as mãos, braços, pés e pernas. No Japão, as mulheres *Aïnous* tatuam os lábios para que se tornem salientes e maiores. Já entre os Maoris,

---

* Expressão usada pelo antropólogo Marcel Mauss.[1]

a tatuagem teria poderes sagrados; esse povo costumava tatuar círculos no rosto, havendo uma época em que se traficavam cabeças maoris tatuadas para europeus, como um símbolo de exotismo. Uma técnica muito presente em etnias africanas é a escarificação. Os significados são variados e podem se relacionar, entre outras coisas, com um rito de passagem (ver Figura 1).

Com a colonização, algumas dessas práticas foram extintas, outras bastante estigmatizadas e associadas ao primitivismo e à selvageria. Lévi-Strauss[4] desconstrói essa ideia, afirmando que a marca corporal humaniza os indivíduos, e mesmo as modificações mais extremas, como as mutilações, por exemplo, podem ser maneiras de pertencimento e identidade social, assinalando a condição humana daqueles que as exibem.

A tatuagem chegou ao Ocidente por intermédio dos marinheiros e posteriormente passou a ser comum que as pessoas tatuadas se apresentassem em circos na Europa e nos EUA. Aquelas marcas contavam histórias com conteúdos violentos, de guerras e perseguições. As mulheres tatuadas passaram a se apresentar nos idos de 1920, mas, diferentemente dos homens, elas narravam histórias de amor e de erotismo.

Na década de 1960, essas estéticas influenciaram movimentos de vanguarda e de contracultura, como os *punks*. A *body art* surge como reapropriação de práticas das sociedades "primitivas", cujo objetivo era transformar o corpo em uma criação artística. A arte deixou de estar presa aos museus para se implicar no social, havendo uma ruptura com padrões hegemônicos. Artistas em diferentes partes do mundo chegaram a expor seus corpos manifestando-se por meio da brutalidade, em *performances* que traziam à cena a agressividade e a automutilação, sem limite para a criação artística.[2]

Uma artista da contemporaneidade é Orlan, que critica os padrões estéticos impostos à mulher. Em suas *performances*, distorce a noção de perfeição, alterando sua aparência por meio de cirurgias plásticas. Muitos consideram seus trabalhos agressivos e provocadores, já que desestabilizam as noções clássicas por meio de um questionamento radical dos limites do corpo e da própria noção de ser humano.

Em pesquisa com pessoas que modificaram seus corpos, Pereira[2] chamou a atenção para a dimensão subjetiva presente no ato de cortar e perfurar o próprio corpo. Alguns sujeitos lhe relataram que o corte aliviava a dor de uma perda ou de uma separação, por exemplo. Uma das pessoas entrevistadas, em particular, que cortava e escarificava a própria pele, fazia desse ato um meio de "controlar sua mente". "O que faço eu, minha mãe vem fazendo há 30 anos, só que eu me controlo para perfurar meu corpo, minha mãe se controlava

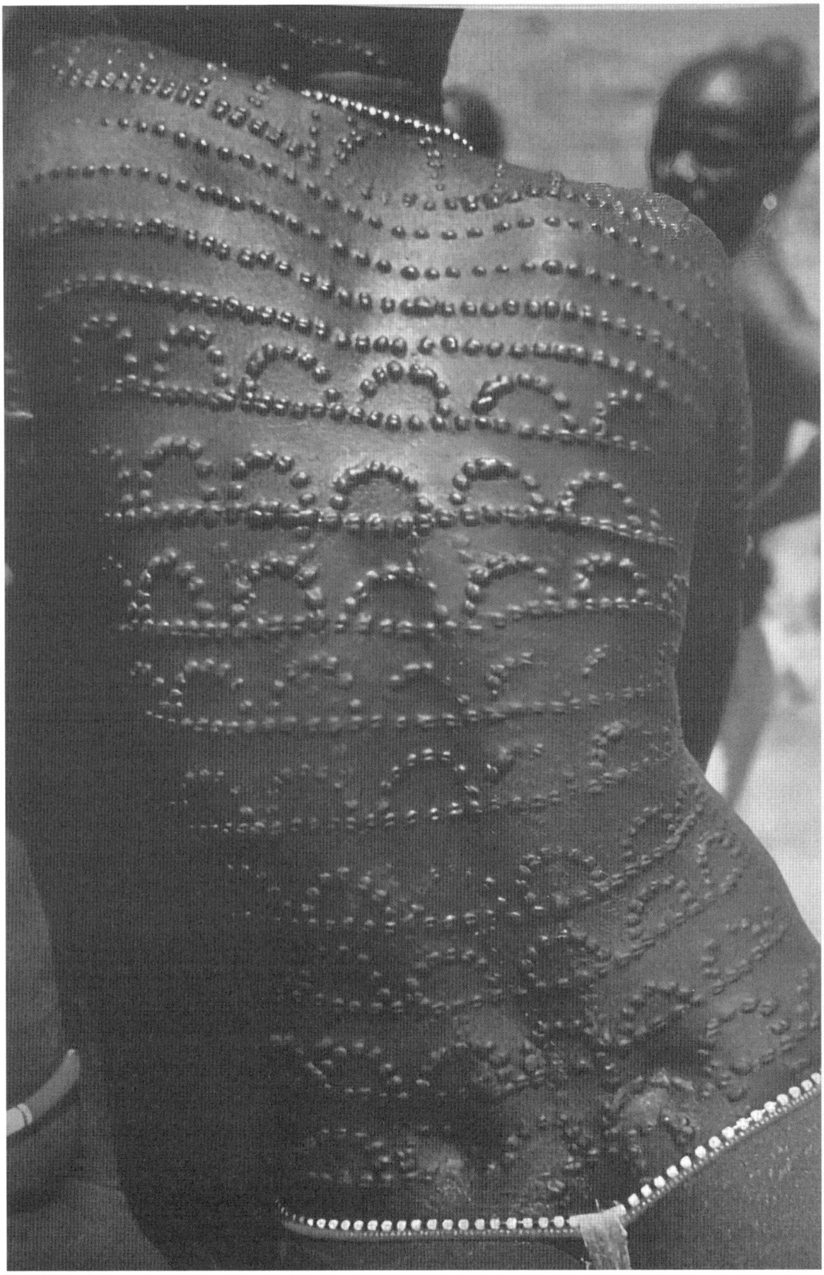

FIGURA 1 Escarificação africana

Fonte: acervo – Dorléac et al.[3]

para não ter ataques... Então quando eu me corto ou me perfuro eu também aprendo a controlar minha cabeça."[1]

A marca tem uma linguagem que pode ser lida e também expressar algo íntimo. A relação que cada um estabelece com seu próprio corpo, seja por meio de adornos, marcas ou perfurações, mostra a complexidade que abrange esse universo, que pode nos dar pistas para entender cada ser humano em sua cultura e em sua singularidade.

O CORPO QUE O BISTURI NÃO ALCANÇA

O corpo sempre foi um meio de comunicação social, frequentemente manipulado com o objetivo de embelezamento. Embora não seja um fenômeno novo, o crescimento exponencial no número de cirurgias plásticas e intervenções estéticas levanta novos alertas. Esse aumento está intimamente ligado à crescente influência das mídias sociais e da indústria da beleza, que seguem reforçando a associação entre felicidade, pertencimento social, beleza, magreza e juventude. Mesmo com mudanças nos discursos midiáticos, essa narrativa continua a alienar os indivíduos, levando-os a medidas extremas para se sentirem aceitos e seguros.

A busca por procedimentos estéticos não indica necessariamente o sofrimento psíquico, mas a frequência e a voracidade com que alguns indivíduos os realizam podem sugerir questões mais profundas. Pensar nas marcas no corpo deixadas por esses procedimentos nos convida a refletir sobre aspectos da imagem corporal e os transtornos a ela relacionados.

Compreender o estado mental dos sujeitos e as motivações inconscientes que levam a buscar cirurgias plásticas é essencial, porém desafiador, em uma sociedade na qual esses procedimentos se tornaram tão comuns. Ainda assim, muitos cirurgiões reconhecem que pacientes constantemente insatisfeitos nunca encontrarão aquilo que procuram, pois o que buscam está além do alcance do bisturi. O que está em jogo não é apenas o corpo físico, mas as fantasias e expectativas projetadas sobre ele.

Embora a busca pela beleza pareça ser o objetivo principal, na verdade existem múltiplas motivações inconscientes por trás das cirurgias. Para alguns, pode ser uma tentativa de lidar com a ansiedade da morte, da finitude e da vulnerabilidade humana. Para outros pode ser uma forma de criar um "Eu" desejável e coerente com a imagem refletida no espelho. Para outros ainda, uma tentativa de romper com o passado e de construir um novo corpo, livre das marcas de sua história.

Quando consideramos falhas na constituição da imagem corporal devido às experiências de vida precoces, torna-se ainda mais desafiador aceitar a marca psíquica que o outro deixa em nosso corpo. O sofrimento decorrente desses primeiros tempos pode levar a tentativas de transformar ou até mesmo negar a conexão com o outro, culminando, em alguns casos, em atos de violência contra o próprio corpo. As cirurgias estéticas, por exemplo, podem ser vistas como uma tentativa de apagar, de maneira quase mágica, não apenas a própria história, mas também as marcas deixadas pelo outro.

O papel do cirurgião plástico vai além de remodelar o corpo; ele busca transformar a percepção do paciente sobre si mesmo. O objetivo é uma nova forma de visibilidade e identificação social. Muitos temem ser vistos como realmente são, pois o corpo é uma narrativa de sua história pessoal, e marcas e rugas simbolizam momentos de sua trajetória.[5]

Ao contrário de alguns tipos de modificações corporais, realizar uma cirurgia plástica não é um ato de transgressão, mas de conformidade com padrões normativos. Um exemplo claro é a harmonização facial, um dos procedimentos mais populares dos últimos anos. Essa técnica promete transformar o rosto em uma versão "ideal", inspirada em celebridades e influenciadores. No entanto, os resultados podem ser sinistros, produzindo rostos perfeitamente simétricos, homogêneos, que apagam as marcas singulares de cada indivíduo.

Vivemos em uma era em que o corpo é visto como um objeto moldável, semelhante a uma massinha de modelar. Dividir o corpo em objetos parciais torna mais simples reconstruí-lo sem precisar lidar com essa reconstrução de forma simbólica. Essa percepção reflete uma desconexão crescente entre o corpo e o psiquismo, promovendo a ideia de que é possível "comprar" uma nova identidade e, com ela, uma nova vida. Assim negamos nossa vulnerabilidade e nos entregamos a um controle ilusório, submetendo-nos a procedimentos sem fim que prometem transcender aspectos como nossa idade, etnia e filiação. A modificação corporal se torna um modo de estabelecer novas fronteiras, muitas vezes percebida como um "renascimento" que alimenta a fantasia de assumir o controle total do corpo.[6]

No entanto, essa ilusão de controle é temporária. O corpo, mesmo remodelado, continua a expor sua falibilidade e sua ligação inescapável com o outro. Corpos atravessados pela linguagem tornam-se únicos e irreproduzíveis pela ciência. Considera-se que "O sujeito acasalado a sua prótese continuará insatisfeito, pois o buraco de nossa existência não é um acaso, é uma necessidade".[7]

MARCAR O CORPO: UM ATO SEM SÍMBOLO

"Quando me vejo no espelho, na verdade vejo minha mãe."

Esse fragmento de uma fala de um caso clínico traz à luz a interlocução para pensarmos o terceiro tempo desta discussão, viabilizando dar um passo a mais em nossas indagações sobre o corpo. Trata-se do caso de uma jovem de 19 anos que realiza cortes na pele. De início não eram tão profundos, mas, à medida que a intensidade da vida se fazia presente, ela também presentificava no ato a profundidade de sua angústia. Não é de nosso interesse fazer do caso um norte para a escrita, mas situar pela frase o contexto em que o inconsciente demarca seu saber.

Ao ser indagada sobre o que poderia dizer em relação aos atos que praticava em si mesma, ela responde prontamente: "Quando me vejo no espelho, na verdade vejo minha mãe". Assim ela demarca que tudo o que foi vivido até então era decidido na verdade por sua mãe – suas escolhas de relacionamento, o curso que estava iniciando na faculdade, suas roupas, a religião, a postura, o modo de pentear o cabelo, era tudo mediado pela vontade materna.

A representação de um cuidador autoritário começa a perder seu lugar à medida que a paciente começa a escutar outras possibilidades de habitar seu próprio corpo no mundo. A partir de então os embates têm início. Os cortes marcam não só a pele, mas também um desejo sem palavras. Porém, podemos nos perguntar: por que no corpo? Podemos dizer que se trata da imagem sobre a qual recai a navalha em uma tentativa de fazer uma separação acontecer.

Pode-se considerar que "o Eu antes de tudo é corporal"[8] e que, como visto anteriormente, as identificações humanas são efeito das demarcações do outro sobre o corpo do sujeito. Nesse sentido, o sujeito do inconsciente é constituído pela intermediação daquele que investe, interpreta e empresta palavras, imagens e sentidos. O outro marca o corpo, fazendo nele um traço subjetivo, e ali deixa algo de si.

É por intermédio dessa interpelação do outro que o corpo surge. Freud também nos diz que "o Eu precisa ser desenvolvido";[8] ele não está lá desde o início: uma imagem precisa se ligar a outra para que um corpo fragmentado possa unificar-se.

Isso nos possibilita pensar a transmissão materna marcada pelos ideais de uma época, que insere marcas e sentido capazes de articular a vida dos sujeitos com os ideais dos pais. Eles são levados "a atribuir à criança toda a perfeição", recaindo sobre ela a tarefa de concretizar seus sonhos, tornando-se aquilo que eles idealizaram e, porventura, não puderam concretizar.[9]

O ato do corte, embora sem palavras, denunciava uma imagem colada à pele e a tentativa de desvincular-se disso. Quando a paciente se cortava, a quem queria ferir? Do que queria se desvincular? Poderíamos adentrar o contexto da história clínica, porém o que nos serve neste momento é supor que o ato é a denúncia de algo que está colocado na pele, é a tentativa perigosa do sujeito de se haver com a própria angústia, buscando abrir um caminho. O ato se presentifica à medida que falta a palavra, recurso simbólico, demarcando a quem pertence esse corpo.[10]

Retomamos o espelho pelo qual a paciente vê a imagem da mãe não como um delírio, mas uma metáfora de um corpo que ainda não é o dela. Pode-se dizer que o sujeito está muito próximo da posição de um objeto total nas mãos do outro. Ali, onde ser o objeto de desejo do outro se torna um risco à própria existência.

Podemos dizer que o desejo do inconsciente emerge ao passo que o outro falta. Precisa haver uma fissura para que ali possa advir o desejo. Os cortes na pele ocupam uma tentativa pela via concreta da realidade de fazer a falta aparecer. Não há fantasia elaborada que dê suporte para que a paciente em questão pudesse atuar uma saída. O que ela encontra, a partir de seus recursos psíquicos, é cortar a si mesma.

CONSIDERAÇÕES FINAIS

Diferentemente das sociedades tradicionais, na contemporaneidade os ritos e mitos já não funcionam como referências. Assim, os sujeitos se encontram perdidos, precisando ritualizar cada um a sua própria maneira, muitas vezes se apropriando de rituais das sociedades tradicionais.

O imperativo capitalista nos impõe um ideal de corpo que deve atender aos padrões de boa forma, magreza e jovialidade. Tudo isso tem um impacto direto na subjetividade, deixando cada indivíduo por conta própria para habitar seu corpo. Não é por acaso que muitos chegam aos nossos consultórios com sintomas graves, em que o corpo se torna a principal via de manifestação. Frequentemente, o indivíduo nada diz a respeito de seu mal-estar, como se a palavra fosse insuficiente para dar conta da angústia que o assola.

Com base no que foi discutido ao longo do capítulo, nos perguntamos: Como a psicanálise pode contribuir nestes novos tempos?

Para alguns sujeitos, as intervenções no corpo podem ser uma alternativa para aquilo que a palavra não consegue expressar. Assim, nos questionamos:

Marcar o corpo também poderia ser uma maneira de lidar com um conflito psíquico?

Não se pode generalizar; na clínica psicanalítica cada caso deve ser pensado a partir de suas peculiaridades.

O enigma por trás da marca pode nos dar pistas para pensar a relação do sujeito com seu corpo, corpo este que pode vir a ser suporte do discurso. Os profissionais, de modo geral, precisam estar atentos a essas novas formas de sintoma que se apresentam na contemporaneidade.

REFERÊNCIAS BIBLIOGRÁFICAS

1. Mauss M. Sociologia e antropologia. v.2. São Paulo: Edusp; 1974.
2. Pereira F. Tatuagens, piercings e outras intervenções corporais: aproximações interetnográficas entre Recife e Madrid [tese]. Faculdade de Filosofia e Ciências Humanas, Universidade Federal de Pernambuco; 2007. Disponível em: https://repositorio.ufpe.br/handle/123456789/884. Acesso em: 25 fev. 2025.
3. Dorléac LB, Gervereau L, Guilbaut S, Monnier G. Où va l'histoire de l'art contemporaine? Paris: L'Image / École Nacionale Superieure des Beaux-Arts; 1997.
4. Lévi-Strauss C. Os tristes trópicos. São Paulo: Companhia das Letras; 1996.
5. Lemma A. Under the skin: a psychoanalytic study of body modification. London: Routledge; 2010.
6. Schwartzman IT. Quantos mL tem a sua felicidade? Transtornos de imagem e constituição psíquica. In: Psicanálise dos transtornos alimentares. v.3. São Paulo, 2022.
7. Veras M. Selfie, logo existo. Salvador: Corrupio; 2018.
8. Freud S. Freud (1923-1925): obras completas. v.16: O eu e o Id, "Autobiografia" e outros textos. São Paulo: Companhia das Letras; 2011.
9. Freud S. 1914-1916. Introdução ao narcisismo, ensaios de metapsicologia e outros textos. 2010.
10. Lacan J. O seminário – Livro 10: A angústia. Rio de Janeiro: Zahar; 2005.

PARTE VI

Imagem corporal e atualidades

25

Fat talk

Adriana Trejger Kachani

> "Uma mulher pode sempre falar mal de si. Mas falar bem seria deselegante."[1]

PONTOS-CHAVE

- *Fat talk* são conversações com a família e amigos que contenham comentários positivos ou negativos sobre aparência, dietas e necessidade de perda de peso para estar de acordo com as regras da sociedade.
- *Fat talk* acontece em grupos sociais de várias idades e níveis sociais, especialmente entre mulheres.
- Mensagens de que alguém não seria magro suficiente podem ter um impacto negativo na autoestima e imagem corporal do indivíduo, levando a risco aumentado de ansiedade, depressão e transtornos alimentares.

INTRODUÇÃO

Na atual sociedade, ser atraente é mais do que algo superficial – é um passe social para popularidade, companhias românticas e oportunidades de trabalho. Está profundamente relacionado com ser magro, o que é reforçado pela mídia social e seus ícones populares.[2]

Considerando a discrepância entre o ideal de beleza contemporânea e um corpo possível, estar insatisfeito com o corpo é quase uma experiência normativa, especialmente em mulheres.[3,4] Dessa forma, se a aparência física é um ponto central na avaliação de mulheres ocidentais e "ser gordo é ser feio", não é de admirar a alta vigilância sobre o peso e a forma física que as pessoas – e principalmente as mulheres – têm sobre si e sobre os outros.[2]

Para alcançar os corpos perfeitos idealizados, indivíduos se engajam em dietas restritivas e outras formas pouco saudáveis de controle de peso, tais como jejuns prolongados, abuso de laxantes, abuso de atividade física, entre outros, podendo inclusive levar à incidência de casos de transtornos alimentares.[5]

Mensagens de que alguém não seria magro o suficiente podem ter um impacto negativo na autoestima e na imagem corporal do indivíduo.[6] Trabalhos que discutem a influência de pressões socioculturais na imagem corporal de mulheres costumam destacar o papel da mídia[2] e as dinâmicas relacionais entre mãe e filha,[3,7] porém poucos têm abordado outros fatores. Os estudos que focam o problema de forma macro não explicam por que certos indivíduos são mais influenciados do que outros. Assim, observar o ambiente sociocultural mais próximo desse indivíduo pode ser um caminho, uma vez que escutar reclamações sobre o próprio peso pode impactar os ouvintes e influenciar na imagem corporal.[6]

FAT TALK

O termo "*fat talk*" foi cunhado pelos antropólogos Nichter e Vuckovic[1] e diz respeito a conversações com a família e amigos que contenham comentários positivos ou negativos sobre aparência, dietas e necessidade de perda de peso para estar de acordo com as regras da sociedade. Nos círculos sociais femininos, mulheres costumam reclamar de seus corpos, mas em geral as conversas incluem dicas de manejo que incluem dietas e atividade física.

É importante considerar que as queixas a respeito do corpo nem sempre são objetivas, de acordo com os padrões internacionais de classificação de peso, tampouco subjetivas – ou seja, muitas vezes acontecem somente para impressionar os amigos, se comparar com o próximo, fazer parte de um grupo ou apenas iniciar conversas em ambientes sociais.[1,3,6] O *fat talk* acontece em diversos lugares – em casa, com a família, na escola, no trabalho ou em festas.[3]

QUEM FAZ *FAT TALK*

O *fat talk* acontece em grupos sociais de várias idades e níveis sociais, especialmente entre mulheres.[2] É interessante notar que essa conversa não ocorre somente em pessoas com sobrepeso, muito pelo contrário: normalmente o *fat talk* é realizado por indivíduos eutróficos. Ou seja, não é praticado somente por aquelas que estão ou deveriam estar em dietas – o *fat talk* reflete o ambiente cultural de um indivíduo.[8]

A verdade é que aquelas que estão realmente acima do peso se engajam em *fat talk* com menos frequência, provavelmente com medo de chamar a atenção para seu problema. Por outro lado, as normas sociais estabeleceram que não se aponta o defeito do próximo, portanto discutir o sobrepeso real de uma amiga não cairia bem.[8]

Membros de um grupo costumam avaliar e influenciar seus pares ditando normas pelas quais a pessoa medirá seu próprio comportamento. Assim, amigos da escola podem ter influência direta não só servindo de modelo como também exercendo pressões e fazendo gozações. Para as garotas, a opinião dos meninos (e o que elas pensam ser sua opinião) também podem ser uma fonte de pressão.[9] Em um trabalho de 2001 que verificava quais itens exerciam maior poder sobre a influência na imagem corporal de adolescentes, foi observado que a opinião dos rapazes, das garotas populares da escola e das amigas só perdiam para a influência da mídia.[9]

Parece que indivíduos que têm menos autodeterminação, que dão mais importância à aparência externa e que têm piores hábitos alimentares costumam engajar mais em *fat talk*. Isso porque indivíduos com autoestima alta não estão preocupados com a opinião de outros, portanto estão menos disponíveis para o *fat talk*.[6] É curioso notar que o *fat talk* é um fenômeno de natureza recíproca: mulheres que escutam mais comentários do tipo *fat talk* são as que mais se engajam nesse tipo de conversa. Também são as que mais vivenciam insatisfação corporal e culpa ao comer.[6]

Um grupo particularmente suscetível ao *fat talk* é o das adolescentes. Nessa fase, o apetite aumenta, as expectativas sobre a aparência se intensificam e é justamente quando precisam procurar novos grupos para se relacionar.[8] Talvez por isso o discurso escutado por adolescentes evidencie rituais sobre falar do corpo e uma cultura que exige o controle corporal. Nesse contexto, mesmo que uma garota não esteja cuidando de seu corpo, ela necessita falar sobre isso, pois cria e projeta uma imagem responsável dela mesma.[1]

NECESSIDADE DE *FAT TALK*

O engajamento nesse tipo de conversação serve para afirmar similaridades de valores sobre aparência física entre os amigos, permitindo que os pares se ajudem mutuamente.[1] Assim, o *fat talk* não serve somente para criticar o corpo, mas também para ajudar o próximo a fazer algo por ele.[10] Dentro do contexto de saúde, o *fat talk* faz as meninas mostrarem que estão preocupadas com seus corpos, e que têm projetos para melhorá-los.[11,12]

O *fat talk* pode ser também um modo de se entrosar em certos grupos. Considerando que a afiliação a grupos é um fato marcante da adolescência, o *fat talk* permite a construção de solidariedade. Algumas garotas parecem acreditar que, se ficarem caladas quando o grupo fala negativamente de seus corpos, o silêncio pode parecer presunção, como se achassem que seus corpos são perfeitos. Assim, falar mal de seu próprio corpo pode ser visto como "modéstia".[8] Dessa forma, mulheres se engajam em certos discursos para estar de acordo com as normas do grupo, para criar uma boa impressão a respeito de si mesmas, bem como para transmitir responsabilidade nos cuidados com a saúde – mesmo que não seja o que necessariamente estão sentindo.[8] Ou seja, muitas vezes falar mal do próprio corpo acontece mais por pressões externas do que pela insatisfação corporal propriamente dita. Isso significa que para se proteger do *fat talk* é necessária uma boa autoestima preexistente.[6]

Existem inúmeras explicações para a necessidade social em que se insere o *fat talk*. Entre elas, o ajustamento ao grupo, causar uma boa impressão e a comparação social.[12,13] A questão do ajustamento ao grupo se insere em um fenômeno social chamado influência normativa – ou seja, a pressão baseada no desejo de ser aceito em um grupo. Paralelamente, muitas vezes existem inseguranças e/ou ambiguidades, e o indivíduo usa a informação do próximo para formular sua hipótese e/ou ajustamento. Esse conceito se insere na teoria da comparação social, segundo a qual, em um momento desprovido de referências, o indivíduo usa a referência do próximo para se ajustar.[14]

O *fat talk* pode ser também um meio de se proteger do julgamento de outras pessoas que podem estar pensando da mesma forma a seu respeito. Assim, a pessoa que se diz gorda o faz para calar o próximo de lhe criticar. Ou então se tranquiliza de que não está tão ruim – "se ela também está se achando feia, então OK", "talvez eu não esteja tão feia quanto ela...".[15]

Muitas mulheres se engajam no *fat talk* para justificar transgressões alimentares e, assim, expiar a culpa por terem comido, mesmo não se encaixando no padrão de magreza esperado.[6] Por exemplo: uma mulher pode dizer que está gorda antes de consumir uma guloseima. Dessa forma, estaria admitindo que sabe que não deveria estar comendo, mas... que vai iniciar a dieta. Falar do peso pode ser também um modo interessante de mostrar como se sentem com seu corpo e com sua vida.[1] Estar fora de forma ou fora da dieta pode ser uma indicação de perda de controle da vida, bem como um pedido de socorro.[1]

Em determinadas situações, frases como "estou tão gorda" podem ser usadas por adolescentes para indicar tristeza ou um dia ruim, ou seja, uma maneira de usar o peso como referência para os sentimentos. Nesse sentido, o *fat talk* estabelece normas sociais pelas quais as adolescentes agem como se fosse uma "pseudolinguagem" que indica muito mais do que uma insatisfação corporal, mas permite que elas se comuniquem entre si.[1] Em troca, a resposta que uma adolescente pode receber de uma amiga – "você não está gorda" – pode significar também que o dia não está tão ruim.[8] O uso do *fat talk* como pseudolinguagem revela também a dificuldade que essas adolescentes têm de identificar e nomear suas próprias emoções.

O IMPACTO DO *FAT TALK*

Se o constructo de imagem corporal é caracterizado como um fenômeno pessoal, o de *fat talk* se coloca em um nível interpessoal – ou seja, um constructo de imagem corporal, porém expandido,[13] o que justifica o fato de adolescentes do mesmo grupo observarem conceitos de imagem corporal semelhantes, resultantes das conversas relacionadas ao peso e ao manejo de dietas que mantinham entre si.[12]

Por outro lado, percebe-se que participar constantemente de *fat talk* tem sido associado com resultados desastrosos, que incluem processos cognitivos e comportamentais que levam a insatisfação corporal, internalização de estereótipo com ideal de magreza, compulsão por tratamentos estéticos, diminuição da autoestima e risco aumentado de depressão e transtornos alimentares.[3,6]

No contexto doméstico, a família tem sido considerada a primeira fonte de influência a respeito de corpo e comportamento alimentar. No ambiente familiar, as mães são os principais modelos e formadoras de opinião, seguidas pelas filhas/irmãs. A influência pode ser no modo como se comportam e praticam comentários a respeito da alimentação, de seus corpos e dos corpos de pessoas conhecidas.[7] Esses comentários influenciam as filhas, que passam a fazer o mesmo tipo de comentário e são impactadas negativamente em sua autoimagem, vigilância alimentar, medo de engordar e tendências bulímicas.[16] Por outro lado, alguns autores discutem se o *fat talk* realizado em família seria um fator de risco para transtornos alimentares ou proteção para a obesidade.[17]

CONSIDERAÇÕES FINAIS

O *fat talk* é uma interessante área de pesquisa, uma vez que se concentra na influência psicossociológica dos pares na insatisfação corporal. Acredita-se que muitas mulheres sucumbem ao ciclo vicioso do *fat talk* (distúrbio de imagem corporal – baixa autoestima), mesmo existindo aquelas que se sentem bem com seus corpos, mas precisam do *fat talk* para se proteger da rejeição social – especialmente se no grupo existe uma grande expectativa relativa ao ideal de magreza.

Em termos de aplicação prática, trabalhos de prevenção devem ser pensados a fim de que os jovens se tornem mais resistentes às pressões sociais do culto ao corpo, para que se reduza a prevalência de distúrbios de imagem corporal e, consequentemente, de transtornos alimentares.

Por todos os aspectos apresentados, o *fat talk* deve ser mais discutido e avaliado em trabalhos científicos, para que os profissionais de saúde e de educação estejam mais atentos a esse fenômeno.

REFERÊNCIAS BIBLIOGRÁFICAS

1. Nichter M, Vuckovic N. Fat talk: body among adolescents girls. In: Sault N. Many mirrors. New Brunswick: Rutgers University Press; 1994.
2. Jiotsa B, Naccache B, Duval M, et al. Social media use and body image disorders: association between frequency of comparing one's own physical appearance to that of people being followed on social media and body dissatisfaction and drive for thinness. Int J Environ Res Public Health. 2021;18(6):2880.
3. Rogers CB, Martz DM, Webb RM, Galloway AT. Everyone else is doing it (I think): the power of perception in fat talk. Body Image. 2017;20:116-9.
4. Vuong AT, Jarman HK, Doley JR, McLean SA. Social media use and body dissatisfaction in adolescents: the moderating role of thin- and muscular-ideal internalisation. Int J Environ Res Public Health. 2021;18(24):13222.
5. American Psychiatric Association (APA). Feeding and eating disorders. In: Diagnostic and Statistical Manual of Mental Disorders (DSM-5). 5.ed. Arlington: APA; 2013. p.338-54.
6. Guertin C, Barbeau K, Pelletier L, Martinelli G. Why do women engage in fat talk? Examining fat talk using self-determination theory as an explanatory framework. Body Image. 2017;20:7-15.
7. Deek MR, Prichard I, Kemps E. The mother-daughter-sister triad: the role of female family members in predicting body image and eating behaviour in young women. Body Image. 2023;46:336-46.
8. Nichter M. Fat talk. Cambridge, MA: Harvard University Press; 2000.
9. Dunkley TL, Wertheim EH, Paxton SJ. Examination of a model of multiple sociocultural influences on adolescents girl's body dissatisfaction and dietary restraint. Adolescence. 2001;36(142).
10. Britton LE, Martz DM, Bazzini DG, et al. Fat talk and self-presentation of body image: is there a social norm for women to self degrade? Body Image. 2006;3:247-54.
11. Clarke PM, Murnen S, Smolak L. Development and psychometric evaluation of a quantitative measure of "fat talk". Body Image. 2010;7:1-7.

12. Shannon A, Mills JS. Correlates, causes, and consequences of fat talk: a review. Body Image. 2015;15:158-72.
13. Tucker KL, Martz DM, Curtin LA, Bazzini DG. Examining "fat talk" experimentally in a female dyad: how are women influenced by another woman's body presentation style? Body Image. 2007;4:157-64.
14. Festinger L. A theory of social comparison processes. Human Relations. 1954;7:117-40.
15. Gapinski KD, Brownell KD, LaFrance M. Body objectification and "fat talk": effects on emotion, motivation and cognitive performance. Sex Roles. 2003;48:377-88.
16. Jones CC, Young SL. The mother-daughter body image connection: the perceived role of mothers' thoughts, words, and actions. Journal of Family Communication. 2021;21(2):118-26.
17. Ousley L, Cordeiro ED, White S. Fat talk among college students: how undergraduates communicate regarding food and body weight, shape & appearance. Eat Disord. 2008;16:73-84.

26

Checagem corporal

Adriana Trejger Kachani

"Quem procura acha."

PONTOS-CHAVE

- O controle de medidas antropométricas, em especial o peso, é intrínseco a certos tratamentos.
- Checar o corpo dá uma segurança momentânea, mas a longo prazo reforça sentimentos de insatisfação corporal.
- A prática de verificar o corpo repetidamente pode incluir atitudes como aferição constante de peso, estudar a si mesmo no espelho ou experimentar roupas para avaliar se estão adequadas ou não, comparar-se a pessoas, entre outros. Pode ser pontual ou repetida várias vezes ao dia.
- Para algumas pessoas, a hipervigilância sobre o peso e o corpo torna-se altamente aversiva, e alguns indivíduos podem, em algum momento, não tolerar mais a automonitoração e começar a evitá-la.
- Apesar de a checagem ser normativa entre as mulheres, naquelas com transtornos alimentares alcança patamares diferentes: mais da metade dos pacientes com transtornos alimentares relatam que a checagem afeta seu modo de ser e comer, mas que esse comportamento é alternado com o repúdio ao hábito.

É intrínseco ao tratamento de obesidade, dos transtornos alimentares e de muitas outras doenças o controle das medidas antropométricas, mais especificamente a pesagem do corpo. Esse protocolo pretende comparar o peso recomendado pelos profissionais da saúde e fornecer ao paciente um *feedback* de sua evolução.[1] Assim, a checagem corporal pode ser usada como um comportamento de segurança, reduzindo ansiedade e sentimentos negativos sobre o próprio corpo a curto prazo, mas a longo prazo pode reforçar os sentimentos de insatisfação corporal. Por exemplo, se uma pessoa quer perder peso e acha que engordou, ao subir na balança e perceber que o peso se manteve inalterado, sua ansiedade vai diminuir, mas o hábito de checagem corporal vai ser reforçado, além de focar o tratamento apenas na pesagem – e não na mudança de comportamento, o que é associado a insatisfação corporal e sintomas de transtornos alimentares.

Na verdade, a checagem pode momentaneamente dar segurança, porém cria um paradoxal aumento de ansiedade que pode até levar ao sentimento de evitação.[2] Ou seja, pesar e aferir medidas envolve a comparação com normas sociais que facilitam a percepção de anormalidade e/ou insatisfação com o corpo.

Sabe-se que a insatisfação corporal não é objetivamente relacionada com o peso, porém é transferida para esse referencial, porque é uma variável mais fácil de ser controlada do que, por exemplo, avaliar uma ossatura larga.[3] Quem está insatisfeito com o corpo se checa – ou evita mais a checagem.[4] A facilidade de ter uma balança em casa possibilita essa forma de checagem corporal várias vezes ao dia. Como resultado, flutuações normais de peso que passariam despercebidas pela maioria das pessoas são notadas por pacientes com esse comportamento. A frequência na pesagem e constantes decepções com os resultados podem tornar o comportamento altamente aversivo, inclusive durante as sessões de terapia nutricional. É por isso que, ao checar o peso de um paciente, é importante discutir o que aconteceu nos últimos dias em relação à atividade física, ao comportamento alimentar (e compensatório, se houver), à hidratação, entre outros, a fim de que esse paciente entenda que o peso é uma soma de vários fatores.[5] Checar o corpo é importante, mas com regra – isso porque muitas vezes ao restringir a pesagem em pacientes, o comportamento migra para outra forma de checagem do corpo, por exemplo, avaliar-se ao espelho.[5]

Uma vez que a checagem corporal é uma prática socialmente aceita – e até mesmo estimulada –, muitos são os indivíduos que costumam checar seus corpos com frequência, sem constrangimento.[6] A prática de verificar o corpo repetidamente pode incluir atitudes como aferição constante de peso, estudar a si mesmo no espelho ou experimentar roupas para avaliar se estão adequadas ou não. Outros exemplos incluem monitorar o quanto as coxas se esparramam quando um indivíduo se senta, beliscar a pele e comparar seus corpos com os de outras pessoas.[4] Esses comportamentos podem levar alguns segundos ou se prolongar por vários minutos, muitas vezes ao dia.[7]

A questão é que o exame cuidadoso pode ser propenso a aumentar aparentes defeitos, principalmente quando a verificação corporal não é realizada de maneira holística, mas de modo seletivo.[8] Quanto mais um indivíduo examina alguma parte do corpo com a qual está insatisfeito, mais proeminente o problema se torna. Nesse contexto, o ganho ou a manutenção do peso podem ser encarados como derrotas e a perda de peso, como sucesso.[1]

Outro aspecto da checagem corporal que deve ser destacado é justamente o oposto: a evitação da checagem do corpo. Nesses casos, a hipervigilância sobre o peso e o corpo torna-se altamente aversiva, e alguns indivíduos podem, em algum momento, não tolerar mais a repetida automonitoração e começar a evitá-la. Esse repúdio faz com que os indivíduos mantenham seus conceitos sobre o corpo, uma vez que não têm mais maneiras de confirmá-los ou não. Sem o controle do "sucesso", frequentemente mantêm a insatisfação corporal e, consequentemente, as restrições alimentares.[5] Exemplos de evitação de checagem do corpo seriam a recusa absoluta em se pesar, cobrir espelhos da casa, evitar se olhar quando passa por vidros e vestir roupas largas para disfarçar o corpo.[9]

É importante salientar que a evitação da checagem corporal pode ser obsessiva a ponto de alguns autores acreditarem que a base do estímulo do comportamento é fóbica.[9] A fobia pode ser tão intensa que certos pacientes chegam a evitar situações em que seu corpo poderia ser colocado à prova e a checagem corporal seria necessária (p. ex., em consultas médicas em que ocorre a pesagem, em passeios na praia, onde a exposição do corpo é obrigatória e existe a comparação com outras pessoas).[1]

Vale lembrar que existem formas mistas de checagem e evitação da checagem do corpo, ou seja, a coexistência dos dois comportamentos, em que os indivíduos checam algumas partes do corpo e evitam outras.[5] Vale salientar que a comparação com outras pessoas é também uma forma de checagem do corpo bastante comum – e que passa despercebida por muitos clínicos.[5]

O modo mais comum de se checar é por meio do espelho.[9] A difusão da técnica de feitura de espelhos foi fundamental para isso. Até o começo do século XVII, o uso de espelhos era restrito à elite; somente a partir do século XX sua utilização se tornou popular, sendo um objeto fácil de encontrar entre utensílios domésticos, o que pode ter influenciado e intensificado a checagem corporal. A verdade é que nossos sentidos receberam uma educação na qual a visão assumiu um papel importante no que diz respeito à representação corporal – o que acabou por constituir um aspecto essencial para a construção moderna das formas de atenção do corpo, além de forjar a percepção que adquirimos em relação a ele.[10]

Tanto o Mito de Narciso (que, em uma das suas várias versões, relata que Narciso se apaixonou por seu próprio rosto refletido na água da fonte) quanto a história da Branca de Neve (cuja madrasta se olhava no espelho para saber se existiria alguém mais belo do que ela) indicam que a checagem corporal por meio do reflexo/uso do espelho é mais antiga do que se imagina.[10]

O mito de Narciso levou a um estudo sobre personalidade narcisista e a checagem corporal, comprovando que mulheres com personalidade narcísica têm maior propensão a verificar seus corpos. Se levarmos em consideração que o narcisismo se refere ao amor que um indivíduo tem pela própria imagem (entre outros aspectos), então esse indivíduo busca constantemente preservar uma imagem que julga adequada, e dela será escravo.[10] Nas culturas ocidentais, ser magro confere um senso de *specialness* e por isso reforçaria a checagem do corpo em indivíduos com características narcísicas.[11] Esses aspectos revelam também uma expectativa ilusória do ideal de um corpo perfeito.

Em relação às partes do corpo mais checadas, as mulheres brasileiras costumam verificar mais a barriga, seguida por coxas e quadril/glúteos.[9] As preocupações corporais em pequenos subgrupos são muito semelhantes entre si e diferentes de mulheres de outros países, que se baseiam em outros padrões de beleza e formas de exposição corporal.[9]

É importante salientar que a checagem corporal se distingue entre homens e mulheres. Como visto anteriormente, as mulheres costumam examinar partes de seus corpos no espelho,[9] enquanto homens costumam observar principalmente seus músculos peitorais. As mulheres se preocupam com a magreza, enquanto os homens se preocupam com a musculatura e a gordura corporal. Considerando isso, as mulheres querem perder peso, enquanto os homens almejam incrementar massa muscular. Outro ponto interessante é que, apesar de ambos os gêneros apresentarem angústia, culpa e vergonha após a checagem corporal, em geral os homens estão mais satisfeitos com seus corpos e as mulheres costumam ser mais vulneráveis a essa questão.[12]

Outro fato importante é que a checagem corporal tem grande impacto no humor e no comportamento dos indivíduos. Quando é feita em excesso, pode ser associada a baixa autoestima, superavaliação do corpo, restrições alimentares, fracasso em dietas e preocupação excessiva com perda de peso e imagem corporal negativa.[2] Todos esses são sintomas comuns em pacientes com transtornos alimentares e estão associados ao construto central da doença: superavaliação do corpo, do peso e do que se ingere.[4]

Checar o corpo pode impactar também na internalização de estigmas, preconceitos e crenças negativas relacionadas ao peso e à aparência, associando maior força a características pessoais negativas como preguiça, falta de foco e disciplina, que levam a sentimentos de vergonha, culpa e inadequação.

Estudos prévios demonstraram que, apesar de a checagem ser normativa entre as mulheres, naquelas com transtornos alimentares alcança patamares diferentes: mais da metade dos pacientes com transtornos alimentares relata que a checagem afeta seu modo de ser e comer, mas que esse comportamento é alternado com o repúdio ao hábito.[6] Assim, as cognições relacionadas à checagem do peso permitem diferenciar a população clínica da não clínica, e a gravidade da doença está diretamente ligada à frequência da checagem de peso e/ou sua aversão.[6]

Para pacientes com transtornos alimentares, checar o corpo promove a percepção de imperfeição, servindo de reforço para manter a preocupação com o peso e o sentimento de perda de controle e ajudando-os, assim, a manter a restrição dietética.[13] A explicação para esse resultado está no fato de que o hábito pode ser um controle para a segurança pessoal, reduzindo a ansiedade a curto prazo, porém a longo prazo ela é aumentada, pois o indivíduo fica dependente da aferição do corpo para reforçar crenças que serão responsáveis por assegurar o corpo idealizado.[13] Dessa forma, a checagem do corpo (e especialmente a pesagem corporal) pode ser comparada a uma máquina de caça-níqueis, na qual o indivíduo tem a esperança de encontrar mudanças consideráveis em seu corpo e fica à mercê do acaso das flutuações de peso, repercutindo no reforço da checagem – que pode se tornar obsessivo – e de difícil extinção.[14]

Considerando tudo isso, nos últimos 20 anos a checagem corporal tem sido estudada como um potente componente etiológico e mantenedor dos transtornos alimentares.[2] Uma recente metanálise encontrou correlação de 0,59 entre checagem corporal e a patologia de transtornos alimentares.[2] Em pacientes com transtornos alimentares, as cognições relacionadas à checagem do corpo estão associadas às atitudes, tais como ideias que dizem respeito à dieta, restrições alimentares e tamanho corporal, mas são mais específicas dos comportamentos – por exemplo, compulsões e purgações.[2,5,13]

Entre os subgrupos dos transtornos alimentares, pacientes com bulimia nervosa parecem checar mais o peso em uma tentativa objetiva de verificar se a forma de purgação está sendo eficiente.[9] O fato de as pacientes com anorexia nervosa checarem menos seu peso pode estar relacionado com o sucesso visível de um peso muito baixo, reduzindo a necessidade de checagem. Porém, essa hipótese não é consensual, já que seria incompatível com a eterna insatisfação corporal e a importante distorção de imagem corporal encontrada nas pacientes com anorexia nervosa.[15,16] Seria incompatível também com a teoria comportamental da anorexia nervosa, na qual se postula que essas pacientes são extremamente controladas pela família, e o peso, ao contrário de outras variáveis da vida (p. ex., trabalho, família, esportes, entre outros), poderia ser controlado por elas, garantindo então a sensação de sucesso.[7]

Nesse sentido, a checagem do corpo seria um meio de controlar pequenas flutuações (e/ou de fazer a manutenção) do peso de modo a incentivar ainda mais a restrição alimentar.[7] É importante esclarecer que durante o tratamento, e especialmente durante a internação, pacientes com anorexia nervosa precisam recuperar peso. Nesse cenário, com o medo do novo corpo, a evitação da checagem corporal ganha consistência, mas incluir no tratamento um trabalho direcionado para a checagem corporal pode ajudar na melhora da imagem corporal e no prognóstico como um todo.[16]

O fato é que checar o corpo é comparar-se com normas culturais preestabelecidas. Mas a aferição de medidas antropométricas faz parte de muitas condutas, e suas implicações (bem como das tabelas de referência de peso/altura) vão além do esperado controle do tratamento de sobrepeso e obesidade e passam a ser determinantes nas intervenções comportamentais, tais como a mudança de dieta.

Se para alguns as medidas antropométricas são vistas como "motivadoras" e "fornecedoras de *feedback*" na mudança de peso, para outros podem impactar em maior restrição dietética.[1] É por isso que tratamentos modernos de imagem corporal investem no *nondieting approach* e no comer intuitivo, além de incluírem modificações nos pensamentos sobre corpo, mudança de estereótipos sobre a obesidade e importância da imagem e aparência física, exposição a situações relacionadas à imagem corporal, além da eliminação dos comportamentos de checagem do corpo.[17] E a tradicional aferição de medidas antropométricas, se bem conduzida, pode ser positiva nos tratamentos, melhorando a autoestima e podendo até mesmo ajudar no tratamento de transtornos alimentares.[2]

Para avaliação da frequência de checagem corporal e cognições relacionadas a esse comportamento, os anexos deste capítulo apresentam duas escalas traduzidas e validadas para a população brasileira por Kachani.[18,19] Uma delas é o Questionário de Checagem Corporal (*Body Checking and Avoidance Questionnaire* – BCAQ), e a outra é a Escala de Checagem Corporal e Cognições (*Body Checking Cognitions Scale* – BCCS).

REFERÊNCIAS BIBLIOGRÁFICAS

1. Ogden J, Whyman C. The effect of repeated weighing on psychological state. Eur Eat Disord Rev. 1997;5:121-30.
2. Walker DC, Gorrell S, Hildebrandt T, Anderson DA. Consequences of repeated critical versus neutral body checking in women with high shape or weight concern. Behav Ther. 2021;52(4):830-46.
3. Jansen A, Smeets T, Martjin C, Nederkoorn C. I see what you see: the lack of a self-serving body-image bias in eating disorders. Br J Clin Psychol. 2006;45:123-35.
4. Bennett BL, Wagner AF, Latner JD. Body checking and body image avoidance as partial mediators of the relationship between internalized weight bias and body dissatisfaction. Int J Environ Res Public Health. 2022;19(16):9785.
5. Fairburn CG. Cognitive behavior therapy and eating disorders. New York: The Guilford Press; 2008.
6. Shafran R, Lee M, Payne E, Fairburn CG. An experimental analysis of body checking. Behav Res Ther. 2007;45:113-21.
7. Fairburn CG, Cooper Z, Shafran R. Cognitive behaviour therapy for eating disorders: a "transdiagnostic" theory and treatment. Behav Res Ther. 2003;41:509-28.
8. Delinsky SS, Wilson GT. Mirror exposure for the treatment of body image disturbance. Int J Eat Disord. 2006;39(2):108-16.
9. Kachani AT, Brasiliano S, Cordás TA, Hochgraf PB. Body checking and associated cognitions among Brazilian outpatients with eating disorders and nonpsychiatric controls. Body Image. 2013;10:127-30.
10. Nahoum V. La belle femme ou le stade du mirroir en histoire. Communications. 1987;46:22-32.
11. Beck AT, Freeman A, Davis DD. Cognitive therapy of personality disorders. 2.ed. New York: Guilford; 2004.
12. Tanck JA, Vocks S, Riesselmann B, Waldorf M. Gender differences in affective and evaluative responses to experimentally induced body checking of positively and negatively valenced body parts. Front Psychol. 2019;10:1058.
13. Waller G, Sines J, Meyer C, Mountford V. Body checking in the eating disorders: association with narcissistic characteristics. Eat Behav. 2008; 9:163-9.
14. Alfano L, Hildebrandt T, Bannon K, et al. The impact of gender on the assessment of body checking behavior. Body Image. 2011;8:20-5.
15. Goeden AV, Schaefer LM, Crosby RD, et al. Examining the momentary relationships between body checking and eating disorder symptoms in women with anorexia nervosa. Eat Behav. 2023;50:101751.
16. Marzola E, Panero M, Cavallo F, et al. Body shape in inpatients with severe anorexia nervosa. Eur Psychiatry. 2020;63(1):e2.
17. Foster GD, Matz PE. Weight loss and changes in body image. In: Cash TF, Pruzinsky T. Body image. New York: The Guilford Press; 2004.

18. Kachani AT, Barbosa ALR, Brasiliano S, et al. Tradução, adaptação transcultural para o português (Brasil) e validação de conteúdo da Body Checking and Cognitions Scale (BCCS). Rev Psiq Clín. 2011;38(1):13-8.
19. Kachani AT, Hochgraf PB, Brasiliano S, et al. Psychometric evaluation of the "Body Checking and Avoidance Questionnaire – BCAQ" adapted to Brazilian Portuguese. Eating Weight Disord. 2011;16:e293-e299.

Anexo 1: Questionário de Checagem Corporal (*Body Checking and Avoidance Questionnaire* – BCAQ)[19]

Este questionário é sobre comportamentos que você tem (ou evita ter) para verificar seu corpo.
NAS ÚLTIMAS QUATRO SEMANAS, você...

	Nenhuma vez – não me interesso	Pelo menos uma vez na semana	Todos os dias	1-2 vezes por dia	Mais de 3 vezes ao dia	Nenhuma vez – evito para não me chatear
Beliscou...						
... suas coxas						
... sua barriga						
... seu bumbum						
... seu rosto						
Olhou no espelho para conferir...						
... sua aparência geral						
... suas coxas						
... sua barriga						
... seu rosto						
Apalpou...						
... suas coxas						
... sua barriga						
... seu bumbum						
... seu rosto						
... suas costelas (para verificar o quanto estão salientes)						
... seus ossos da clavícula ("saboneteira")						
Usou uma fita métrica em volta...						
... das suas coxas						
... da sua barriga						
... do seu quadril						

Você...						
... usou o número de suas roupas para julgar o tamanho de seu corpo?						
... comparou o tamanho de seu corpo com o de outras pessoas?						
... ao sentar-se, monitorou o quanto suas coxas se esparramam?						
... mediu a circunferência de seu pulso (com os dedos ou pelo tamanho do relógio)?						
... se pesou?						

Anexo 2: Escala de Checagem Corporal e Cognições (*Body Checking Cognitions Scale* –BCCS)[18]

Responda, numa escala de 1-5, o quanto estes pensamentos vêm à sua cabeça quando pesa o seu corpo. Pontue 1 para menor frequência e vá aumentando até 5 para frequência máxima.					
1. Checar o corpo hoje me dá uma noção para decidir o quanto eu posso comer amanhã.	**1**	**2**	**3**	**4**	**5**
2. Eu penso que checar o corpo me dará segurança a respeito do meu tamanho.					
3. Eu penso que checar o corpo ajudará a me acalmar quando me sentir ansiosa em relação a meu peso e aparência.					
4. Checar o corpo me ajuda a controlar o peso.					
5. Checar o corpo é uma coisa boa de se fazer.					
6. Checar o corpo não me deixa perder o controle sobre o que eu como.					
7. Checar o corpo me faz sentir melhor.					
8. Ao checar meu corpo, eu sei o quanto engordei.					
9. Checar o corpo ajuda a confirmar o que as balanças mostram.					
10. É importante para mim continuar checando o meu corpo porque me sinto sempre enorme.					
11. Tenho que checar o corpo para saber onde o peso está se acumulando.					
12. Continuo checando na esperança de que um dia eu fique feliz com minha aparência.					
13. Se eu parar de checar o corpo, meu peso vai aumentar muito.					
14. Checar o corpo é a forma mais precisa de eu saber como está minha aparência.					
15. Se eu resistir a checar meu corpo, vou me sentir pior.					
16. Eu penso que checar o corpo vai me dizer como eu me sinto.					
17. Não consigo me lembrar como eu sou se eu não me checar.					
18. Eu penso que checar o corpo me fará sentir melhor entre outras pessoas.					
19. Checar o corpo me mostra quanto eu tenho que fazer mais atividade física.					

27

Gordofobia, movimentos de imagem corporal positiva e neutralidade corporal

Muriel Hamilton Depin
Renata Rennó
Patrícia Vieira da Cunha Xavier

PONTOS-CHAVE

- Vivemos em uma sociedade que não apenas valoriza o corpo magro como discrimina o corpo gordo – o que gera uma série de problemas para as pessoas afetadas e impacta até mesmo a saúde pública.
- A pressão estética atinge todos os tipos de corpos, e não há um caminho único para melhorar a relação com a própria imagem.
- Os movimentos de imagem corporal positiva propõem uma atitude mais positiva perante o corpo, aceitando-o como é, não se submetendo à pressão estética e buscando um olhar mais focado em sua funcionalidade, cuidado e bem-estar.

INTRODUÇÃO

Vivemos em uma sociedade que não apenas valoriza o corpo magro como segue uma cultura que ensina a ideia de que esse é o único tipo de corpo adequado, bonito e saudável. Conhecido como cultura da dieta, esse é um sistema de valores e crenças que promove padrões estéticos inatingíveis e ensina maneiras nada saudáveis de alcançá-los.

A pressão estética é a exigência social para estar dentro de padrões de beleza, e isso afeta todas as pessoas, sendo fonte de insatisfação corporal e intenso sofrimento. Já a gordofobia não gera somente insatisfação corporal e sofrimento, mas também leva ao preconceito, à rejeição social e ao tratamento injusto, podendo até mesmo privar pessoas de direitos fundamentais, como o acesso à saúde – um exemplo disso é a falta de equipamentos médicos apropriados para atender pessoas com corpos maiores.

Lidar com essas questões, que causam tanto sofrimento, não é simples, e não existe um caminho único para melhorar a relação com o corpo. Por isso, neste capítulo, além de explorar a gordofobia e seus impactos, serão apresentados conceitos que podem ajudar as pessoas a construir uma relação melhor com seus corpos: os movimentos de imagem corporal positiva e a neutralidade corporal.

GORDOFOBIA

A gordofobia pode ser definida como a aversão ao excesso de peso e às pessoas gordas, manifestando-se por meio da discriminação, estigmatização, rejeição social e tratamento injusto. Ela ocorre quando pessoas gordas são alvo de piadas, são representadas de maneira estereotipada pela mídia, enfrentam dificuldades para encontrar assentos do seu tamanho, para passar por catracas, para comprar roupas no próprio tamanho e até mesmo para acessar serviços de saúde devido à falta de equipamentos que comportem seu peso.

O preconceito se perpetua, em grande parte, pela noção equivocada de que o peso está sob total controle do indivíduo, ignorando vários fatores envolvidos para culpabilizar a pessoa gorda. A crença de que "basta comer menos e se exercitar mais" está profundamente enraizada na sociedade, criando o cenário perfeito para a discriminação. Enquanto isso, as pessoas sem obesidade se sentem moralmente superiores.[1] Desconstruir essa culpabilização individual é um dos desafios mais urgentes no combate à gordofobia.

As representações midiáticas reforçam estereótipos negativos, retratando pessoas gordas como gulosas, preguiçosas ou meramente cômicas, desprovidas de protagonismo e respeito. Embora os movimentos antigordofobia tenham incentivado a redução desses estereótipos, eles ainda persistem. Quanto maior a representatividade positiva de pessoas gordas, menor será o estigma.

Profissionais de saúde, que deveriam acolher todos os pacientes de maneira equitativa, frequentemente reforçam estigmas ao avaliar a saúde apenas pelo peso, ignorando que ele, por si só, não é um indicador absoluto de saúde. Muitas queixas legítimas de pacientes gordos são desconsideradas, como no caso de alguém que procura atendimento por dor de cabeça e sai do consultório com uma recomendação para emagrecer.

Além disso, pacientes gordos costumam receber metas de perda de peso mais rigorosas do que as diretrizes recomendam, acompanhadas de instruções rasas como "comer menos e se exercitar mais". Essas orientações são frequentemente percebidas como inúteis e estigmatizantes, levando muitos a evitar consultas de saúde.[2] Em alguns casos, médicos chegam a presumir que pacientes com obesidade carecem de inteligência, reforçando preconceitos prejudiciais no ambiente clínico.[2]

O estigma do peso – caracterizado pela discriminação baseada no peso corporal – desvia a atenção de preocupações reais com a saúde e pode gerar mais danos do que o próprio peso. Ele pode levar a problemas graves de saúde mental, como ansiedade e transtornos alimentares, além de efeitos fisiopatológicos induzidos em resposta ao estresse do estigma. Ademais, a discriminação colabora para comportamentos que pioram a situação e criam barreiras adicionais à mudança, por exemplo, evitar consultas de saúde e diminuir a atividade física.[1] Logo, o preconceito não promove saúde – pelo contrário, compromete-a.

O corpo feminino, em especial, é constantemente submetido ao escrutínio social, tornando-se um "corpo público" sobre o qual qualquer pessoa se sente no direito de opinar. No entanto, as pessoas gordas são as que mais recebem comentários e "conselhos" não solicitados sobre seu corpo e peso, muitas vezes disfarçados de preocupação com a saúde.

A busca pelo corpo ideal é interminável, pois, assim que um número maior de pessoas se aproxima do padrão vigente, ele muda. Isso leva ao consumo contínuo de produtos e serviços na tentativa de acompanhar as tendências.

Além disso, a busca incessante por uma forma física específica (a magreza) vai além da simples preocupação com a saúde ou a estética. Ela reflete o medo de sofrer a discriminação vivida pelas pessoas gordas. Em uma sociedade que associa magreza a beleza, saúde e sucesso, aqueles que não se encaixam nesse padrão são marginalizados e culpabilizados por seus corpos.

Dessa forma, a discriminação contra corpos gordos não ocorre porque esses corpos são doentes. Assim como nem toda pessoa magra é saudável, nem toda pessoa gorda é doente. Cada vez mais estudos e posicionamentos de organizações oficiais reconhecem a existência de um tipo de obesidade saudável – especialmente em indivíduos que mantêm bons hábitos de vida. E, convenhamos, se uma pessoa gorda tiver algum problema de saúde, não será por meio de "conselhos" não solicitados e discriminatórios que ela conseguirá melhorar sua condição.

Um discurso muito presente nas redes sociais é o da suposta "romantização da obesidade". Basta uma pessoa gorda aparecer em um vídeo exigindo respeito ou acessibilidade para ser acusada de estar incentivando a obesidade. Mas aceitar-se e se amar, cobrar espaços acessíveis, buscar atendimentos de saúde livres de estigma e exigir respeito não é romantizar a obesidade – é reivindicar direitos básicos.

Combater a gordofobia e o estigma do peso podem garantir atendimentos de saúde mais adequados e humanizados, aumentar a prática de atividade física, melhorar a autoestima e promover uma imagem corporal mais positiva, dentre outros benefícios. Portanto, lutar contra a gordofobia não significa romantizar a obesidade, mas sim promover saúde e bem-estar para todos.

MOVIMENTOS DE IMAGEM CORPORAL POSITIVA (*BODY POSITIVE* E *BODY POSITIVITY*)

A sociedade atual valoriza excessivamente a aparência, impondo padrões de beleza cada vez mais inatingíveis. Além disso, as mídias propagam uma visão distorcida sobre o que significa ser saudável. No entanto, a obsessão por atender a esses padrões pode ser prejudicial. É nesse contexto que os movimentos de imagem corporal positiva se tornam especialmente relevantes.

O movimento *body positive* surgiu nos EUA na década de 1990, inspirado no movimento de positividade corporal (*body positivity*) dos anos 1960, que lutava contra o capitalismo, o racismo e a indústria da dieta.[3] Talvez a primeira pessoa a usar esse termo tenha sido Connie Sobczak. Em 1996, ela e sua irmã, Stephanie, sofreram com transtornos alimentares. Enquanto Connie conseguiu se curar na adolescência, sua irmã veio a falecer. Consequentemente, Sobczak criou esse movimento para que haja uma mudança no mundo e para que sua própria filha não passe por isso.[4]

Body positive (ou corpo positivo, na tradução literal) é ter uma atitude positiva de aceitação ao corpo não importando a forma, o tamanho, a cor e as características, em oposição à pressão estética imposta pela sociedade. É valorizá-lo mesmo com todas as imperfeições que sentimos diante de critérios tão rígidos e inatingíveis da indústria da beleza. Para muitos, não é um processo fácil.

Infelizmente, vemos muitos pacientes na prática clínica que não têm uma relação boa com seu próprio corpo. Enquanto pacientes com transtornos alimentares chegam a apresentar preocupações extremas, outros sentem grande desconforto com relação aos seus corpos também. A questão é: como podemos fazer nossos pacientes terem um olhar mais positivo com relação ao próprio corpo? Esse é um desafio complicado diante de uma sociedade que se encaminha cada vez mais para demandar corpos tidos como perfeitos, com novas dietas surgindo a todo momento.

Os fundamentos da psicologia positiva podem ajudar a melhorar esse problema. A psicologia positiva foi criada por Martin Seligman, e sua principal premissa é reconhecer o que os pacientes têm de forte, certo e bom em suas vidas em vez de ver o que está errado com eles.

Diante desse paradigma, os terapeutas ajudam os clientes a remover seus sintomas de imagem corporal negativa e substituí-los por um esquema corporal positivo.[5] As características da imagem corporal positiva, bem como as intervenções para promovê-las, seriam enfatizadas e incorporadas no tratamento para ajudar o cliente a ter uma ideia de como é ter uma imagem corporal positiva.

As pessoas têm que se aceitar pelo que elas são e não pelo seu peso ou pela maneira como o seu corpo se apresenta. Pessoas com imagem positiva do próprio corpo conseguem analisar criticamente as imagens e mensagens que a mídia e o entretenimento passam. Elas entendem que a maioria das imagens mostradas pela mídia é alterada e digitalizada para ter uma aparência impecável, e sabem que esses ideais não são sustentáveis.[6]

Precisamos aceitar as mudanças que ocorrem ao longo de nossas vidas. É imperativo cuidar de nossos corpos, e o autocuidado é um ato de amor. Devemos tentar incluir em nossas rotinas exercícios que nos façam bem, nutrir nosso corpo de maneira adequada e fazer um cuidado preventivo, visitando o médico anualmente. Temos também que filtrar o que a mídia nos passa. Aceitar nosso corpo como é nos traz bem-estar e gera um autocuidado que acaba sendo uma medida protetora para diversas doenças.

É necessário também desenvolver uma consciência para a apreciação do corpo que vai além de suas dimensões e de sua imagem e que se concentre mais em sua funcionalidade. Temos que amar e respeitar o que o corpo pode fazer e aceitar suas características únicas e físicas, sabendo focar seus atributos positivos. Nosso corpo tem defeitos, mas ainda deveríamos admirá-lo como único, indo na contramão dos ideais que a sociedade impõe e que não são realísticos.[6]

Assim, é essencial incorporar os ensinamentos dos movimentos de imagem corporal positiva na prática profissional para ajudar os pacientes a enxergarem seus corpos de maneira mais positiva. Cada corpo tem sua história e genética, e aceitá-lo, respeitá-lo e amá-lo nos torna mais fortes e felizes.

NEUTRALIDADE CORPORAL (*BODY NEUTRALITY*)

Com o esvaziamento da pauta do movimento de positividade corporal, frequentemente reduzido nas redes sociais a uma ideia genérica e errônea de "amar sua aparência por completo e o tempo todo", surgiu e ganhou força o que foi tido como um contraponto à positividade: a neutralidade corporal.

Em uma sociedade centrada na aparência, ter uma boa relação com o próprio corpo pode ser desafiador, e, nesse sentido, adotar uma abordagem neutra em relação ao corpo pode ser visto como um objetivo mais realista do que amar a si mesmo.[7]

No entanto, o conceito de neutralidade corporal ainda é bastante recente. Para se ter uma ideia, apenas em 2023 foi publicado um artigo que buscou encontrar uma definição operacional para ele.

Apesar de, nas redes sociais, o movimento parecer algo simples – apenas "ficar neutro", nem amar nem odiar o próprio corpo –, a definição de neutralidade corporal vai muito além disso.

Após extensa análise, a neutralidade corporal foi definida como um movimento que reconhece que:

- Nossos sentimentos em relação ao corpo mudam constantemente, por isso é melhor observá-los de maneira consciente e sem julgamento.
- O foco no que o corpo nos permite fazer, aliado à apreciação disso, leva ao respeito e ao cuidado com o próprio corpo.
- O reconhecimento de nosso valor próprio engloba tanto qualidades intrínsecas quanto paixões extrínsecas, reduzindo a ênfase na aparência.[8]

Em outras palavras, é um movimento que propõe uma visão neutra do corpo – nem amá-lo nem odiá-lo, apenas permitir que ele seja –, reconhecendo o que ele pode fazer e dando menos ênfase à maneira como ele aparenta.

Argumenta-se que a neutralidade corporal pode ser entendida como um estado independente de "não sentir nada em particular", que pode coexistir com emoções positivas e negativas sobre o corpo – até porque os sentimentos sobre o corpo podem variar ao longo do dia e da vida. Esse estado de neutralidade pode sinalizar que certos sentimentos ou eventos não exigem nossa atenção, permitindo redirecionar a atenção para outro lugar – uma prática que parece se assemelhar a práticas de meditação.

Assim, como parte de uma abordagem flexível e fluida, a neutralidade pode ser útil em dias de imagem corporal negativa, servindo como um recurso de curto prazo para reduzir sentimentos negativos e possibilitar a transição para uma imagem corporal mais positiva.[7]

Entretanto, o movimento enfrenta críticas, incluindo o fato de não ser conceitualmente único, já que se assemelha a conceitos como funcionalidade corporal (*body functionality*), apreciação da funcionalidade (*body appreciation*) e outros componentes de uma imagem corporal positiva – como respeitar o corpo independentemente da aparência, valorizar e cuidar do corpo e reconhecer a natureza fluida da imagem corporal, entre outros aspectos.[7,9]

Um dos desafios de colocar em prática a neutralidade corporal é o fato de ela ser contracultural, ou seja, em um mundo obcecado com a aparência (inserido na cultura da dieta), tirar o foco dela pode ser bem difícil.

Ainda assim, há evidências de que separar nossa autoestima e valor pessoal de aspectos físicos (valorizando interesses, *hobbies*, conquistas e outras características que nos definem), junto à apreciação e ao respeito pela funcionalidade do corpo, pode melhorar a satisfação corporal.[7]

Embora ainda seja discutível se a neutralidade corporal será um conceito de longa duração, único e com relevância acadêmica, é inegável que essa abordagem tem o potencial de ajudar muitas pessoas a desenvolver uma relação mais saudável e equilibrada com seus corpos.

Além disso, é importante destacar o papel fundamental dos movimentos de imagem corporal positiva e de neutralidade corporal na promoção da saúde mental, na valorização da diversidade, na crítica aos padrões estéticos impostos e no incentivo a uma relação menos punitiva com o corpo. Em um mundo tão diverso, é insustentável e prejudicial ter apenas um tipo de corpo como referencial de beleza. Assim, independentemente do caminho escolhido – positividade ou neutralidade corporal –, o essencial é romper com os padrões impostos pela cultura da dieta.

REFERÊNCIAS BIBLIOGRÁFICAS

1. Eisenberg D, Noria S, Grover B, et al. ASMBS position statement on weight bias and stigma. Surg Obes Relat Dis. 2019;15:814-21.
2. Roeder A. The Scarlet F: examinando o estigma do peso na área da saúde. Boston: Notícias de Saúde Pública de Harvard. 2022. Disponível em: https://hsph.harvard.edu/news/the-scarlet-f/. Acesso em: 9 fev. 2025.
3. Pinho M. Quero ser body positive. 2001 [e-book].
4. Sobczak C, Scott E. Our story. The body positive. Disponível em: https://thebodypositive.org/about-us/#. Acesso em: 6 jan. 2025.
5. Tylka TL. Positive psychology perspectives on body image. Encyclopedia of Body Image and Human Appearance. 2012;2:657-63.
6. Tylka TL, Wood-Barcalow NL. What is and what is not positive body image? Conceptual foundations and construct definition. Body Image. 2015;14:118-29.
7. Mulgrew KE, Hinz AC. What is body neutrality and how is it different to existing body image concepts? Body Image. 2024;49:215-23.

8. Pellizzer ML, Wade TD. Developing a definition of body neutrality and strategies for an intervention. Body Image. 2023;46:375-84.
9. Wood-Barcalow NL, Tylka TL, Augustus-Horvath CL. Revisiting positive body image to demonstrate how body neutrality is not new. Body Image. 2024;48:125-34.

PARTE VII

Tratamento dos distúrbios de imagem corporal

28

Tratamento psiquiátrico dos transtornos mentais relacionados à presença de alterações na relação com a imagem e a forma do corpo

Elisa Kijner Gutt
Liliane Kijner Kern

PONTOS-CHAVE

- Os quadros psiquiátricos que têm como critério diagnóstico a distorção da imagem corporal são transtornos alimentares (anorexia nervosa e bulimia nervosa) e o transtorno dismórfico corporal.
- O tratamento psiquiátrico inclui a avaliação diagnóstica, da gravidade dos quadros, da presença de comorbidades, apoio aos familiares, indicação e manejo do uso de tratamentos biológicos.
- Os tratamentos biológicos com maiores evidências são a olanzapina para a anorexia nervosa, a fluoxetina para a bulimia nervosa e o uso de inibidores seletivos da recaptação de serotonina (ISRS) associados a antipsicóticos atípicos para o transtorno dismórfico corporal.
- Há necessidade de mais pesquisas para que novas intervenções, com maior nível de eficácia, para os transtornos mentais relacionados às alterações da imagem corporal sejam desenvolvidas, principalmente para os indivíduos com anorexia nervosa.

INTRODUÇÃO

Imagem corporal é um construto multifacetado que inclui a maneira como o indivíduo percebe, avalia e responde emocionalmente ao seu corpo. A presença dessas questões, como distorção, hipervalorização da forma e tamanho do corpo ou autoavaliação do indivíduo excessivamente influenciada pela forma do corpo, pode ser um sintoma de diversos transtornos, mas em quadros como anorexia nervosa, bulimia nervosa e transtorno dismórfico corporal faz parte dos critérios diagnósticos.[1]

Neste capítulo serão abordados os tratamentos psiquiátricos para os transtornos mentais que se manifestam em indivíduos que têm alterações na relação com a imagem e a forma do corpo: transtornos alimentares (bulimia e anorexia nervosa) e transtorno dismórfico corporal.

TRANSTORNOS ALIMENTARES

São doenças psiquiátricas caracterizadas por alterações do pensamento e dos comportamentos alimentares que levam a uma mudança na alimentação, tanto na forma como na quantidade, culminando em alterações do peso, o que leva a uma série de complicações físicas, emocionais e sociais.

Na anorexia nervosa (AN) há **distorção da imagem corporal**. O indivíduo percebe seu corpo de tamanho maior que o real e isso colabora para a modificação de seus comportamentos alimentares, além da possível indução a comportamentos compensatórios, como purgações, por exemplo, com a intenção de reduzir o tamanho do corpo.

Na bulimia nervosa (BN) há uma **autoavaliação excessivamente influenciada pela forma do corpo**. Assim, o indivíduo passa a ter como preocupação central o seu corpo, mesmo sem apresentar necessariamente uma distorção.

TRATAMENTO DOS TRANSTORNOS ALIMENTARES

Sabemos que os transtornos alimentares (TA) são patologias cujo tratamento é multidisciplinar e envolve psicologia, nutrição, clínica médica, ou pediatria (a depender da idade do paciente) e psiquiatria.[2,3]

O tratamento desses quadros é desafiador, tanto pelas questões psicopatológicas como pela baixa incidência da doença, o que dificulta pesquisas com um nível de evidência científica que validem, principalmente, o uso de **psicofármacos** no tratamento desses transtornos. Mas nos últimos anos o conhecimento a respeito das terapias biológicas e do tratamento farmacológico vem aumentando.[4]

Na literatura, os resultados positivos dos tratamentos são observados principalmente na presença de recuperação de peso, melhora nos comportamentos de evitação alimentar e diminuição do medo de engordar. Em relação aos sintomas relacionados à imagem corporal, as referências são de que há uma melhora parcial. É importante ressaltar que, quanto antes o quadro é detectado e um tratamento adequado é iniciado, melhor o prognóstico do paciente.[3]

INTRODUÇÃO AO TRATAMENTO GERAL E MULTIDISCIPLINAR DOS TRANSTORNOS ALIMENTARES

O tratamento em geral é organizado em fases:

- Avaliação psiquiátrica: diagnóstico do tipo de TA; comorbidades; avaliação clínica.
- Garantir que o paciente saia do risco clínico e iniciar a realimentação.
- Tratar as comorbidades psiquiátricas.
- Trabalhar os pensamentos e comportamentos relacionados ao medo de recuperar peso, de se alimentar e a distorção da imagem corporal.
- Prevenção de recaída.

O tratamento pode ser realizado de forma ambulatorial, em hospital-dia, em internação domiciliar ou, como último recurso, em internação hospitalar.

Em geral o tratamento fornecido inicialmente é o ambulatorial, com uma equipe multidisciplinar alinhada. Nessa modalidade há a vantagem de o indivíduo poder permanecer com sua família e em suas atividades, na escola ou no trabalho.

O tratamento em internação hospitalar é indicado nas seguintes situações:[2]

- Se há falha no tratamento ambulatorial, ou seja, se os sintomas do TA estiverem piorando ou se não houver progresso, como recuperação de peso e redução de 50% nos sintomas purgativos, em até 6 semanas.
- Se há risco relacionado à saúde física do paciente, como arritmia cardíaca ou desequilíbrio hidreletrolítico (com necessidade de monitorização dos sinais vitais e cardíacos, de reposição de eletrólitos ou de suplementação alimentar via sonda nasogástrica).
- Se há risco psiquiátrico, como ideação suicida, comportamentos agressivos, automutilação.
- Se o paciente não consegue reduzir os comportamentos do TA sem suporte e se não há suporte disponível em seu domicílio.

O papel do psiquiatra no tratamento é, além de estabelecer os diagnósticos do TA e de suas comorbidades, planejar as intervenções considerando as particularidades de cada caso em conjunto com a equipe multidisciplinar. Entre as intervenções que são de responsabilidade do psiquiatra estão a realização de um psicoeducativo ao paciente e a seus familiares, oferecer suporte aos cuidadores para eles ajudarem no processo de recuperação do paciente, avaliar a necessidade de introdução de medicamentos para os sintomas dos TA ou para as comorbidades presentes e realizar, junto ao clínico geral ou ao pediatra, a avaliação clínica e de possíveis consequências físicas que o quadro pode estar acarretando ao paciente.

Os objetivos do tratamento são: tirar o paciente do risco clínico, realizar a recuperação nutricional, melhorar os sintomas cognitivos relacionados ao TA, melhorar sintomas de compensação, restrição ou purgação, diagnosticar e tratar as comorbidades psiquiátricas (p. ex., transtornos de ansiedade e depressão) e as complicações clínicas (como distúrbios hidreletrolíticos e arritmias cardíacas).[2,3]

A Associação Americana de Psiquiatria (APA)[2] elaborou um manual (*guideline*) para o tratamento de TA cujas principais recomendações estão descritas a seguir.

É preciso fazer uma avaliação psiquiátrica cuidadosa que inclua a história do desenvolvimento do peso e altura do paciente, a presença de restrição alimentar, alimentos evitados, compulsão alimentar ou algum tipo de purgação, além da presença de comportamentos compensatórios e de outras medidas de controle de peso. Incluir detalhes sobre o tempo em que o indivíduo se preocupa com o corpo e a alimentação durante o dia. Pesquisar a história de outros TA e seu tratamento e história psiquiátrica familiar.

Deve-se avaliar o risco de suicídio, pois essa é a segunda causa de morte mais frequente em indivíduos com AN; as taxas de suicídio também são elevadas na BN.

Na avaliação inicial pesar, medir e quantificar as medidas de controle da alimentação e peso e identificar condições de saúde comórbidas, tanto físicas quanto psiquiátricas. Realizar avaliação dos sinais vitais, temperatura e sinais de desnutrição ou de purgação.

É importante pedir exames laboratoriais como hemograma, eletrólitos, enzimas hepáticas, avaliar a função renal, glicose, hormônios gonadotróficos, hormônios tireoidianos e um eletrocardiograma, principalmente para pacientes muito emagrecidos, com comportamentos purgativos e antes de prescrever alguma medicação que tenha o risco de prolongar o intervalo QT.

A psicoterapia é considerada o tratamento com maior evidência de efetividade para os TA. Porém, a recuperação da condição física é fundamental para que o paciente se beneficie dessas abordagens. Na AN o baixo peso, por si, mantém a doença e traz uma rigidez do pensamento em relação ao corpo (peso e forma), levando à negação do risco que a pessoa corre, o que se traduz na baixa motivação para mudança e na recusa em se tratar. A presença de comorbidades psiquiátricas também é um fator que diminui a adesão dos pacientes ao tratamento.[5]

As psicoterapias individuais com maior nível de evidência são as terapias de abordagem cognitivo-comportamental.[3]

Para crianças, adolescentes e adultos que têm um cuidador participando do tratamento é indicada terapia com foco na família, com o objetivo de ajudar os familiares no entendimento do transtorno e no manejo dos sintomas.[5]

Com o decorrer do tratamento e a recuperação de peso, os sintomas cognitivos do TA melhoram. Porém, a distorção de imagem, ao mesmo tempo que pode atrasar o processo de melhora, também é o sintoma com maior dificuldade de remissão.

Deve-se lembrar que, com a recuperação de peso, os pacientes ficam mais ansiosos, com sintomas depressivos, e podem até apresentar ideação suicida. Isso se deve à persistência dos sintomas cognitivos e da distorção de imagem corporal durante o tratamento. A manutenção da recuperação de peso favorece a melhora dos sintomas de ansiedade e depressão, mas durante essa fase do tratamento pode ser necessária a intervenção farmacológica, caso ainda não tenha sido realizada.

Tratamento farmacológico dos transtornos alimentares

Os TA não foram tão beneficiados quanto os outros transtornos mentais pelo desenvolvimento de tratamentos farmacológicos,[6] apesar da existência de estudos na busca de novas intervenções biológicas.[4]

Para a AN os psicofármacos mais estudados foram os antipsicóticos atípicos.

Segundo Himmerich et al.,[4] a única recomendação que se demonstrou efetiva para o tratamento da AN em adultos foi o uso de olanzapina com o objetivo de ajudar na recuperação de peso. Apesar de um estudo[7] ter demonstrado também melhora em aspectos psicológicos, como redução nos rituais relacionados ao TA e na agressividade, com o uso da olanzapina não há evidências consistentes confirmando essa ação desse medicamento. Em crianças e adolescentes, os estudos mostram resultados controversos tanto em relação à recuperação de peso quanto à melhora psicopatológica e demonstram mais alterações clínicas associadas a seu uso, como hipercolesterolemia, aumento de prolactina, aumento de enzimas hepáticas e síndrome neuroléptica maligna.

O aripiprazol demonstrou que pode ser efetivo na recuperação de peso, melhora no humor, redução da ansiedade relacionada à alimentação, diminuição da rigidez e dos rituais relacionados à AN.[8] No entanto, mais estudos precisam ser realizados, pois o conjunto de evidências baseia-se apenas em séries de relatos de caso e em dois estudos de caso-controle retrospectivos, e nenhum em ensaio clínico duplo-cego randomizado.[4]

Em relação ao uso de antidepressivos no tratamento dos sintomas de AN, há poucos estudos e quase não existem evidências de que seu uso seja indicado visando à redução dos sintomas específicos de AN, como restrição alimentar, rituais em relação à alimentação e pensamentos obsessivos sobre corpo e comida. É importante ressaltar que parte da falta de evidência em relação a essa classe medicamentosa se deve à ausência de estudos. Por exemplo, seria esperado que os pensamentos obsessivos relacionados ao corpo e à alimentação respondessem a altas doses de antidepressivos serotoninérgicos como os inibidores seletivos da recaptação da serotonina (ISRS), mas isso nunca foi testado.[4] Há evidências fracas de que o uso de antidepressivos pode ajudar a evitar uma recaída.[5]

Em relatos de caso na literatura, a mirtazapina apresentou efeitos positivos na recuperação da AN, tanto no quesito de recuperação de peso como melhora na ansiedade, e sintomas relacionados ao TA.[4]

Novas perspectivas no tratamento farmacológico da anorexia nervosa

Em geral, o tratamento medicamentoso ocorre em conjunto com a psicoterapia e a intervenção nutricional, como descrito anteriormente. Mas 20 a 30% dos indivíduos com TA não respondem às intervenções existentes até o momento, desenvolvendo sintomas persistentes, que não se modificam com o tratamento.[5] Novos tratamentos estão sendo estudados, porém mais pesquisas são necessárias para comprovação de sua eficácia e segurança. A seguir serão descritos os tratamentos em estudo.

Dronabinol

Em um estudo de Andries et al.,[9] o uso de dronabinol (delta-9-THC), que é um canabinoide, resultou em aumento de peso, mas sem impacto na sintomatologia da AN. Como há um único estudo com número pequeno de indivíduos avaliados, a evidência para seu uso ainda é fraca.

Metreleptina

Outra substância em estudo é a metreleptina, que é a leptina humana recombinada (hormônio envolvido na regulação do apetite e do metabolismo). Relatos de caso têm demonstrado que com o uso da metreleptina há aumento de apetite com recuperação de peso, melhora nas cognições relacionadas à alimentação e corpo e em sintomas depressivos. Os pacientes apresentam melhora na hiperatividade, nos pensamentos repetitivos sobre comida e no medo de engordar.[10,11]

Esses resultados são promissores, porém mais estudos são necessários para confirmar a eficácia e segurança do uso de metreleptina na AN.

Psicodélicos

São uma classe de substâncias que agem no sistema nervoso central, induzindo alterações na percepção e no humor. Há evidências de que, entre essas substâncias, a cetamina e a psilocibina têm efeitos antidepressivos.

A cetamina, que é um antagonista do receptor N-metil-D-aspartato, tradicionalmente usada como anestésico, também tem sido estudada para o tratamento de AN. Há relatos de casos,[12] especialmente de pacientes com AN e depressão, nos quais com a cetamina ocorreu melhora dos dois transtornos.

Mas existem poucos estudos com cetamina em indivíduos com TA. A maioria demonstra melhora nos sintomas de ansiedade e depressão, com fraca evidência para melhora do peso ou redução dos sintomas do TA.[5]

A psilocibina, uma substância serotonérgica achada no cogumelo psilocybe, foi pouco estudada. Existem alguns relatos de casos e estudos com número muito pequeno de pacientes incluídos, com resultados conflitantes.[5]

Neuromodulação

A neuromodulação é uma tecnologia médica que utiliza tanto métodos invasivos como não invasivos para modificar eletricamente e quimicamente a atividade cerebral.

A neuromodulação de estimulação cerebral profunda (onde eletrodos são implantados cirurgicamente em regiões específicas do cérebro com intuito de aplicar estímulos elétricos e modular a atividade dos neurônios) só foi testada em pacientes com sintomas crônicos, graves e que foram refratários aos tratamentos existentes. Em geral, os pacientes demonstraram melhora de cerca de 25% na recuperação do peso, além de melhora do humor, da ansiedade e de sintomas obsessivo-compulsivos. Foram relatados efeitos adversos como convulsões e alterações hidreletrolíticas.[5]

No tratamento com neuromodulação não invasiva, a estimulação magnética transcraniana (que utiliza campos magnéticos para induzir correntes elétricas em determinadas áreas cerebrais) também foi testada em adultos com AN refratária. Evidenciou-se melhora no humor, na qualidade de vida, nas escolhas alimentares, mas não houve um aumento de peso.[5]

Mais estudos são necessários para determinar a real eficácia e segurança desses métodos nos sintomas de TA e para desenvolvimento de parâmetros e protocolos das aplicações.

Bulimia nervosa

De acordo com os *guidelines* da APA e do Instituto Nacional de Saúde do Reino Unido (Nice),[2,3] as terapias psicológicas, como a terapia cognitivo-comportamental (TCC) ou a terapia focada na família, são os tratamentos de primeira linha para bulimia nervosa (BN). Se a psicoterapia não demonstrar resultados, deve-se introduzir medicação.

Dentre as medicações efetivas para a BN, a mais recomendada é a fluoxetina (na dose de 20 a 60 mg ao dia), que diminui compulsões alimentares e comportamentos purgativos como vômitos.[4]

A duloxetina[13] e a reboxetina[14] têm sido estudadas e se mostraram efetivas na redução dos sintomas de BN em relatos de casos na literatura.

Tanto a fluvoxamina quanto a bupropiona mostram efetividade no controle dos sintomas da BN, mas são contraindicadas devido ao risco de redução do limiar para convulsão associado à presença de comportamentos purgativos.[4]

Outra medicação efetiva e bastante recomendada para o controle das compulsões e purgações é o topiramato nas doses entre 75 e 200 mg por dia.[4] Mas, como o topiramato pode estar associado a falha no tratamento anticoncepcional e ao aumento do risco de suicídio, não deve ser a primeira escolha no tratamento farmacológico para BN.

A lamotrigina se mostrou efetiva na melhora dos sintomas de BN, mas com baixa evidência na literatura, já que há apenas relatos de casos.

A ondansetrona, medicamento utilizado para controle de náuseas e vômitos, com ação antagonista em receptores serotonérgicos, foi testada em um estudo que mostrou redução da frequência de compulsões e vômitos.[4]

O que fica evidente é a necessidade de achar modalidades terapêuticas farmacológicas com maior nível de eficácia, principalmente para os indivíduos com AN.

PECULIARIDADES DO TRATAMENTO DAS COMORBIDADES PSIQUIÁTRICAS NOS TRANSTORNOS ALIMENTARES

Em relação às comorbidades psiquiátricas nos TA as seguintes patologias são frequentemente encontradas: depressão, transtornos de ansiedade, transtorno obsessivo-compulsivo (TOC), transtorno do espectro autista, transtornos de personalidade, transtorno do estresse pós-traumático e transtornos de abuso de substância.[6] Um TA pode ser um fator de risco para o desenvolvimento de depressão ou de ansiedade, e, por outro lado, os transtornos de ansiedade são, com frequência, relatados antes do início de um TA.

A relação entre o TA e outros diagnósticos psiquiátricos é delicada, sendo necessária uma avaliação cuidadosa para discernir se os sintomas, como sintomas depressivos ou obsessivos, refletem um diagnóstico independente ou se desenvolvem como consequência do TA.[2]

Para o tratamento de depressão, os inibidores seletivos da recaptação de serotonina e os inibidores da recaptação da serotonina e noradrenalina são mais tolerados, causando menos efeitos anticolinérgicos e cardiovasculares. A bupropiona é contraindicada por apresentar risco de redução no limiar para convulsões e também por se associar a perda de peso.

A prevalência de transtorno bipolar em pacientes com BN é maior que na população em geral. Apesar de não haver estudos específicos para o uso de medicações nesses casos, recomenda-se, com base no perfil de efeitos colaterais, o uso de olanzapina apenas para pacientes com anorexia e não para os com bulimia. A lamotrigina e o aripiprazol podem ser usados nos pacientes com BN.[6]

Para a prescrição de qualquer psicofármaco, deve-se levar em consideração a desnutrição, o baixo peso e possíveis consequências clínicas, como a redução da função renal e o risco de arritmias cardíacas. Essas condições podem ser agravadas por medicamentos que também podem ter sua metabolização ou excreção alteradas.[6] Medicações com risco de prolongar o intervalo QT (no eletrocardiograma) devem ser usadas com cautela, principalmente em pacientes com comportamentos purgativos.

TRANSTORNO DISMÓRFICO CORPORAL (TDC)

É uma doença que pertence aos quadros tipo obsessivo-compulsivos. Na dismorfofobia o indivíduo apresenta uma distorção pela qual vê determinada característica corporal como um defeito, algo muito grave que o faz acreditar que outras pessoas o avaliem por isso, que ele deve esconder ou procurar corrigir de qualquer forma. A preocupação com esse defeito é constante e se apresenta como pensamentos intrusivos. Existe uma crença firme e inquestionável de que a pessoa é julgada pelos outros por essa falha física.[15]

Além das características descritas, é importante dizer que 70% dos pacientes com diagnóstico de transtorno dismórfico corporal (TDC) preenchem critérios para pelo menos mais um diagnóstico psiquiátrico. Transtornos depressivos, ansiedade social e TA são particularmente comuns. Um aspecto preocupante são as tentativas de suicídio, que ocorrem entre 11 e 44% dos integrantes do grupo de pacientes em tratamento.[15]

Do tratamento farmacológico indicado, os antidepressivos inibidores de recaptação de serotonina são a primeira escolha, e em geral se deve usar doses altas como aquelas utilizadas no tratamento do TOC. Quando a resposta é fraca, a associação de um antipsicótico atípico pode auxiliar na diminuição dos sintomas. Os antipsicóticos mais indicados são aripiprazol, risperidona e quetiapina.[16]

Outro transtorno que fica entre um TA e um quadro de dismorfofobia é a vigorexia nervosa. Nesses quadros os pacientes se veem como fracos e pequenos, buscando formas de aumentar sua musculatura. Têm extrema preocupação com a alimentação, ao mesmo tempo que se avaliam como pessoas deficitárias, e se envergonham dos outros. Acreditam que são julgados por sua forma. Uma atitude grave que apresentam é a procura por drogas anabolizantes sem orientação médica. O uso excessivo dessas substâncias traz uma série de complicações físicas. Deve-se ter cuidado, no início do tratamento farmacológico, com eventuais riscos cardíacos exacerbados pelo uso de substâncias anabolizantes.[17]

Até o momento não há indicação de um tratamento farmacológico específico para esse quadro. A medicação é indicada no caso de presença de comorbidades psiquiátricas, e as mais comuns são transtornos de ansiedade e depressivos. Como visto ao longo deste capítulo, a indicação é de antidepressivos, e os mais indicados são os ISRS, devido ao baixo risco de complicações cardíacas.[17]

REFERÊNCIAS BIBLIOGRÁFICAS

1. American Psychiatric Association (APA). Manual Diagnóstico e Estatístico de Transtornos Mentais. 5.ed. (DSM-V). Porto Alegre: Artmed; 2014.
2. American Psychiatric Association (APA). Practice guideline for the treatment of patients with eating disorders. 4.ed. Arlington: American Psychiatric Publishing; 2023.
3. The National Institute for Health and Care Excellence (Nice). Eating disorders: recognition and treatment. Nice guidelines. v.9. London, 2017.
4. Himmerich H, Lewis YD, Conti C, et al. The WFSBP Task Force on Eating Disorders World Federation of Societies of Biological Psychiatry (WFSBP) guidelines update 2023 on the pharmacological treatment of eating disorders. The World Journal of Biological Psychiatry. 2023;24(8):643-706.

5. Bryson C, Douglas D, Schmidt U. Established and emerging treatments for eating disorders. Trends Mol Med. 2024;30(4):392-402.
6. Himmerich H, Kan C, Au K, Treasure J. Pharmacological treatment of eating disorders, comorbid mental health problems, malnutrition and physical health consequences. Pharmacology & Therapeutics. 2020;221.
7. Brambilla F, Monteleone P, Maj M. Olanzapine-induced weight gain in anorexia nervosa: involvement of leptin and ghrelin secretion? Psychoneuroendocrinology. 2007;32(4):402-6.
8. Frank GKW, Shott ME, Hagman JO, et al. The partial dopamine D2 receptor agonist aripiprazole is associated with weight gain in adolescent anorexia nervosa. Int J Eat Disord. 2017;50(4):447-50.
9. Andries A, Frystyk J, Flyvbjerg A, Støving RK. Dronabinol in severe, enduring anorexia nervosa: a randomized controlled trial. Int J Eat Disord. 2014;47(1):18-23.
10. Gradl-Dietsch G, Milos G, Wabitsch M, et al. Rapid emergence of appetite and hunger resulting in weight gain and improvement of eating disorder symptomatology during and after short term off-label metreleptin treatment of a patient with anorexia nervosa. Obes Facts. 2023;16(1):99-107.
11. Milos G, Antel J, Kaufmann LK, et al. Short-term metreleptin treatment of patients with anorexia nervosa: rapid on-set of beneficial cognitive, emotional, and behavioral effects. Transl Psychiatry. 2020;10(1):303.
12. Schwartz T, Trunko ME, Feifel D, et al. A longitudinal case series of IM ketamine for patients with severe and enduring eating disorders and comorbid treatment-resistant depression. Clin Case Rep. 2021;9(5):e03869.
13. Hazen E, Fava M. Successful treatment with duloxetine in a case of treatment refractory bulimia nervosa: a case report. J Psychopharmacol. 2006;20(5):723-4.
14. Fassino S, Daga GA, Boggio S, et al. Use of reboxetine in bulimia nervosa: a pilot study. J Psychopharmacol. 2004;18(3):423-8.
15. Krebs G. Practitioner review: assessment and treatment of body dysmorphic disorder in young people. Journal of Child Psychology and Psychiatry. 2024;65(8):1119-31.
16. Di Luzio M, Bellantoni D, Bellantoni AL, et al. Similarities and differences between eating disorders and obsessive-compulsive disorder in childhood and adolescence: a systematic review. Front Psychiatry. 2024;15:1407872.
17. Vasiliu O. At the crossroads between eating disorders and body dysmorphic disorders: the case of bigorexia nervosa. Brain Science. 2023;13(9):1234.

29

Tratamento psicanalítico da imagem corporal

Patricia Gipsztejn Jacobsohn
Bruna Kreutz Ames
Heloisa Spadoni

PONTOS-CHAVE

- A psicanálise tem especificidades clínicas e metodológicas que a distinguem de abordagens como a terapia cognitivo-comportamental, pois, para além dos ensaios clínicos randomizados e da mensuração de desfechos, fundamenta-se predominantemente em estudos clínicos que privilegiam a singularidade da experiência subjetiva.
- A imagem corporal como construção psíquica e estruturante para os sujeitos acontece em dois tempos: quando o bebê se reconhece em sua imagem refletida e mais tardiamente, quando a criança não reconhece na imagem refletida a totalidade de si. Há um desencontro entre o que ela acreditava ser e o que ela percebe da aparência de si.
- O corpo para a psicanálise é revestido por palavras, histórias e marcas oriundas de uma história inteiramente singular. É uma construção subjetiva.
- O tratamento psicanalítico da imagem corporal se baseia na escuta do inconsciente e na análise dos significados que o sujeito atribui ao próprio corpo.

INTRODUÇÃO

A imagem corporal, como construção psíquica, ocupa um lugar importante na clínica psicanalítica, especialmente quando se trata de sujeitos em sofrimento com o próprio corpo. Este capítulo propõe uma reflexão sobre o tratamento da imagem corporal da perspectiva psicanalítica, destacando as especificidades do corpo para além de sua dimensão biológica.

O QUE É A PSICANÁLISE?

Em síntese, a psicanálise é a ciência fundada por Sigmund Freud, no fim do século XIX em Viena. Ela pode ser concebida como: (1) um método de tratamento; (2) uma prática interpretativa: uma forma de entender e escutar o mundo – fenômenos, situações, acontecimentos, mitos, contos, filmes etc. e (3) como o nome do conhecimento que o método produz – a teoria psicanalítica.[1] A noção de inconsciente, primeiro dos grandes postulados freudianos, foi revolucionária para a compreensão da subjetividade.

A prática psicanalítica leva em conta um amplo arcabouço teórico, sempre em diálogo com a singularidade da experiência clínica. A partir desses conhecimentos teóricos, somados ao exercício clínico, estabeleceu-se um conjunto de técnicas que propiciam a prática analítica, por exemplo, o uso do divã, a frequência das sessões e o manejo com relação ao pagamento.[2]

Sem dúvida, a psicanálise contribui significativamente para o entendimento do conceito de imagem corporal. Tendo Freud[3] e Lacan[4] como base, diferentes conceitos foram mapeados e aprofundados por psicanalistas contemporâneos como Schilder,[5] Dolto[6] e Nasio[7] para traçar considerações sobre a imagem corporal e de como o sujeito se percebe diante de seu reflexo.

O CORPO EM PSICANÁLISE

A psicanálise compreende o corpo como o palco onde se inscrevem os efeitos do inconsciente: os sintomas, as fantasias e os desejos. O corpo para a psicanálise – assim como a pintura para Da Vinci – também é *cosa mentale*, pois, em sua perspectiva, a pintura não está na tela, mas sim na cabeça de quem a pinta e do espectador que a contempla. Nesse sentido, o corpo não é apenas uma entidade física situada no espaço, mas uma construção psíquica daquele que a vivencia.[7]

Pensar o corpo em psicanálise é pensar na imagem inconsciente do corpo, constituída pelas primeiras marcas gravadas no psiquismo do bebê por meio de suas sensações corporais. Essas marcas começam a se formar bastante precocemente, anteriores até mesmo à aquisição da linguagem, ou seja, antes dos 3 anos de idade.

É importante destacar dois momentos relacionados à formação da imagem do corpo. O primeiro ocorre quando o bebê vê sua imagem refletida no espelho, encanta-se com seu duplo e manifesta alegria. Sua constituição psíquica se vincula ao período em que ocorre o reconhecimento do próprio corpo. Posteriormente ocorre um segundo momento, quando, em torno dos 3 anos, a criança volta a se olhar no espelho, mas dessa vez percebe que a imagem refletida não corresponde inteiramente a quem ela é. Surge, então, a consciência de um descompasso entre a irrealidade da imagem e a realidade de sua pessoa, o que provoca uma experiência de desilusão.

Esse momento seria um trauma no psiquismo infantil ao instalar um desencantamento na criança pelo desencontro entre o que ela acreditava ser e o que ela percebe da aparência de si. É devido a essa frustração que a criança, de modo inconsciente, abandona a imagem inconsciente do corpo para ceder aos elogios do parecer, ou seja, ao perceber que a imagem que os outros veem dela é aquela do espelho e que essa imagem não corresponde a sua integridade, a criança passa a privilegiar as aparências e a renunciar a suas sensações internas, negligenciando o mundo interno em favor do investimento no externo. É assim que a imagem do corpo-visto prevalecerá sobre a do corpo-vivido, isto é, a criança passará a atribuir maior valor à percepção externa de sua imagem do que às próprias sensações corporais internas.[6]

Ainda sobre o corpo em psicanálise, cumpre destacar uma importante distinção entre o esquema corporal e a imagem do corpo. O esquema corporal refere-se a uma realidade de fato, em princípio comum a todos, que possibilita a orientação espacial e a interação com o mundo. Já a imagem do corpo, sempre inconsciente, está intrinsecamente ligada à história subjetiva de cada sujeito. Trata-se de uma construção viva, resultante das experiências emocionais inter-relacionais, reiteradas ao longo do tempo por meio das sensações passadas e presentes. Pode-se concebê-la como um código íntimo e singular, cuja decifração é essencial para o trabalho psicanalítico, permitindo o acesso ao inconsciente tanto de adultos quanto de crianças.[6]

POR QUE O CORPO NA MEDICINA É DIFERENTE DO CORPO NA PSICANÁLISE?

Tornar explícita a diferenciação entre a concepção de corpo na medicina e na psicanálise é um passo intermediário, mas fundamental para traçar estratégias de cuidado voltadas à forma sofrida pela qual o sujeito se vê diante do espelho. É por essa via que poderemos começar a pensar na especificidade do tratamento analítico no que concerne à imagem corporal.

O corpo sobre o qual a medicina opera pode ser compreendido como organismo; ele é aquele que se oferece às intervenções médicas e que, mediante o saber biomédico tradicional, mina a subjetividade que o recobre. Dito de outro modo, o corpo na medicina é construído pelo discurso médico e, portanto, transforma-se à medida que os avanços técnico-científicos sobre a anatomofisiologia avançam.[8]

Não é do organismo que o saber psicanalítico se ocupa, mas isso não implica ignorar a materialidade do corpo. A psicanálise se debruça sobre o corpo pulsional, rejeitando a dicotomia mente-corpo; todo corpo é psíquico, todo psíquico é corporal.[3] Entende-se que o corpo regido pela pulsão é revestido por palavras, histórias e marcas oriundas de uma história inteiramente singular. Ou seja, é um corpo que necessariamente passa pelo campo da subjetividade, afastando-se de uma concepção estanque, inerte ou dada. Sob a perspectiva do sujeito que observa a si mesmo diante do espelho, o corpo "tal como ele é" não é aquele que se mede com uma fita métrica ou uma balança, e sim um corpo permeado por fantasias, ideais e afetos.

Se o corpo e suas manifestações revelam aspectos da história do sujeito, torna-se essencial resgatar o modo como ele se constitui, pois isso permitirá um aprofundamento nas estratégias de cuidado que podem ser delineadas para o tratamento da imagem corporal em um viés psicanalítico. Inicialmente, o bebê se percebe de forma fragmentada, vivenciando um conjunto disperso de sensações e excitações parciais. Contudo, aproximadamente entre o sexto e o décimo oitavo mês de vida, ele passa a reconhecer um corpo unificado ao identificar sua imagem no espelho. Para que o Eu do bebê se constitua, é imprescindível a presença de um terceiro que, além da criança e de seu reflexo, possa nomeá-la e apresentá-la a si mesma. É a intervenção de um ser falante, portanto, que possibilita ao bebê o reconhecimento de si. O olhar do cuidador, ao incidir sobre o corpo do bebê, fundamenta e empresta a ele essa possibilidade. Assim, o reconhecimento do próprio corpo é profundamente atravessado pelo discurso do Outro, seja na figura da mãe, do pai ou de outros cuidadores; a identificação com o reflexo no espelho depende radicalmente da presença desse terceiro.[9] Em síntese, o que se vê no espelho não é mera cópia da realidade material do corpo, mas uma imagem contornada pela linguagem.[10]

CONSIDERAÇÕES SOBRE O TRATAMENTO PSICANALÍTICO DA IMAGEM CORPORAL

O tratamento psicanalítico da imagem corporal se baseia na escuta do inconsciente e na análise dos significados que o sujeito atribui ao próprio corpo. Diferentemente de abordagens que buscam corrigir a percepção distorcida da imagem corporal de maneira direta, a psicanálise busca investigar os conflitos subjacentes, as identificações inconscientes e as dinâmicas relacionais que estruturam as percepções do sujeito sobre seu próprio corpo.

Cumpre ressaltar que o tratamento psicanalítico dos transtornos alimentares, amplamente pesquisado e utilizado,[10-14] fornece derivações importantes para o tratamento da imagem corporal na clínica analítica. Sendo a psicanálise considerada uma terapia psicodinâmica, ela se configura como um modelo de psicoterapia tradicionalmente pesquisado no campo dos transtornos alimentares.[15] A psicoterapia psicodinâmica tem, atualmente, eficácia comprovada como modalidade terapêutica para transtornos alimentares.[11]

A pesquisa em psicanálise tem uma especificidade própria, distinta dos modelos empregados em abordagens como a terapia cognitivo-comportamental (TCC). Enquanto esta última se apoia majoritariamente em ensaios clínicos randomizados e na mensuração de desfechos padronizados, a pesquisa psicanalítica tradicionalmente se estrutura a partir de estudos clínicos voltados à singularidade da experiência subjetiva. Essa diferença metodológica é um fator central para a não inclusão da psicanálise entre as terapias classificadas como "padrão ouro" no tratamento dos transtornos alimentares, já que essas são avaliadas principalmente a partir dos critérios da psicologia baseada em evidências.[16] No entanto, isso não implica menor eficácia ou menor relevância clínica; a psicanálise oferece uma abordagem sensível às múltiplas determinações do sofrimento psíquico, possibilitando um cuidado atento às dimensões inconscientes envolvidas na relação com a alimentação e o corpo.

Vale destacar que o tratamento psicanalítico da imagem corporal e dos transtornos alimentares deve contemplar as especificidades relacionadas a essas modalidades de sofrimento, isto é, com adaptações técnicas em relação à teoria clássica sem, no entanto, perder o rigor.

A plasticidade da técnica se revela em fatores como a cautela no uso do divã; a necessidade, muitas vezes, de oferecer ao paciente recursos lúdicos que auxiliem na forma de expressão; o cuidado em não oferecer excesso de sessões; a exigência de um contrato de trabalho bem estabelecido com o paciente, bem como a imprescindibilidade do diálogo entre o clínico e a equipe multidisciplinar.[17] Além disso, destaca-se a importância do cuidado do próprio clínico com suas questões pessoais relativas ao peso, à dieta e às práticas corporais, sendo fundamental que tais aspectos sejam trabalhados em suas análises pessoais e supervisão.[2]

Dando voz ao que é dito pelo corpo

Se a imagem percebida do corpo é uma imagem contornada pela linguagem, abre-se um campo profícuo para o trabalho analítico. O corpo, como palco de uma escrita inconsciente, manifesta aquilo que é incapaz de ser dito pelo sujeito. Em transtornos alimentares como na anorexia, na bulimia ou no transtorno da compulsão alimentar, essa inscrição simbólica se torna especialmente evidente: o corpo se faz meio de expressão de um conflito psíquico que não encontrou outra via de elaboração. A psicanálise pode fornecer as condições para que o sujeito dê voz ao que está sendo dito através do corpo, deslocando a necessidade de expressar o conflito na percepção da imagem do corpo.[18]

Ora, é nesse sentido que se pode pensar no corpo como via régia para o inconsciente. O empenho analítico buscará viabilizar, portanto, uma abertura ao universo simbólico, na qual o sujeito poderá lançar mão de suas próprias palavras para (re)nomear o corpo e as sensações que nele se encontram. Assim, a história do corpo poderá ser contada, reconstruída e ressignificada, dando novos contornos às experiências que moldaram sua imagem corporal até então.[9] É na nomeação e na possibilidade de dar novos significados à imagem do corpo que outra relação com a imagem corporal poderá ser desenhada.

Conscientização do corpo

No tratamento da imagem corporal na clínica psicanalítica, a conscientização do corpo pode desempenhar um papel relevante. Incluir no processo analítico a atenção às expressões faciais, gestos, padrões respiratórios e sensações corporais poderia contribuir para o fortalecimento da consciência corporal. Além disso, as intervenções que utilizam técnicas de imaginação criativa (como a oferta de recursos lúdicos) podem se mostrar úteis para explorar de que maneira as dimensões do corpo se articulam com estados internos e o comportamento alimentar. Por fim, há ainda a possibilidade de deslocar o foco da insatisfação corporal, de modo que peso e forma não se mantenham como os únicos parâmetros na construção da imagem corporal do sujeito.[19]

Em suma, a psicanálise demonstra que a imagem corporal não é o reflexo fiel de uma realidade pretensamente objetiva, mas uma construção psíquica que envolve processos inconscientes. O tratamento, portanto, não deve se restringir à aparência, à imagem diante do espelho. É fundamental que sejam proporcionadas as condições para que o sentido subjetivo que o corpo tem para cada sujeito seja desenvolvido. Dessa forma, por meio da relação transferencial entre analista e analisando, a clínica psicanalítica pode oferecer um espaço em que o sujeito tenha a possibilidade de construir uma relação mais integrada com seu corpo, em consonância com seu desejo.

Resumindo, o tratamento analítico da imagem corporal considera importante

- Fornecer condições para que o paciente dê voz e palavras ao que está sendo dito através do corpo.
- Incentivar o paciente a utilizar suas próprias palavras para (re)nomear o corpo e as sensações que nele se encontram.
- Ter atenção às expressões faciais, gestos, padrões respiratórios e sensações corporais que podem contribuir para o fortalecimento da consciência corporal.
- A possibilidade de utilizar intervenções técnicas de imaginação criativa (recursos lúdicos como desenhos, jogos, baralhos terapêuticos etc.), que podem se mostrar úteis para explorar de que maneira as dimensões do corpo se articulam com estados internos e o comportamento alimentar.
- Poder deslocar o foco da insatisfação corporal, de modo que peso e forma não se mantenham como os únicos parâmetros na construção da imagem corporal.
- Proporcionar condições para que o sentido subjetivo que o corpo tem para cada paciente seja desenvolvido, possibilitando que a história do corpo seja reconstruída.
- Construir uma relação mais integrada com o corpo, em consonância com o desejo.

REFERÊNCIAS BIBLIOGRÁFICAS

1. Herrmann F. O que é a psicanálise? Para iniciantes ou não. São Paulo: Blucher; 2015.
2. Jacobsohn PG. O psicoterapeuta de transtorno alimentar: uma compreensão psicanalítica. Barueri: Sá Editora; 2023.
3. Freud S. As pulsões e seus destinos. In: Iannini G (ed.). Escritos de Sigmund Freud. Belo Horizonte: Autêntica; 2020. p.13-69. [Trabalho original publicado em 1915.]
4. Lacan J. O estádio do espelho como formador da função do eu. In: Lacan J. Escritos. Rio de Janeiro: Jorge Zahar; 1998. p.96-103. [Trabalho original publicado em 1949.]
5. Schilder P. L'image du corps. Paris: Gallimard; 1991. [Trabalho original publicado em 1950.]
6. Dolto F. A imagem inconsciente do corpo. Trad. Kon NM, Levy M. São Paulo: Perspectiva; 2017.

7. Nasio J-D. Meu corpo e suas imagens. Trad. Ribeiro V. Rio de Janeiro: Zahar; 2007.
8. Moretto MLT. A abordagem psicanalítica do sofrimento nas instituições de saúde. São Paulo: Zagodoni; 2019.
9. Pellerone M. Affective development and etiological implication in body image disorders and anorexia: reflections on BDD manifestations and refusal of food in a psychodynamic view. World Futures. 2019;75(7):410-25.
10. Caparrotta L, Ghaffari K. A historical overview of the psychodynamic contributions to the understanding of eating disorders. Psychoanalytic Psychotherapy. 2006;20(3):175-96.
11. Abbate-Daga G, Marzola E, Amianto F, Fassino S. A comprehensive review of psychodynamic treatments for eating disorders. Eating and Weight Disorders. 2016;21:553-80.
12. Corcos M, Jeammet P. Eating disorders: psychodynamic approach and practice. Biomedicine & Pharmacotherapy. 2001;55(8):479-88.
13. Friederich HC, Zipfel S, Wild B. Psychodynamic therapies and eating disorders. In: Robinson P, Wade T, Herpertz-Dahlmann B, et al. (eds.). Eating disorders. Cham: Springer; 2023.
14. Zerbe KJ. The crucial role of psychodynamic understanding in the treatment of eating disorders. Psychiatric Clinics of North America. 2001;24(2):305-13.
15. Souza FAL, Nunes MA. Outras formas de psicoterapia dos transtornos alimentares. In: Appolinario JC, Nunes MA, Cordás TA (eds.). Transtornos alimentares: diagnóstico e manejo. Porto Alegre: Artmed; 2022.
16. Dunker CI L, Iannini G. Ciência pouca é bobagem. São Paulo: Ubu Editora; 2024.
17. Malzyner G. O atendimento de pacientes com transtornos alimentares: revisitando a técnica psicanalítica. São Paulo: Sá Editora; 2019.
18. Izydorczyk BC. Body image psychotherapy in anorexia and bulimia nervosa: an integrative approach. Application of psychodynamic psychotherapy and psychodramatic techniques. Psychoterapia. 2017;180(1):5-22.
19. Friederich HC, Wild B, Zipfel S, et al. Anorexia nervosa: focal psychodynamic psychotherapy. Göttingen: Hogrefe Publishing; 2019.

30

Tratamento nutricional de imagem corporal

Adriana Trejger Kachani
Claudia de O. G. Mendonça

PONTOS-CHAVE

- Os distúrbios de imagem corporal estão associados ao desenvolvimento de comportamentos alimentares inadequados, que podem levar a diversos problemas de saúde mental.
- O tratamento nutricional da imagem corporal requer uma abrangência que inclua os construtos da imagem corporal: perceptivo, cognitivo-afetivo e comportamental. Atividades que estimulem as pazes com o corpo também são bem-vindas.
- A nutrição comportamental ajuda o indivíduo a resgatar e confiar em seus sinais internos de fome-saciedade e a ter autonomia de suas escolhas e hábitos alimentares. Suas principais ferramentas, o *mindful eating* e o comer intuitivo, têm ganhado destaque como abordagens que promovem uma relação mais saudável com a comida e a melhora da imagem corporal.
- O movimento *body positive* estimula a autocompaixão e deve ser inserido também no tratamento como forma de fazer as pazes com o próprio corpo.

INTRODUÇÃO

Os distúrbios de imagem corporal estão associados ao desenvolvimento de comportamentos alimentares inadequados que muitas vezes desencadeiam transtornos alimentares como anorexia nervosa e bulimia nervosa. Eles podem ainda desencadear transtorno dismórfico corporal, ansiedade, depressão, entre outras condições de saúde mental.[1,2]

Em um estudo com jovens adultos praticantes de treinamentos de força, Morcillo et al.[3] investigaram como a percepção da imagem corporal influencia comportamentos de saúde, tanto psicológicos como físicos. Os achados confirmaram que percepções corporais positivas estão associadas a comportamentos saudáveis e bem-estar psicológico, enquanto percepções negativas correlacionam-se com padrões alimentares inadequados, menor atividade física e pior saúde mental. As diferenças nos padrões de treinamento e alimentação refletem as complexas interações entre imagem corporal, saúde física e mental. É por isso que estratégias personalizadas que promovam uma imagem corporal positiva podem ter impactos significativos na qualidade de vida e nos resultados de saúde.

O problema é que, até o final desta revisão, não existe nenhum protocolo oficial para o tratamento dos distúrbios de imagem corporal, porém sabemos que um tratamento nutricional que promova uma relação saudável entre o indivíduo e a alimentação, bem como uma percepção mais realista e positiva do próprio corpo, é sempre muito positivo. Isso envolve a reeducação alimentar, o estabelecimento de hábitos alimentares equilibrados e a correção de distorções cognitivas relacionadas à imagem corporal.[4] E a abordagem interdisciplinar, que inclui diferentes profissionais da saúde, tais como nutricionistas, psicólogos e outros, é fundamental para o sucesso terapêutico.

Abordagens nutricionais que consideram as variáveis comportamentais e emocionais relacionadas à alimentação e à imagem corporal têm-se mostrado eficazes na promoção de uma relação mais saudável com o corpo e a comida. A identificação e a modificação de crenças disfuncionais, aliadas ao desenvolvimento de habilidades de enfrentamento, são estratégias essenciais nesse contexto.[5] Com esse intuito, a nutrição comportamental, baseada em estratégias não prescritivas e que contemplem o comer considerando emoção, situação e contexto sociocultural, ajudando o indivíduo a resgatar e confiar em seus sinais internos de fome-saciedade e a ter autonomia de suas escolhas e hábitos alimentares, tem sido a primeira escolha nesses casos. Alinhada a essas premissas, a nutrição comportamental faz uso de algumas técnicas, para que haja modificação de hábitos alimentares inadequados e melhora da relação dos indivíduos com a comida. As principais são o ***mindful eating*** e o **comer intuitivo**, que têm ganhado destaque como abordagens para promover uma relação mais saudável com a comida e melhorar a imagem corporal em diferentes fases da vida.

O *mindful eating* (ME) é uma técnica que busca, por meio da atenção plena, aumentar a consciência durante a alimentação, permitindo uma conexão maior com sinais internos de fome e saciedade, sem julgamentos de sensações físicas, emoções e pensamentos relacionados à comida. O ME reduz comportamentos alimentares disfuncionais, pois ajuda a desconstruir a relação ansiosa com a comida e a promover uma imagem corporal positiva. Com base em evidências científicas, pode-se identificar quatro regras principais do ME:

1. Observar os sinais corporais de fome e saciedade.
2. Saborear bem os alimentos, prestando atenção no aroma e na textura.
3. Estar com atenção plena durante a refeição.
4. Não praticar o autojulgamento relacionado ao que e quanto se come.[6]

Já o comer intuitivo (CI) é baseado em princípios que encorajam a rejeição das dietas restritivas e que promovem a escuta dos sinais naturais do corpo. Essa técnica está associada a maior satisfação corporal, menores níveis de insatisfação com o peso e uma relação mais saudável com a comida, o que reflete positivamente na autoestima e na percepção corporal. O CI observa 10 princípios básicos que têm como objetivo conduzir o indivíduo a atingir a sintonia com as sensações internas, estado de saúde, metas individuais, condição social, cultural e normalizar a relação com a comida. São eles:

1. Rejeitar a mentalidade de dieta.
2. Honrar a fome.
3. Fazer as pazes com a comida.
4. Mudar distorções cognitivas e suas regras alimentares.
5. Identificar o que realmente se deseja comer.
6. Perceber os sinais de fome e saciedade.
7. Aprender a desvincular as emoções da comida.
8. Respeitar e aceitar o próprio corpo.
9. Fazer atividade física pelo prazer e pelos benefícios à saúde, não pelo quanto fará emagrecer.
10. Honrar a saúde com alimentação gentil.[7]

Integrar o tratamento nutricional da imagem corporal com as abordagens de *mindful eating* e comer intuitivo pode ser uma estratégia eficaz para promover uma relação mais saudável com a alimentação e o corpo, auxiliando na reconstrução de uma percepção corporal positiva. A integração dessas práticas pode enfrentar desafios, como a internalização de padrões estéticos irreais e crenças disfuncionais sobre alimentação. No entanto, ao promover a reconexão com os sinais corporais e a aceitação do próprio corpo, essas técnicas oferecem estratégias eficazes para melhorar a imagem corporal e fomentar comportamentos alimentares saudáveis.

Embora muitos estudos se concentrem em adultos, algumas evidências sugerem que os princípios de atenção plena e comer intuitivo podem ser adaptados para crianças e adolescentes, ajudando na prevenção de transtornos alimentares e/ou distúrbios de imagem corporal. Em um estudo de revisão, Bodega et al.[8] verificaram que adolescentes que subestimam seu peso corporal tendem a adotar comportamentos alimentares menos saudáveis, incluindo maior consumo de alimentos ultraprocessados e menor ingestão de vegetais. Comportamentos extremos, como restrição severa de alimentos ou o consumo excessivo de itens não saudáveis, foram associados à insatisfação corporal em diferentes contextos.[8] Por outro lado, muitas vezes a insatisfação corporal pode levar à melhor adesão a padrões alimentares saudáveis, como a dieta mediterrânea.[6]

A AFERIÇÃO DE MEDIDAS ANTROPOMÉTRICAS DURANTE O TRATAMENTO

É intrínseco ao tratamento nutricional o controle das medidas antropométricas, mais especificamente a pesagem do corpo. Esse protocolo pretende comparar o peso recomendado pelos profissionais da saúde e fornecer ao paciente um *feedback* de seu estado nutricional e evolução.[9] Verificar medidas antropométricas é avaliar o paciente por meio de normas culturais preestabelecidas, e que muitas vezes não consideram sua individualidade – o que pode impactar demais os pacientes com distúrbios de imagem corporal. Mas o objetivo da aferição de medidas antropométricas vai além do controle e passa a ser determinante nas intervenções comportamentais, tais como a mudança de dieta.

Muito se discute se o nutricionista deve ou não pesar os pacientes e se estes devem ou não saber o valor obtido da pesagem. A verdade é que a tradicional aferição de medidas antropométricas, se bem conduzida, pode ser positiva nos tratamentos, melhorando a autoestima e podendo até ajudar no tratamento de distúrbios de imagem corporal.[10]

O problema é que, se para alguns o resultado da pesagem é visto como "motivador" e "fornecedor de *feedback*" na mudança de peso, para outros pode impactar em maior restrição dietética.[9] Por isso, ao checar o peso de um paciente, é importante discutir o que aconteceu nos últimos dias em relação à atividade física, ao comportamento alimentar (e compensatório, se houver) e à hidratação, entre outros, a fim de que esse paciente entenda que o peso é uma soma de vários fatores.[11]

FORMAS DIFERENTES E DIVERTIDAS DE TRATAR A IMAGEM CORPORAL

A imagem corporal refere-se à percepção e à atitude que um indivíduo tem perante seu próprio corpo, incluindo pensamentos, sentimentos e comportamentos relacionados à aparência física. Esse conceito é influenciado por fatores biológicos, psicológicos, sociais e culturais, podendo afetar significativamente seu bem-estar e saúde geral. Assim, as intervenções de aceitação do corpo se concentram na apreciação da funcionalidade e no reconhecimento dos determinantes genéticos de seu tamanho e forma corporal. Técnicas de reestruturação perceptiva, cognitiva e comportamental são úteis no tratamento desse sintoma e incluem mudança de *mindset* e reformulação de pensamentos.[4,12]

Como se não bastasse, o movimento *body positive* (traduzido literalmente como "corpo positivo") trouxe conceitos importantes de autocompaixão e amor ao próprio corpo.[13] O movimento estimula uma atitude positiva de autoaceitação, não importando a forma, tamanho, cor e características do corpo, em oposição à pressão estética imposta pela sociedade. Ou seja, o movimento impele a valorizar o corpo mesmo com todas as imperfeições sentidas diante de critérios tão rígidos e inatingíveis da indústria da beleza.[13] Isso significa que atividades que incentivem fazer as pazes com o próprio corpo podem ser muito úteis também.[12]

Considerando que a linha comportamental de tratamento nutricional é a mais recomendada para pacientes com transtornos psiquiátricos,[5] algumas atividades que concretizem a percepção das dimensões corporais, que ajudem a melhorar as cognições e afetos relacionados ao corpo, que impactem no comportamento e ajudem a fazer as pazes com o corpo são sugeridas a seguir.[12]

Atividades perceptivas

- Escalas de avaliação com figuras: normalmente autoaplicáveis, as escalas para avaliação da imagem corporal são fáceis de empregar e exibem figuras humanas organizadas em ordem crescente em relação ao peso corporal, variando de desnutrição até obesidade. De maneira simples e direta, as escalas solicitam ao entrevistado que assinale a figura que mais se parece com ele próprio, bem como aquela que mais se assemelha com o que ele gostaria de ser. Assim, essas escalas fornecem três medidas: o tamanho atual percebido, o tamanho desejado e o escore da discrepância. Entre as escalas mais comuns, temos a de Stunkard[14] e a de Kakeshita.[15]

- Linha da vida com fotos: pedir ao paciente que prepare um álbum de fotografias de várias fases de sua vida, incluindo também fotos de parentes próximos, como pais e irmãos. Esse trabalho permite ao profissional apontar o impacto que as fases da vida tiveram no formato do corpo e ainda comentar tendências familiares. O paciente pode também incluir fotos de personalidades cujos corpos admira, a fim de que as possibilidades corporais do paciente sejam discutidas.[12,16]
- Carimbo do corpo: pedir que o paciente desenhe seu corpo em tamanho real em um papel. Em seguida, o profissional desenha o corpo do paciente, contornando-o com uma caneta. Essa atividade permite que o paciente perceba a discrepância entre o eu percebido e o eu real.[12]
- Atividade do creme: pedir para que, vendado, o paciente passe creme em seu corpo com atenção plena. Esse é um modo de ele ter maior contato com seu corpo e perceber de outra forma suas dimensões corporais.[12]

Atividades cognitivo-afetivas

- Pirâmide de valores: pedir para o paciente fazer uma lista de valores e depois colocá-los nos andares de uma pirâmide. Atividade importante para discutir se o corpo é importante para alcançar esses valores.[12,16]
- Lista de elogios: pedir ao paciente que faça uma lista de elogios que gosta de escutar e uma lista dos elogios que costuma receber de outras pessoas. Ao comparar as duas listas, o profissional pode discutir por que os elogios (recebidos e esperados) são importantes, por que não gosta de escutar, por que não acredita nos elogios recebidos etc.[12]
- Roda de sentimentos: pedir para o paciente listar sentimentos a fim de que possa se expressar de maneira mais exata ao usar a expressão "Hoje estou gordo", afinal muitas vezes dizemos que "estamos gordos" ou que nos "sentimos gordos" porque algo não está bem e não sabemos explicar o que é.[12]

Atividades comportamentais

- *Body shaming* nunca mais: levantar alguns comentários negativos que as pessoas costumam fazer sobre o corpo e possíveis respostas para eles.

Escrever em papéis pequenos e colocar em um pote. Sortear algumas situações e encená-las. Logo depois, discutir como o paciente se sentiu encenando.[12]

- O corpo fala: colocar o paciente de frente para um espelho de corpo inteiro. O nutricionista deve apontar as mensagens que o corpo está passando ao mundo. Por exemplo: a postura está ereta, mostrando confiança? Considerar também que uma postura ereta alonga a pessoa e disfarça a barriga. O participante costuma sorrir? O sorriso manifesta sociabilidade, interesse no outro, o que atrai as pessoas. Enfim, mostrar ao paciente que a beleza não está apenas na magreza, mas também no modo como nos apresentamos ao mundo.[12]
- Fazendo um balanço: escrever uma lista de consequências da insatisfação corporal na vida cotidiana (não vou à praia, perco muito tempo me arrumando) e outra lista de consequências na personalidade e humor (sou muito duro comigo, me isolo). Discutir o quanto a insatisfação corporal está atrapalhando a vida.[12]

Atividades para fazer as pazes com o corpo

- Detox de Instagram: verificar junto ao paciente os perfis de blogueiros e influenciadores seguidos no Instagram. Cada perfil deve ser discutido, avaliando a profissão, idoneidade e comprometimento com a ciência por parte do dono da conta. Os perfis considerados sem qualificação suficiente devem deixar de ser seguidos.[12]
- *Closet cleaning*: experimentar todas as roupas e doar aquelas que estiverem grandes ou pequenas. Desapegar de roupas inadequadas é importante para que o paciente não fique guardando roupas "para o dia em que emagrecer", ou seja, para que diminua as expectativas.[12]
- Carta ao corpo: escrever uma carta para seu corpo como se ele fosse um amigo com quem o paciente há muito tempo está brigado e gostaria de se reconciliar. Deixar as mágoas e fazer elogios a fim de neutralizar experiências negativas passadas e recomeçar do zero.[12,16]

CONSIDERAÇÕES FINAIS

A relação entre *mindful eating* e comer intuitivo com a imagem corporal tem sido amplamente estudada como abordagem para prevenir e tratar insatisfação corporal e comportamentos alimentares disfuncionais. Por não se basearem em dietas restritivas, essas técnicas favorecem uma relação saudável e equilibrada com a alimentação e o corpo, melhorando a autoestima e a percepção da imagem corporal e reduzindo o risco de transtornos alimentares. Ambas as práticas reduzem o impacto de fatores externos, como pressão social e padrões estéticos irreais, e fortalecem a autoaceitação e o bem-estar psicológico.

Com base nesses dois conceitos e ainda no *body positive*, o nutricionista pode criar atividades que tornem o tratamento leve e divertido.

Mas vale sempre lembrar que o tratamento dos distúrbios de imagem corporal deve ser multiprofissional, incluindo uma equipe mínima com psiquiatra, psicólogo e nutricionista. Outros profissionais, como educador físico e terapeuta ocupacional, também são bem-vindos.

REFERÊNCIAS BIBLIOGRÁFICAS

1. Jenkins PE, Proctor K, Snuggs S. Dietary intake of adults with eating disorders: a systematic review and meta-analysis. Journal of Psychiatric Research. 2024;175:393-404.
2. Kachani AT, Schomer EZ, Thurm B. Imagem corporal. In: Kachani AT, Cordás TA (orgs.). Nutrição em psiquiatria. 2.ed. Santana de Parnaíba: Manole; 2021. p.85-95.
3. Morcillo JJ, Campo DJR, Besteiro SR, Suárez VJC. The association of body image perceptions with behavioral and health outcomes among young adults. Nutrients. 2024;16:1281.
4. Lampert JG, Waterhouse TS, Graves LL, et al. Guidebook for nutrition treatment of eating disorders. Academy for Eating Disorders, Nutrition Working Group. 2020; p.1-63.
5. Timerman F, Alvarenga MS, Figueiredo M, et al. Nutrição comportamental. In: Kachani AT, Cordás TA (orgs.). Nutrição em psiquiatria. 2.ed. Santana de Parnaíba: Manole; 2021. p.75-84.
6. Christodoulou E, Deligiannidou GE, Kontogiorgis C, et al. Fostering resilience and wellness: the synergy of mindful eating and the Mediterranean lifestyle. Applied Biosciences. 2024;3(1):59-70.
7. Tribole E, Resch E. Comer intuitivo: exercícios práticos. 10 princípios para nutrir um relacionamento saudável com a comida. Santana do Parnaíba: Manole; 2022.
8. Bodega P, Cos-Gandoy A, Alvira JMF, et al. Body image and dietary habits in adolescents: a systematic review. Nutrition Reviews. 2023;82(1):104-27.
9. Ogden J, Whyman C. The effect of repeated weighing on psychological state. Eur Eat Disord Rev. 1997;5:121-30.
10. Walker DC, Gorrell S, Hildebrandt T, Anderson DA. Consequences of repeated critical versus neutral body checking in women with high shape or weight concern. Behav Ther. 2021;52(4):830-46.

11. Fairburn CG, Cooper Z, Shafran R. Cognitive behaviour therapy for eating disorders: a "transdiagnostic" theory and treatment. Behav Res Ther. 2003;41:509-28.
12. Kachani AT. Imagem corporal: 25 atividades para melhorar a relação com o seu corpo. Santana de Parnaíba: Manole; 2023.
13. Sobczak C. Embody, learning to love your unique body. Turner Publishing; 2014.
14. Scagliusi FB, Alvarenga MS, Polacow VO, Cordás TA, et al. Concurrent and discriminant validity of the Stunkard's figure rating scale adapted into Portuguese. Appetite. 2006;47(1):77-82.
15. Kakeshita IS, Silva AIP, Zanatta DP, Almeida SS. Construção e fidedignidade teste-reteste de escalas de silhuetas brasileiras para adultos e crianças. Psicologia: teoria e pesquisa. 2009;25(2):263-70.
16. Marrez A, Oda M. Caderno de exercícios para aceitar o próprio corpo. Petrópolis: Vozes; 2017.

Índice remissivo

Q

R

S

T